JN121738

流通経済大学社会学部創設30周年叢書

ハンセン病は人に何をもたらしたのか

ハンセン病療養所の創設から現代まで

川﨑　愛

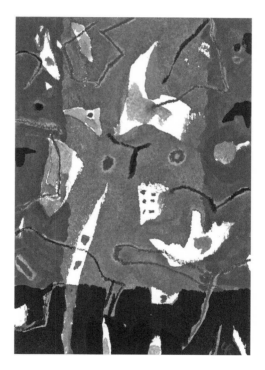

流通経済大学出版会

はじめに
——なぜハンセン病なのか

　子どもの頃から社会の不条理を知ることのできる本を選んで読んできた。なかでも自宅にあった写真家のサイン入りのマザーテレサの写真集の写真と文章は印象に残っている。

　小学生の頃の記憶をたどると、その写真集に掲載されていた結節のあるハンセン病回復者の写真が数枚思い浮かぶ。彼らは「平和の村」という回復者のための場所で暮らしているという文を読み、なぜ病気が治っても特別な場所に住み続けるのか疑問に思った。

　高校時代は愛知県日進市にあるアジア保健研修所（AHI）に通い、アジア各地の農村での「草の根ワーカー」の活動を知った。高校３年生のとき、担任に大学で何を勉強したいのかと問われ、とっさに「差別と貧困と孤独」と答えた。AHI主催のスタディツアーでは、インドネシアと台湾へ行った。台湾では、各地で少数民族や女性の人権を守る活動をしているNGOを訪ねた。かつてハンセン病の発病者が多かった澎湖島で、彼らの健康と生活を守るために働いていた米国人女性との出会いがあり、折に触れて思い出した。

　社会福祉学を学ぶために進学した大学では３年生になると実習に行く。実習先は社会福祉士の受験資格を取得するためのコースと資格にこだわらないコースがあり、学生の実習だからこそ受け入れてもらえるかもしれない所へ行こう、と後者を選び、受け入れ施設を探した。海外の施設も考えたが、大学と施設との手続きもあり、国内にしぼった。

　当時国立13園、私立３園あったハンセン病療養所のうち、在日

韓国朝鮮人の入所者割合が最も高く、隔離の実態を体感するため長島の邑久光明園（岡山県）に実習受け入れを依頼した。入所者の話を伺うことが中心の実習を、幸いなことに看護部長室で受け入れて頂いた。

邑久光明園は入所者だけで400人以上の大所帯で自立度が高い順に一般舎、3センター、2センター、1センター、病棟に居住空間が別れていて、病棟以外の方から自室で話を伺った。午前中は治療棟で内科、眼科、化学療法科、外科、耳鼻科、歯科、理学療法科を見学した。午後は、各センターの看護師長からのオリエンテーションのあとに、お話くださる方の居室で話を伺った。当時、邑久光明園の入所者の平均年齢は69歳、2020年5月時点では86.8歳で、入所者は86人となった。お宅に伺った方々とは実習終了後も手紙や年賀状のやりとりをしてきた。四半世紀を経て、実習以来、お世話になっていた金地慶四郎さんへの2020年の年賀状が「死亡につき返送願います」と紙が貼られて戻ってきた。

ハンセン病は微弱な感染症で、低温を好むらい菌の特質により末梢神経が侵されるため、知覚麻痺、指の欠損、視覚障害の割合が高い。

金地さんは血で点字本を染めながら「舌読」をごく早期に修得した驚異的な努力家であるが、笑顔で初対面の20歳の学生を暖かく迎えてくれた。金地さんは1センターに住んでいて、私は前日も同じ1センターの中山秋夫さんに話を伺っていた。1センターの看護師長から「今日は昨日よりソフトな方」と金地さんは紹介された。中山さんは「もういいかい　骨になっても　まあだだよ」などの作品があり、数冊の句集を編んでいる。

中山さんのことは、実習に行く前に川崎市のグループホームで世話人をしていた吉清一江さんから伺っていた。吉清さんは元編集者で星塚敬愛園（鹿児島県）の島比呂志さんの本の編集をした。らい

予防法廃止後に島さんは、法曹界の責任を問う手紙を書き、らい予防法違憲国家賠償請求訴訟を牽引した。中山さんと島さんは、社会に向けてらい予防法の誤りを知らしめようとした先駆者だった。島さんや吉清さんの話をしたこともあってか、一度も中山さんの舌鋒は私に向くことはなかった。ただ、「はじめまして」の挨拶から程なくして午前中の来園者らに対して「ああいう時間が一番つまらない」と、団体から依頼された語り部役への感想をもらした。まだ、らい予防法が廃止されていない時期で、看護・医療や行政の関係者、地元の学校の生徒や宗教家らが訪れる以外、ハンセン病療養所は忘れられた存在だった。中山さんは啓発活動として引き受けていたのだろうが、辛口の感想を聞いて、私はつまらないと思われないよう、緊張した。患者作業で重病者の付添の責任者として休む暇なく働いた、視力が侵される前の青年期の話が印象的だった。実習後にも数回、居室に伺ったが、話の最中に電話がかかると、途中で受話器を渡されることがあった。相手は平然と対応していたので、よくあることだったのかもしれない。

中山さんは1998年に熊本地裁での、らい予防法違憲国家賠償請求訴訟（西日本訴訟）が始まると、邑久光明園で最初の原告となった。1999年に東日本訴訟に続いて瀬戸内訴訟が開始すると西日本訴訟から移って瀬戸内訴訟原告団の代表となった。邑久光明園、長島愛生園、大島青松園の瀬戸内訴訟は、隔離政策をすすめた第一人者光田健輔が初代園長を務めた長島愛生園を含むこともあり、訴訟への関心が低く、原告になる人の増え方は鈍かった。

2001年5月の熊本地裁判決は原告勝訴で国の隔離政策の過ちが確定した。

中山さんは2007年12月に87歳で亡くなった。翌年の春に行われた中山さんのお別れ会では鋭い作風と毒舌、気さくでユーモアを愛する人柄が参加者から語られ、受話器を渡されたように一同が親し

い気持ちになり、懐かしさをかみしめた。

　実習を終えてからも、何度か邑久光明園には足を運んだ。実習を
した年度末で園長は定年で退き、新たに牧野正直園長が就任した。
私は関東、途中からは京都に住んでいたので邑久光明園には泊りが
けで行くことになる。園内の宿泊所は入所者の紹介が必要で、牧野
園長から竹村栄一さんを紹介いただいた。竹村さんは福井県小浜市
出身で、予防法が廃止された後、故郷で牧野園長と啓発のための講
演を行っていた。竹村さんは夫婦舎に貴美子さんと住んでいて、
様々なお話を伺った。強烈に記憶されたのは、断種手術をされた話
と寮兄補佐や青年団長をしていたときの話である。療養所に入所し
た子どもたちの世話役をしていて、面会に来た親が帰るときの子ど
もたちの姿を「なんともいえなんだ」とつぶやいた。別れを惜し
み、船に乗って帰る親の姿を目に焼き付け、寂しさをこらえる子ど
もを見守る竹村さんの姿がはっきり浮かんだ。

　竹村さんは邑久光明園で中山さんに続いて瀬戸内訴訟の原告に
なった。2000年10月の岡山地裁の法廷で竹村さんは、優生手術や
患者作業がいかに非人間的なものであったかを証言した。当初、賠
償金目当てという向きもあったが、裁判が進み、熊本地裁で勝訴判
決が出ると原告はいっきに増えた。竹村さんは賠償金と交流のあっ
た若狭高校生らによる募金をもとにミャンマーの村にハンセン病の
回復者らのための中学校を創設した。

　竹村さんは2003年1月に76歳で亡くなった。これまで話を伺っ
てきた方たちからすると若く、優しくて信頼厚い弟分という存在
で、私は先に立って案内してくれる元気な姿しか知らず、あまりに
早い逝去で衝撃と悲嘆が続いた。

　金地さん、中山さん、竹村さん以外にも、多磨全生園での「第
22回（1999年）ハンセン病医学夏期大学講座」での自治会、全療協
との交流会やハンセン病市民学会などで多くの出会いがあった。

差別・偏見への関心から、出会ってきた方の生き様を通して、人間の尊厳を目の当たりにした。様々な人との出会いと別れに背中を押され、ハンセン病を発病したために奪われた尊厳を、人はいかにして取り戻していくのかが私のテーマとなった。

　同時に、差別・偏見が人に与える影響や、加害者、被害者が差別・偏見を軽減し、そこから自由になるには何が必要で、どのような過程が必要なのかを考えるようになった。

ハンセン病は人に何をもたらしたのか

―ハンセン病療養所の創設から現代まで―

＊目次＊

序　章

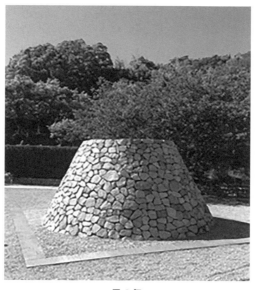

風の舞

有志が遺骨を埋葬し、自由な魂を表したモニュメント
隣には円錐形の完成したものもある（大島青松園）

第1節 問題の所在

　隔離政策によって僻地に開設されたハンセン病療養所は「病者の撲滅」を目的とし、国をあげて、その完遂のために都道府県市町村から各個人レベルまで動員された。一方で、100年以上の歴史を持ち現在も生活の営みが続くハンセン病療養所は、入所者らによって新たな価値が創造されてきた場所という側面を持つと仮説する。

　療養所への入所が一個人にもたらしたことを、医療政策史、当事者運動などの視点から、新たな価値の芽生えの時期や事柄、その発展の経緯を探る。現在のハンセン病療養所の姿を通して、療養所開設以来、一人ひとりの当事者が存在の撲滅に抗って療養所で刻んできた歴史の一端を明らかにする。

第2節 研究の分析視角

第1項 時代区分と位相

　経年的推移は次の5つに区分する。第1期は1907年「癩予防法ニ関スル件」の時代、第2期は1931年「癩予防法」の時代、第3期は1953年「らい予防法」の時代、第4期は1996年「らい予防法廃止に関する法律」の時代、第5期は2009年「ハンセン病問題の解決の促進に関する法律（ハンセン病問題基本法）」以降とする。

　相対する歴史的背景は位相1としてハンセン病の医学的解明、治療方法の確立、位相2は世界のハンセン病政策、位相3は日本の社会情勢、市民社会の成熟の3つに区分する。

第2項　病者の撲滅はどのようになされたか

　上記の時代区分第1期1907年から第4期1996年までの隔離政策がなされていた期間を対象とする。政策下で排除の推進要因とその結果を示す。地域、家族、療養所での排除が自分自身への排除に向かう機序を明らかにする。

　発病した当事者と関係者だけで90年におよぶ隔離政策を継続することはできない。隔離政策に積極的に関与しなかった、大多数の傍観者の存在が隔離政策を遂行させた。

　アメリカ合衆国ホロコースト記念委員会初代委員長であったエリ・ウィーゼルは、犠牲者をもっとも傷つけたのは、抑圧者の残虐行為ではなく、傍観者の沈黙だという。犠牲者が亡き者にされたのは、殺人者のためだけでなく、傍観者の無関心のためでもあった。亡き者にされた人々は、ナチズムと社会の両方の犠牲になったのだ。苦難の後、驚いたのは、どんなに多くの殺人者がどんなに多くの人を殺したかではなく、ユダヤ人を気遣った人がなんと少なかったか、ということだった[1]。

　1873年にノルウェーのアルマウェル・ハンセン医師によって「らい菌」は発見され、感染症であることが明らかになった。「らい菌」の感染力は弱くノルウェーでの発病率、発症数はピークを過ぎており、国をあげての隔離政策は行われないまま収束に向かっていった。

　一方、日本では1907年に「癩予防ニ関スル件」が公布されて以降、「癩予防法」（1931年）、「らい予防法」（1953年）で強制隔離政策をすすめ、1996年に「らい予防法廃止に関する法律」の4月1日の施行まで継続された。発病率を高める要因となる衛生状態や医療技術が世界の標準的な水準を下回る状況は戦中、戦後の混乱期以外には、ほぼなかった日本で、他に類がないほど隔離政策が長く続い

たのは、国民の大半が傍観者であったことの証左である。

　長く精神病院に勤務し、現在は青柿舎（精神科医療史資料室）を主宰している岡田靖雄は、ハンセン病問題検討委員会（2002年から2005年）委員としてハンセン病療養所の死亡率と精神病院の死亡率を調査、比較した。全国各地の病院の記念誌から、患者動態、死亡数、死亡率を1941年から47年まで抜きだした。傷痍軍人療養所の死亡率は一般精神病院より低かった。また、精神病院の死亡率は病院の所在地による影響があった。関東型、中部・近畿型、四国・九州型の3型がみられる。

　関東型は1945年を山（井之頭病院の死亡率52.7％）として、46年（同院の死亡率25％）、47年（同院の死亡率11.4％）の下降がはやい。

　中部・近畿型も1945年が山（愛知県立精神病院の死亡率62.3％）だが、山は関東型より高めでそのあとの下がり方がおそい。愛知県立精神病院の1946年の死亡率は38.9％、1947年の死亡率は23％だった。

　四国・九州型は1944年までの死亡率が比較的低く、山は1946年（筑紫保養院の死亡率46.1％）にある。岡田は1946年における輸送事情が1945年より悪化していたことが、3型の違いを規定していると指摘した。最大の死因は栄養障害症候で、死亡率増加の原因は食糧不足にあった。関東型では敗戦後、占領軍や国内からの食料補給があり、関東から離れるほど救援処置がおくれた（岡田編 2019：21-25）。

　ハンセン病療養所の1941年から47年の死亡率は精神病院よりは低く、大島青松園（1944年11.9％）、奄美和光園（1946年8.7％）をのぞいて、死亡率の山は1945年にある。特に沖縄の2園は死亡率が高い。マラリアが流行した宮古南静園は31.9％、沖縄戦にまきこまれた沖縄愛楽園は26.4％で、つぎに高いのは岡山県の離島で隣接している邑久光明園の18.1％、長島愛生園の17.1％だった。

国民全体の死亡率は人口1000対で1943年16.8‰、44年、45年、46年の数字を欠き、47年14.6‰である。つまり、精神病院、ハンセン病療養所における死亡率は、国民全体におけるものの一桁上であった（岡田編 2019：25-28）。

　精神病院、ハンセン病療養所において精神疾患、ハンセン病が直接死因になることはなく、一般社会から隔絶された医療施設に入所したための食料不足が原因だった。全体としてハンセン病療養所の死亡率が精神病院より低かったのは、子どもを含めて「患者作業」という名の入所者の強制労働によって療養所が運営されてきたことによる。僻地にある療養所内の可能な限りの土地を開墾し、作物を育て、保存、調理したのは治療のために入所した患者であった。

第3項　新たな価値の創造

　療養所の創設から第5期以降の現在までを射程とし、価値の創造の推進要因と結果を示す。文芸表現、当事者運動、国家賠償請求訴訟、市民交流の4つに焦点をあてる。

　全生病院（現・多磨全生園）に入所していた北條民雄が『文学界』に「いのちの初夜」を発表したのは1936年で第2期にあたる。この作品によって北條は一躍文壇の寵児となり、川端康成に見いだされた。当時、入所者の作品発表の場は全生病院機関誌『山櫻』に限られていた。他の療養所も同様で、同誌は年一回「文芸特集号」を組み、全国のハンセン病療養所から文学作品を募集したコンペティションを企画していた（荒井 2012：10-13）。

　第2期の早い段階から、療養所の機関誌に発表された文芸作品の選定は外部の識者が担っていた。外部の選者の存在は隔絶された療養所において、社会との貴重なつながりであったといえる。現在も各療養所の機関誌には詩作や俳句、短歌、川柳などのコーナーが

あり、外部の選者による講評が掲載されている。

　1999年に詩集『記憶の川』で第25回高見順賞を受賞した塔和子は13歳のときに大島青松園（香川県）に入所した。2013年に82歳で亡くなったが、生前には20冊の詩集を出版し、塔とその作品に焦点をあてた映画やドキュメンタリー番組が制作された。作品だけでなく人柄の魅力もあり、塔の新たなファンはハンセン病を知るきっかけとなった。塔の創作は第3期に始まり、第4期に花開き、第5期に結実した。第5期には故郷の2か所に詩を刻んだ記念碑が建てられた。亡くなったときには、大島青松園の納骨堂に遺骨は収められたが、故郷の墓地に本名で分骨された。

　「らい予防法」が廃止された第4期以降、病歴者による著作が出版されるようになった。これらの著作は社会啓発的な役割を果たし、著者のひとりである島比呂志は1998年に「らい予防法違憲国家賠償請求訴訟」の熊本地方裁判所への提訴のきっかけをつくった。

　全国13か所にある国立ハンセン病療養所（他に私立の神山復生病院）には自治会があり、その全国組織であるハンセン病療養所入所者協議会（全療協）は東京の多磨全生園に事務局本部を設置している。入所者の高齢化、減少によって休会となった園もあるが、国や厚生労働省との交渉、予算要求や国会議員がメンバーの有識者会議などの報告を毎月1回発行の『全療協ニュース』に掲載している。

　現在の全療協が全生園に本部を置いて業務を開始し、『全らい患協（現・全療協）ニュース』第1号を発行したのは1951年である。患者運動の嚆矢となった、1948年の結核患者による日本患者同盟に続いての設立であった。しかし戦前にも戦後の患者運動につながる動きがあった。1933年に外島保養院（現・邑久光明園）で自治会の進歩派が「日本プロレタリア癩同盟」を結成しようとし、20人が「院内攪乱者」として追放された外島事件、1936年に定員890人

の長島愛生園（岡山県）に1207人を収容したため、入所者が作業ストライキをした長島事件がある。

　自治組織として長い歴史があったのは消防団である。ハンセン病療養所は僻地に設置され、瀬戸内3園といわれる長島愛生園と邑久光明園は長島（岡山県）、大島青松園は大島（香川県）にある。

　長島と本土に185メートルの橋が架かったのは1988年で、それまでは渡し船を用いるしかなかった。そのため、火事が起きても長島には消防車が出動できず、男性入所者によって消防団が結成されていた。邑久長島大橋は「人間回復の橋」と呼ばれ、架橋によって高齢化のすすんだ消防団は解散となった。

　第4期から第5期にかけての国家賠償請求訴訟で市民の存在は、ようやく可視化した。

　2001年5月の熊本地裁「らい予防法違憲国家賠償請求訴訟」判決は原告の全面勝訴だった。この判決を最終決定とするために首相官邸を取り巻いた人びとの半分は市民だった。

　当時、全療協を率いていた神美知宏は「涙が出るほどうれしかった」と述懐した。

　政府は控訴を断念し、6月には「ハンセン病入所者等に対する補償金の支給等に関する法律（ハンセン病補償法）」が施行した。「ハンセン病問題基本法（仮称）」制定実現のための100万人署名運動が始まったのは2007年である。翌2008年には約93万筆の署名が集まり「ハンセン病問題基本法（仮称）」が成立、2009年「ハンセン病問題の解決の促進に関する法律（ハンセン病問題基本法）」が施行した（4月1日）。自治会活動に生涯を懸けた神の「運動の成功、不成功は市民の動向にかかっている」という言葉は重い。この法律は、第五章第二十四条と附則第十条から成り立ち、第一条には「ハンセン病問題」とは国の「隔離政策に起因して生じた問題」と明記された。病歴者の被害の回復、ハンセン病療養所の地域社会からの

孤立の防止、偏見差別の解消、国は当事者の意見をハンセン病施策
に反映させることを基本理念とした。第五章には親族に対する援護
の実施が記された。

　地域に開かれたハンセン病療養所の取り組みは各自治会、全療
協、療養所、自治体の協力で、2012年2月に菊池恵楓園（熊本県）
「かえでの森こども園」、7月に多磨全生園「花さき保育園」の開園
につながった。2016年2月には邑久光明園に特別養護老人ホーム
「せとの夢」が開設した。

第3節　先行研究

第1項　ゴッフマン

　全制的施設[2]である精神病院の被収容者の自己の構造について
社会学的に解釈した。被収容者は診断、治療計画、入院期間等の自
分の運命に関する決定や情報を知らされない。情報からの隔離は職
員と被収容者との距離を保ち、職員統制力を振るうのに特別な基盤
を与えた（ゴッフマン 2018：9）。

　ハンセン病の病歴者は療養所への入所について実態を知らされな
かった。戦前も戦後も数か月か数年で帰宅できると医師から言われ
て、早く治すために、と入所を決意した。

　全制的施設において個人の自己が無力化される過程は、標準化さ
れている。新来の被入所者の自己は、一連の貶め、降格、辱め、非
聖化を受け始める。彼らの自己は組織的に屈辱を経験し、外部世界
からの役割剥奪が生じる（ゴッフマン 2018：15-17）。

　1941年のクリスマス・イヴに多磨全生園に入所した平沢保治は
次のように述懐する。

療養所に収容された人が最初に送られるのは「収容病棟」で、看護婦（当時）に裸にされ、入浴、その間に持ち物はすべて消毒され、所持金は園に取り上げられた。若い職員の前で裸にされた14歳の平沢は、強烈な屈辱感をもち、大変な病気になったのではないかと不安は増すばかりだった。入浴後、園指定の着物が与えられたが、大きさが合わなかった。所持金の代わりに「園券」という園内通貨が渡された（平沢 1997：41-43）。

　入所手続きは文字通り裸に中間点をはさんで、私物の剥奪を含む出離と受容によって特徴づけられる。私物のうち最も重要なものは、身体的なものではなく、氏名であろう、自己の氏名の喪失は自己の非常な矮小化となる（ゴッフマン 2018：20）。

　らい予防法違憲国家賠償請求訴訟の熊本地方裁判所は「園名等について」次のように述べた。1996年に九州の５つの療養所の在園者を対象に実施したアンケートの結果によれば、約45.6％が園名の使用経験を持ち、約31.1％が現在でもこれを使用している。本訴訟においても、本名を明らかにすることをためらう原告が多い。園名の由来は、家族に偏見・差別が及ぶのを防ぐことのほか、これまでの人生と決別させるというような心理的な意味合いが含まれていたことも想像される（解放出版社編 2001：258-260）。また、ハンセン病病歴者が身内にいることで家族への脅迫事件につながることもあった[3]。

　全制的施設の新患者は、自分が慣れ親しんできた確信・充実感・防衛を剥ぎ取られ、徹底した無力感にうちひしがれる経験をする。行動の自由の制限、共同生活や階統化された人間全体を覆う権威にさらされる。この状態で通常の自己概念の支柱となる舞台装置が消滅すると、自己概念の保持が困難となる（ゴッフマン 2018：154-156）。

　われわれの社会に精神病院が存在するのは、管理者・精神科医・

看護師が職を求めているからではない。精神病院が存在するのは、精神病院を求める市場があるからなのだ。今日、一定地域のすべての精神病院から患者がいなくなり、閉鎖されるとしても、明日には親族や警察さらには治安判事が新規の精神病院を求めて大声を挙げるに違いない。これらの精神病院の本当の顧客たちが自分たちの必要を満たしてくれる施設を要求するはずだ（ゴッフマン 2018：386）。

第2項　アガンベン

　主権権力と剝き出しの生との関係を政治の全体から再考するためのテクストとして強制収容所がある。そこは公的なものと私的なものとの見分けがつかない地帯で、われわれが生きている政治空間の隠れた母型である（アガンベン 2008：6）。収容所は通常の法権利から生まれるのではなく、例外状態と戒厳令から生まれる。ナチの強制収容は保護勾留で、国家の安全に対する危険を回避するためだけに個人の「保護」を可能にした（アガンベン 2008：43-44）。

　収容者はあらゆる政治的立場を奪われて完全に剝き出しの生へと還元された。この事実から収容所は、絶対的な生政治的空間であり、そこで権力が向き合っているのは、なんの媒介もない純粋な生物学的生にほかならない。収容所で犯された残虐行為を前にして立てるべき問いは、人間がこれほど全面的に、何をされようと犯罪として現れることがないほどに自らの権利と特権とを奪われたのか。それを可能にしたのはどのような法的手続きおよび政治的装置を手段としたのか、を探求することである（アガンベン 2008：45-48）。

　ユダヤ人の絶滅が方法的かつ残虐でありえたのは、警察的作戦行動として構想され実現されたからにほかならない（アガンベン 2008：110-113）。警察は政治となり、生への配慮は敵に対する闘争と一致する。ユダヤ人絶滅が意味すること、それは警察と政治、優生学的

動機とイデオロギー的動機、健康の保護と敵に対する闘争がまったく見分けられなくなることである（アガンベン 2007：202-203）。

　警察とハンセン病療養所との関係は一般的な医療機関と2つの点で大きく異なる。

　第一に所長が入所者に対して懲戒検束権を持っていたこと、第二に初代院長や初期の職員に警察官出身者を採用していたことである。

　「癩予防ニ関スル件」制定後の1916年に「患者懲戒・検束に関する施行細則」が定められた。第一条で療養所所長は入所者に対して懲戒検束件を持つとし、第二条では譴責、謹慎（独居となる部屋へ移す）、減食（主食と副食）、監禁（独房に拘禁）と執行方法が示された。

　建物、備品の破損や喧嘩、無断外出、職員に服従しないなどが懲戒の理由である。

　全生病院の初代院長池内才次郎は入所者への扱いについて「監獄より一等を減じるというくらいにやっていく」と発言した（藤野2001：67）。全生病院が他の療養所に先駆けて断種手術を行ったのは1915年である。以後、断種や堕胎、中絶が全国の療養所で実施され、ハンセン病療養所で生まれた子どもが育つことはなかった。

　1931年に「癩予防法」が制定すると施行規則は改正され、謹慎は30日以内、減食は7日以内で常食の2分の1まで、監禁は30日以内となったが、国立療養所は内務大臣、道府県の療養所は地方長官の認可があれば、さらに2か月延長できた。1953年の「らい予防法」でも第16条（秩序維持）で所長は入所者に対して処分をすることできるとされ、1996年に法が廃止するまで継続した。各療養所には監禁室があり、特別病室という名の重監房は栗生楽泉園に設置され、当局から反抗的とみなされた入所者93人が収監された。重監房では1938年から1947年の9年間で獄死者14人、監禁中に衰弱して出所後に死亡した者が8人にのぼった。

　アウシュビッツでは、人が死んだのではなく、死体が生産され

た。その死亡が流れ作業による生産にまでおとしめられた、死のない死体、非－人間。この死の零落こそが、アウシュビッツに特有の凌辱、その恐怖に固有の名を与えた（アガンベン 2018：94）。

　犠牲化不可能であるにもかかわらず殺害可能である生、それが聖なる生（ホモ・サケル）である。ホモ・サケルは犠牲化不可能性という形で神に属し、殺害可能性という形で共同体に包含される（アガンベン 2007：117-119）。ナチズム体制下のユダヤ人は、殺害可能かつ犠牲化不可能な生であるという意味で、ホモ・サケルの見事な事例である。ユダヤ人は剥き出しの生として滅ぼされた。その起こった次元は、宗教でも法権利でもなく、生政治である（アガンベン 2007：161）。生政治とは、権力のさまざまな機構や打算の内に人間の自然的な生がしだいに含みこまれていくことを指す（アガンベン 2007：165）。生政治的地平において、医師と科学者が、かつては主権者だけが侵入することのできた死刑囚や収容所の住人であるホモ・サケルの生殺与奪権を握るようになっている（アガンベン 2007：218）。

　ハンセン病療養所では、入所の手続きの際に療養所所長宛の解剖願い書への署名・捺印が強要された。17歳の高校生のときに大島青松園に入所した神美知宏は、医師から化学療法で治っても療養所の外へは出さない、と言われ自分を納得させるのに苦しんだ。施設内を歩くと火葬場があり、納骨堂があり、監禁室まであることに愕然とした。火葬場は治癒しても退所できないという主治医の説明を証明し、遺骨は納骨堂に入れられる。管理者の言うことを聞かなければ、所長の権限で監禁室に隔離される。これは、病気の治療を主とした医療機関ではない。刑務所に近い収容施設ではないか、と施設のありようを通して考えた（「神美知宏さんを偲ぶ会」実行委員会編 2015：104-106）。

　証言は、欠けているもののゆえに価値がある。証言は、証言しえ

ないものを含んでおり、それが生き残って証言する者たちから権威を奪っている。「本当」の証人、「完全な証人」は、証言したことがなく、証言しようにも証言することができなかった者である（アガンベン 2018：41-42）。

証言しえないものは、収容所で通用していた隠語で「回教徒」と呼ばれた（アガンベン 2018：51）。

「回教徒」の語の起源は諸説ある。ムスリムというアラビア語の単語を参考にし、無条件に神の意志に服従する者を意味する。あるいは、囚人に特有の姿勢、オリエント風に足を折りたたみ、顔を仮面のように硬直させながら、地面にうずくまる姿勢に由来する、という説明もある（アガンベン 2018：55-57）。

収容所では、公民から非アーリア血統のドイツ国籍取得者への移行、非アーリア人からユダヤ人への移行、ユダヤ人から収容者への移行、ついにはユダヤ人収容者から自分自身を越えて回教徒への、すなわち割り当て不可能で証言不可能な剝き出しの生への移行を印づける（アガンベン 2018：210-212）。

ナチスの収容所は死と大量殺戮の場であるだけでなく、回教徒を生産する場、生物学的な連続体のうちで切り離されうる究極の生政治的実体を生産する場である。その向こうにはガス室しかない（アガンベン 2018：112-113）。生政治の実験は、主体化と脱主体化の結びつきが断ち切られるように見える臨界点まで主体を変貌させ解体させるような実験にほかならない（アガンベン 2018：199-200）。

収容所に入った者は、外部と内部、例外と規則、合法と違法のあいだの不分明地帯のなかを動いていたのであり、そこでは個人の権利や法的保護といった概念自体が何の意味ももたなかった。収容所は、かつて実現されたことのない最も絶対的な生政治的空間である。そこで、権力が向き合っているのは、まさに何の媒介もない純粋な生である（アガンベン 2007：232-233）。

近代の生政治の本質的な性格は、生において何が内にあり何が外にあるのかを明確に判別し分離する境界線を絶えず定義しなおさなければならない。今日のように、自然的な生が全面的に都市に包含されているときには、境界線は生を死から隔てる不明瞭な境界のさらに先へと移動し、新たな生ける死者、新たな聖なる人間をそこに同定するようになる（アガンベン 2007：181-182）。

　収容所は、市民権に関する、また市民の国籍剥奪に関する新法と同時に現れている。

　生まれ（剝き出しの生）と国民国家のあいだの隔たりのことを収容所と呼ぶ。局在化のない秩序（法が宙吊りにされている例外状態）にいまや、秩序のない局在化（永続的な例外空間としての収容所）が対応する（アガンベン 2007：238-239）。

　1944年2月にアウシュヴィッツ強制収容所に抑留されたプリーモ・レーヴィは、死から生への移行を著書『これが人間か』で次のように記した。

　ロシア軍の砲撃が続いていた1945年1月11日、レーヴィは猩紅熱にかかり「伝染病室」にいた。1月18日、SS（ナチス親衛隊）と健康な囚人が撤退直後に収容所は攻撃を受けた。翌日、レーヴィは寒さと飢えの足しになるものを探しに、同じバラックのふたりと外へ出た。ストーブとじゃがいも2袋を、寒さで気絶した仲間を手当しながら自分のバラックへ運んだ。

　壊れた窓を修理し、ストーブが熱をふりまき始めると、みな体の中でなにかがゆるんだような気になった。すると23歳のフランス系ポーランド人のチフス患者が、働いた3人にそれぞれパンを一切れずつ贈ろうと提案し、みなの同意を得た。ラーゲルの法「自分のパンを食べよ、そしてできたら、隣人のパンも」は死んだ。バラックで生まれた、初めての人間的な行為だった。この瞬間から、まだ死んでいなかった囚人がゆっくりと人間に戻ってゆく過程が始

まったといえる（レーヴィ 2018：194-208）。

　日本のハンセン病療養所入所者の境界線が生の方へ大きく動いたのは、1946年に日本国憲法が公布され、入所者が参政権を持ったことである。参政権は日本国憲法で保障された基本的人権であり、政治面における社会参加の主要な方法である。

　ハンセン病療養所入所者がはじめて選挙権を行使したのは1947年8月の参議院議員の補欠選挙だった。候補者は票田を求めて、人口密度の高いハンセン病療養所を訪れるようになった。栗生楽泉園の特別病室という名の重監房の犯罪性を社会に知らしめたのも選挙活動での候補者の訪問がきっかけとなった。

　日本が高度経済成長期を迎えるころ、治療方法は確立し入所者のほとんどは無菌状態となっていた。数年後に東京オリンピックをひかえ、建設ラッシュで人手不足が深刻化した。

　多磨全生園では外出が許可され、症状の軽い入所者は率先して外の仕事を求めた。また、低賃金でよく働く人手を求めて、大手の建設会社が多磨全生園にやってきた。園のなかで人を集め、班を作り、車で現場まで連れて行くようになった。建設現場で得た給料の何割かは園に納め、園内のメイン通りであるさくら通りを作りコンクリートで舗装した。入所者は外で働いた給料の一部を園当局と自治会にも納めた（片野田 2015：104-107）。わずかな賃金で入所者が担っていた作業は少しずつ職員に返還されていった。

第3項　ハンセン病政策史

1．医師からみたハンセン病と政策

　医師によるハンセン病史の著書は厚生省医務局長を務め、のちに予防法廃止や国賠訴訟で証言をする大谷藤郎の『現代のスティグマ　ハンセン病・精神病・エイズ・難病の艱難』（1993年、勁草書房）、

『らい予防法廃止の歴史 愛は打ち勝ち城壁崩れ落ちぬ』（1996年、勁草書房）、山本俊一による『増補 日本らい史』（1997年、東京大学出版会）がある。

　比較的近年では、1955年から1993年まで多磨全生園に勤務し同園の名誉園長となり、2007年以降はハンセン病資料館長をしている成田稔による著書がある。成田は前述の山本の著書に、国際らい学会の動向やプロミン導入以後のらい対策の推移その他を補足したいと考えた。そこで2009年に『日本の癩対策から何を学ぶか　新たなハンセン病対策に向けて』（明石書店）を刊行した。同著では日本のハンセン病対策の基本であった絶対隔離について、政策の過酷な条件と不当性とを医学的な誤りとするにとどまり、国賠訴訟の国側の敗訴までを主に取り上げ、ハンセン病関係の国際会議における主要決議を併記し、国際的動向からの日本の乖離を示した（成田2009：3）。「癩は病気、患者は人という当然に目をつぶってきたのが、日本の癩対策の根源的な誤りと知りながら、これを表面的にしかとらえていない」前著に必要な補足や訂正を加えたのが『日本の癩（らい）対策の誤りと「名誉回復」』（2017年、明石書店）である。

　成田はハンセン病の一般的な認識の変化を次のように説明している。

　ハンセンが癩菌を発見したのが1873年で、1897年に第一回国際癩学会が開催された。

　日本ではイギリス大使館前に癩患者が行き倒れ、イギリス大使が外務省に一人の癩患者すら収容する場所がないのか、となじった。その後、浮浪癩患者を国辱的として取締りを強めた。癩は伝染病であり、患者は危険な存在だと強調し、「癩予防法」（1931年）を制定して絶対隔離に踏み切ったあとは、遺伝を否定しながら伝染性を一層力説した。親譲りとか血筋といった漠然とした心証に伝染の恐怖が重なり「遺伝する伝染病」という奇怪な二重病観を生み、その不

確かさがもとで、今も多くの人々が本音に忌避的な心情をひそめている（成田 2017：44）。実際には不可能な絶対隔離の完遂を期するあまり、「遺伝する伝染病」と人びとのらいに対する嫌悪、忌避、排他の心情を煽ったため、患者は療養所以外の行き場を失った（成田 2017：130）。

　第五回国際らい学会（1948年）では、スルフォン剤の効果が高く評価され、不治から可治へとらいの認識が一変した。第七回国際らい会議（1958年）においてメキシコの代表者は「患者は一人の人間であり、らいを病む患者でしかない。これこそらい患者の正しい扱い方で最も重要な根本である。らい予防対策の目的は、患者があらゆる面で正常に生活できるように患者と戦うのではなく、らいそのものと闘うところにある」と述べた（成田 2017：78-79）。

　同時期の日本は第二次無らい県運動により療養所入所者数がピークとなり、「社会防衛」から「患者中心の医療」への転換について世界から取り残された。成田は社会防衛の思想を、終生隔離して社会との交流を断つことを正当化した妄想の犠牲と説明する。何を病もうと、病がどうあろうとも、人は人の倫理を破ったのが、日本の癩対策の根源的な誤りである（成田 2017：92-93）。患者を国辱的存在と見做したことは政治性が高いが、現実には伝染性の弱いこともあって癩を病むのはよそ事のようにとらえるのが一般的だったはずである。

　それが癩予防協会などの組織的な強い働きかけによって、病状と伝染性をひっくるめた「おそろしい伝染病」観が社会に広く浸透していった。それなくして、絶対隔離という疫学的根拠を欠く愚策は遂行できなかっただろう。しかし、こうした情勢に逆らい、絶対隔離を強行する科学的不当性を憂えて、反対した医学者に青木大勇、小笠原登、大田正雄の 3 名がいた（成田 2017：156）。

２．研究者によるハンセン病政策史

　ハンセン病政策は国家賠償請求訴訟で政策の違法性が確定し、2003年にハンセン病問題検証会議が設置（2005年3月末まで）された。2000年代には『ハンセン病違憲国賠裁判全史』や検証会議報告が出版された。国賠訴訟以前には日本近代史を専門とする藤野豊による『「いのち」の近代史「民族浄化」の名のもとに迫害されたハンセン病患者』（2001年、かもがわ出版）がある。藤野は1998年に出版した『日本ファシズムと優生思想』（かもがわ出版）のはしがきで、なぜ近代日本国家はハンセン病患者を隔離、断種したのかを追究するなかで優生思想と出会ったと述べている（藤野 1998：2）。『「いのち」の近代史』は幕末のハンセン病観から、らい予防法廃止までの8部構成の大著である。6部は「継続された隔離政策―患者にとっての戦後民主主義」というタイトルがつき全6章で構成されている。

　1945年12月に「衆議院議員選挙法」は改正され、選挙権は20歳以上の男女に認められた。しかし、公私の扶助を受ける者、一定の住居を持たない者は排除され、この排除規定が撤回されたのは1947年5月である。このときにハンセン病患者の多くは初めて選挙権を手に入れた。日本国憲法には思想信条の自由、結社の自由が基本的人権として明記された。

　ハンセン病患者の参政権が認められ、政党活動の自由が保障されたことは、戦後民主主義を象徴する事実であり、戦後のハンセン病患者の人権獲得闘争の出発点となった（藤野 2001：455-457）。

　1947年8月15日、群馬県で参議院議員補欠選挙の投票が行われた。日本共産党からの候補者と遊説隊が選挙活動を通して8月11日に栗生楽泉園に入った。そこで彼らが見たのは患者労働の実態や「特別病室」の存在であった。入所者と共産党の懇談会で職員の不正や「特別病室」の問題が次々に明らかになり、共産党の支援のも

とに園当局に対する人権闘争が開始された。共産党の候補者は惨敗したが、「特別病室」と栗生楽泉園の職員の不正事件は同年8月28日の第一回国会の衆議院厚生委員会で取り上げられた。厚生大臣一松定吉や司法大臣鈴木義男が答弁し、「特別病室」の問題は「癩刑務所」設置へと、論点がすり替えられた。結局、「特別病室」は取り壊されたものの、「特別病室」を設置して以来の歴代厚生大臣も厚生官僚も、設置を推進した光田健輔以下の療養所所長たちも現場の職員も誰ひとり、22名を死に追いやった刑事的責任は問われなかった。また、彼らは道義的責任を無視し続けた。ハンセン病患者に対する国家の認識は「戦前」のままであった（藤野 2001：463-467）。廃止された「特別病室」に代わるものとして厚生省は「癩刑務所」の必要性は主張し、1953年に菊池恵楓園（熊本県）に「菊池医療刑務支所」として「癩刑務所」が開設された。

　藤野は戦後、基本的人権をうたった日本国憲法が施行され、プロミンが登場したにもかかわらず、なぜハンセン病患者への隔離が改善されるどころか強化されていったのか疑問であった。その答えとして、人権意識とプロミンを武器に患者が隔離に応じなくなったり、療養所当局に反抗的になったりすることを想定して、隔離を強化したのではないか、と述べた（藤野 2001：499-500）。

　2005年に刑法学を専攻する森川恭剛による『ハンセン病差別被害の法的研究』（法律文化社）が出版された。2001年5月11日の熊本地裁判決の概要を伝える同日沖縄タイムス夕刊は、3人の沖縄の原告について、1972年の本土復帰前の被害が賠償対象とされていないことを問題視している。本書では、沖縄の原告が述べた本土と沖縄の差別の実態は変わらない、被害は同じであるという「共通の被害」とは何かを考察した。熊本地裁判決によれば、「らい予防法」は1953年の制定時から憲法違反であり、それが1996年の法廃止まで続き、見過ごされた。このことは医師や法曹のみならず、法

律学の責任が問われることを意味し、「共通の被害」がなぜ生じたかを法的に歴史的に解明しようとするものである（森川 2005：1-8）。

　絶対隔離政策は形成期と維持期からなり、それぞれ「あつい壁」と「見えない壁」により「療養所の社会」を形成し維持した。有効な治療薬が開発され、入所勧奨が治療を目的として行われるようになったが、隔離政策が継続したため、入所しなければ治療薬を受け取ることができなかった。そして、「らい予防法」には退所規定がない。原告らが経験した「共通の被害」は「らい予防法」によって接ぎ木された絶対隔離政策による「療養所の社会」形成と維持によってもたらされた（森川 2005：30-31）。療養所が「回復者の収容施設」へと変容したのは熊本地裁判決が指摘したように、退所について厳格な運用がなされていたからである。

　同判決によれば、1951年から1997年までの各年の退所者の入所者に対する割合は 1 ％未満の年がほとんどであった。「収容率」（登録患者数に対する入所者数の割合）は癩予防法下の1950年で70.04％、「収容率」が最高となる1970年で93.65％、その他の年も常に90％前後の高率を維持した（森川 2005：65）。

　沖縄は本土と比べて強力な無癩県運動が推進され、戦後は米軍政府のもとで絶対隔離政策が継続された（森川 2005：177-178）。1960年代に療養所入所者は漸減傾向に転じた。沖縄愛楽園でも「回復者の収容施設」となっており、社会復帰のためのリハビリテーションが必要であったが、当時の医師と職員の人員数は本土療養所の水準の 3 割程度に過ぎず、問題は放置された（森川 2005：274）。

　ハンセン病問題に関する事実検証調査事業が、厚生労働省より日弁連法務研究財団に委託されたのは2003年で、「ハンセン病問題に関する検証会議」はこの事業を実施し、2005年 3 月末に活動期間約 2 年半で幕を下ろした（内田 2006：527）。検証会議の副座長であった内田博文は『ハンセン病検証会議の記録　検証文化の定着を

求めて』（2006年、明石書店）を著した。ハンセン病検証会議は、何よりも患者、入所者などの被害者の立場で、国の誤ったハンセン病政策の歴史と実態について、科学的、歴史的に多方面から検証を行い、再発防止のための提言を行う。このことは検証の方法を規定する。被害者の立場で考えることが検証の方法となるからである（内田 2006：62-63）。検証作業を通して被害観は一変した。「社会被害」があまりにひどかったために、過酷な「在園被害」さえもが被害とは感じられなかった入所者は少なくない。強制隔離に甘んじることを余儀なくされた結果、「自己差別」といった被害感情のない被害が存在することも教えられた。人間の尊厳が踏みにじられる場合の最後の防衛手段は、その事実に覆いを被せてしまうことである。隔離の現実に覆いを被せ、これを受容させる。究極の人権侵害ともいえるが、この受容も被害感情のない被害である。被害は死ぬまで続くこと、被害者という決めつけに抵抗があることも知った。被害が新たな差別・分断を招きうるという視点をもつこともできた（内田 2006：6, 334）。

　検証成果の主な点は次の通り。日本の絶対隔離政策で科学的な根拠が示されたことは最初から最後までなかった。絶対隔離政策は植民地等でもより厳しい形で強行された。ハンセン病についての園内外での医療、予防の両面における不足は強制隔離政策と表裏一体だった。強制隔離政策により日本のハンセン病医学・医療界も社会から、世界から隔絶された。

　戦後、信教の自由を保障されたが、宗教界が採用したのは、ハンセン病患者・家族の側にあるという立場ではなく、国の側に立つという立場だった。隔離の現象は教育界にも認められた。ハンセン病患者の子どもたちの教育を受ける権利は脅かされ、療養所における教育は「良き入所者」になるための園内通用学力を身につけさせるものでしかなかった。無らい県運動などによって醸成された差別・

偏見は教育界でも共有された。福祉界も隔離政策に依存し、隔離の場で働く人々を美化して、問題の深刻さを認識しなかった。法律家も強制隔離による人権侵害を放置し、差別・偏見に加担することもあった。それは日本国憲法が司法に期待した人権擁護の役割とは正反対のものであった。歴代の報道記者の多くもハンセン病問題に不勉強で療養所を訪れることもなく、社会的に抹殺した。入所者らによる患者運動の歴史は国に患者の諸権利を擁護させ、病気を理由とする差別・偏見を根絶させ、人権救済の主体が患者自身であることを雄弁に物語っている。しかし、社会からの支援なしに闘えるかというと否であることもよく示している（内田2006：528-533）。

3．近年の動向

　例年6月に「らい予防法による被害者の名誉回復及び追悼の日」の式典が厚生労働省の講堂で開かれる。2019年も厚生労働大臣、法務大臣、衆・参両院議長、ハンセン病対策議員懇談会会長、国会議員、その他原告団、全国ハンセン病入所者協議会（全療協）各支部代表、弁護士、支援者など関係者らが出席した。全療協ニュース（第1054号）は次のように掲載した。

　式典は、私立を含む全施設の物故者2万7191人と各施設の納骨堂に眠る1万6719柱の御霊に哀悼の意を込めた黙禱から始まった。内閣総理大臣のメッセージ（副官房長官代読）、議員らが挨拶した。森和男全療協会長は、ハンセン病問題の未解決の課題として、医師不足と国立ハンセン病資料館の運営が当事者の意向をないがしろにしているという2点について国、厚生労働省の対応を求めた。遺族代表は、小学6年生のときに父親が大島青松園（香川県）に強制収容された。学校に行っている間に家の内外を真っ白になるほど消毒され、父の収容と消毒のことは村中に知れ渡り、その日を境に友達からのけ者にされるようになった。中学2年生のときに

逃げるように別の地域に引越し、父親の存在を隠し続けた。学校で
も就職先でも父親は死んだ、で通し、これからも一生父親の病気は
隠し通さなければならない、と強く思っている、と述べた。

　2001年に国家賠償請求訴訟で原告勝訴、2019年の家族訴訟でも
国は政策の誤りを認めた。同年11月15日にハンセン病の病歴者の
家族に対し、一人あたり最大180万円の補償金を支給する「ハンセ
ン病家族補償法」と家族の名誉回復のための改正ハンセン病問題基
本法が成立、11月22日に施行した。

　ハンセン病市民学会総会・交流集会（2019年5月20日、宮古南静
園）の分科会Aは家族訴訟がテーマであり、300名を超える参加者
があった。原告団副団長の黄光男は自らの被害を、生まれてまもな
く親から引き離され9年余りを施設で過ごし、親子関係が築けな
かったこと、飛び降り自殺をした母の死に涙が出なかったこと、両
親の苦難の人生を打ち明けてもらえないまま死別したことへの悔悟
として明らかにした。

　弁護団の損害班の責任者である大槻倫子は、561名の原告の被害を
分析し、①差別・偏見を受ける立場におかれたこと、②家族関係の
形成を阻まれたことに要約された被害内容を説明した。ハンセン病
の病歴者やその家族への差別は少数者に対する嫌悪、排除であり、
そのカテゴリーに属するだけで差別の対象とされるため、そのカテ
ゴリーに属することを拒否して結婚差別などが生じる。「集合的意
識としての偏見」をどのように一掃していくかが話し合われた[4]。

　2019年11月22日の法施行日から厚生労働省は補償金の申請を受
け付けているが、2020年2月以降、申請の伸びが鈍化した。2020
年5月8日までの申請者数は4982人で、厚生労働省が推計するハ
ンセン病歴者の家族数約24000人の約20％にとどまっている。

　申請の伸び悩みの背景には、ハンセン病への差別・偏見によっ
て、病歴者家族は配偶者や子どもに家族のことを明らかにしておら

ず、申請をきっかけに関係を知られてトラブルになることへの不安が根強く残る[5]。

４．当事者運動史

　戦時下の国策によってハンセン病療養所は定員超の入所者がいたが、予算はなく自給自足のための労働を強いられ国民全体の10倍高い死亡率だった。戦後の日本国憲法の施行、選挙権の獲得以降に当事者運動は再興する。

　栗生楽泉園の「特別病室」問題の追及、プロミンの獲得運動を通して、各療養所の自治会運動は復活・新生した。1951年１月11日には、全国国立癩療養所患者協議会（全癩患協）が結成された。全癩患協が最初に取り組んだ最大の課題が「癩予防法改正」運動であった。日本国憲法の時代に沿う、ハンセン病が治癒する時代に沿う法律へ改正しようするものだった（藤野 2001：500）。

　隔離収容施設の被収容者による集団的実践は、施設の暮らしに「適応」するための活動か、それに対して「抵抗」するための活動か、という二項対立的な図式で、どちらかに属するものとして把握されてきた。ハンセン病療養所では、自治会や運動体など政治的組織を拠点とする集団的実践は隔離政策に対する「抵抗」として、それ以外の実践（文化的・宗教活動的など）は療養生活への「適応」を促すものとして、その特質が位置づけられた。つまり、当事者による集団的実践は、隔離する側の意図に沿うものであるか否かという観点に基づいて二分されてきた（有薗 2017：52）。この「適応か抵抗か」という二者択一的な解釈枠組は、曖昧さと非合理性をはらむ人間の行為の意味をすくいとれないこともある（有薗 2017：55-84）。

　解釈枠組みの曖昧さを視野に入れつつ、ここでは隔離する側の意図に沿わない、隔離政策に「抵抗」した当事者運動をとりあげる。

　ハンセン病療養所における入所者間の経済的格差は戦前・戦後を

通じて最も深刻な問題であった。戦前の療養所で園当局や入所者から問題視されていたのは、貧しさに耐えかねた者による療養所からの逃走と賭博だった。このような状況で、自治会が最初に取り組んだ仕事が逃走と賭博に代わる、所内で現金収入を獲得できる場を設けることであった。

　最底辺の境遇におかれた者の救済は、療養所自治の確立のための重要な原動力となった。

　戦後、ハンセン病療養所における入所者間の経済的格差はさらに深刻化した。最底辺の境遇にあった視覚障害者と外国人患者（在日朝鮮人・韓国人）は、一般社会の障害者と同等の処遇を求める運動を展開した。全患協は、この2つの運動体と足並みを揃える方針をとり、療養所内の経済的格差はほぼ消失した。運動の編成原理は格差拡大を抑止する機能をみつけ、共有と再分配に向けて組みかえていく平等主義的原則で、入所者の政治的活動の一貫して通底する思想性といえる（有薗 2017：156-157）。

　ハンセン病療養所の視覚障害者の運動の最大の成果は年金獲得への道筋をつけたことである。国会で年金制度の導入の審議の過程で、ハンセン病療養所入所者は年金の受給対象から外されることが明らかになった。そこで、各療養所の視覚障害者は「全国ハンセン病盲人連合協議会」（1955年結成。以下、全盲連）を拠点として、入所者を受給対象から外さないよう厚生省や国会に訴える活動を展開した。当時、全盲連は全患協の傘下におかれていたが、年金獲得運動は全盲連独自の活動だった。軽症の入所者が労務外出で園内作業とは比較にならない高額の賃金を得ていたのに対し、収入の道を絶たれていた視覚障害者にとって、年金獲得はみじめな境遇から自力で脱出するための唯一の手段であった。全盲連や各園の盲人会は各都道府県の盲人協会・視覚障害者協会等に加入するなど、一般社会の視覚障害者との連携を試み、厚生省や国会に実情を書面で訴えた

り、衆参議員を招いて陳情を行った。

　その結果、1959年11月に政令で支給が決定し、一級障害の視覚障害者は月1500円の障害福祉年金が受けられることになった。同時に全盲連は療養所内の介護が患者作業としてなされていることに反対し、職員による介護への切り替えを要求した。この時期の全患協の要求の重要項目は作業賃増額であったが、全盲連の年金獲得運動の成功もあり、年金獲得運動へと転じ、視覚障害以外の身体障害者にも年金が支給されるよう、適用基準の拡大を当局に要求した（有薗 2017：146-149）。

　栗生楽泉園の栗生盲人会の会員300人のうち140人が1958年5月に身体障害者手帳の交付を申請した。1959年11月に国民年金制度が発足すると、自治会は年金委員会を創設し、国民年金の障害等級（一級）の認定基準や二級障害の程度について論議した。入所者に初めて国民年金が支給されたのは1960年3月である（埼玉新聞社編 2013：87-89）。

　全盲連の活動によって、障害福祉年金が支給されたのは日本国籍を有する者のみで、在日韓国・朝鮮人の入所者は除外された。そこで、日本人と同等の処遇を求める在日朝鮮人・韓国人ハンセン氏病患者同盟（後に「在日韓国・朝鮮人のハンセン病患者同盟」と改称）が1960年に結成された。日本人入所者が多くを占める全患協とのあいだに軋轢が生じることもあったが、知覚麻痺などハンセン病固有の後遺症が「障害」として認定されないため、多くの日本人入所者も障害福祉年金の対象外となっていた。在日朝鮮人・韓国人ハンセン氏病患者同盟は、年金問題を在日外国人と日本人入所者に共通の課題とし、全患協に「年金拡大と外国人患者の法的処遇を実現する運動を平行して進展すべき」と提案した。これを受けて、全患協と全盲連と在日朝鮮人・韓国人ハンセン氏病患者同盟は年金問題を軸として結束することになった。1970年に厚生省は諮問機関として

「らい調査会」を設置した。「らい調査会」は格差是正のための自用費方式というものを答申した。その結果、障害福祉年金および拠出制障害年金の受給者以外の人々には、1971年より「自用費」という名目の給付金が行政上の臨機措置として支給された。在日朝鮮人・韓国人ハンセン氏病患者同盟は問題の根本的解決を目指して引き続き年金獲得運動を続けた。1966年に国連で採択された「国際人権規約」を日本は1979年に批准し、1981年には「難民条約」に加入した。それにともない、1982年に国民年金法が改正され、ようやく国籍条項が撤廃された。国籍条項が外されたのは国内の運動に対応したのではなく、国際世論に押し切られたかたちであった（有薗 2017：149-151）。

第4節　本書の構成

　「病者の撲滅」を目的として連合府県立（公立）の5か所のハンセン病療養所が設置（青森、東京、大阪、香川、熊本）されたのは1909年だった。1940年代後半には日本でも治療薬が開発され、治療方法も確立し、治癒する病気となった。しかし、ハンセン病政策が始まって110年経過した現在もハンセン病療養所は存在し、そこで暮らす人々がいる。

　ハンセン病療養所が設立当初から変わらぬこと、変わったこと、特に入所者によって創造された新たな価値について提示する。

　新たな価値の創造の外的要因を位相1ハンセン病の医学的解明、治療方法の確立、位相2世界のハンセン病政策、位相3日本の社会情勢、市民社会の成熟とする。当事者、療養所内での事柄を内的要因とし、文芸表現、当事者運動、国家賠償請求訴訟、市民交流の4つの視点から考察する。

第一章は、「病者の撲滅」を目的とした政策、それによってなされた行為を記す。

　ハンセン病療養所が設置された経緯と政策の変遷をたどり、国のハンセン病療養所の位置づけを示す。国の隔離政策は自治体の「無らい県運動」を誘発した。地域からの排除は本人だけでなく、家族にも及んだ。地域社会からの排除は、所長が懲戒検束権を持ち、優生手術を強制された療養所での生活よりも過酷であった。地域、療養所での経験が入所者自身に内在化される「自己差別」にいたる仕組みをたどる。

　第二章は、新たな価値を創造した当事者運動に焦点をあてる。

　入所者による当事者運動を第二次世界大戦前から現代までを射程とし、活動内容の詳細を文献やインタビューを通して明らかにする。当事者運動は入所者に何をもたらしたのか、運動の積み重ねが社会に影響を与えた国家賠償請求訴訟の前後の時期にも注目する。

　第三章は、「病者の撲滅」から新たな価値の創造への兆しをミクロの視点で読み解く。

　療養所での生活がどのようなものであったのかを知るために、子ども時代を療養所で過ごした入所者や関係者の著書をひもといていく。戦時中の生活、小学校通学拒否事件等についても示す。政策の背後にあった同時代を生きた人々の多様な姿とその思い、地域社会との関係を浮き彫りにする。

　第四章は新たな価値の創造が個人から個人、地域社会、次の世代へと拡がる動きを追う。ハンセン病問題基本法制定後の第5期以降、療養所はどのように地域に開かれ、今後に向けてどのような展望を持って動いているのかを明らかにする。当事者運動の成果としての市民参加のかたちを示す。

　終章では90年に及ぶ強制隔離政策、100年を超えて存続する療養所があるハンセン病は、人に何をもたらしたのか、という観点から

論じる。

　政策の目的が「病者撲滅」であっても、ハンセン病は死にいたる
病ではない。治療方法が確立しても隔離政策が存続するなかで、社
会からの排除を自身に内在化されることに特異性がある。新たな価
値を創造するハンセン病療養所の外的要因として、治療方法の確
立、世界のハンセン病政策の動向、市民社会の成熟の３つの位相
をあげた。３位相を５つの時代区分と照合すると、日本は他の国
と異なっている。なぜそのような違いが生じたのかを考察する。そ
のうえで、内的要因としての文芸表現、当事者運動、国賠訴訟、市
民交流を通じて「自己差別」から自身を解放し、社会を動かしてい
く道筋を明らかにする。

注
（１）　エリ・ウィーゼルは作家、教師、人権擁護活動家で1986年にノーベル平和
　　　賞を受賞した。キャロル・リトナー、サンドラ・マイヤーズ編、食野雅子訳
　　　（2019）『ユダヤ人を命がけで救った人びと』河出書房新社、231-233頁
（２）　全制的施設とは、多数の類似の境遇にある個々人が、相当期間にわたっ
　　　て包括社会から遮断されて、閉鎖的で形式的に管理された日常生活を送る
　　　居住と仕事の場所、と定義できる。その典型的な例は刑務所である（ゴッ
　　　フマン 2018：序章）。
（３）　多磨全生園では、患者の実名と住所を使った脅迫事件が起こった。家族
　　　に病歴者がいることを近所に知られたくなかったら金を出せと脅した。病
　　　歴者と家族がいかに強い偏見差別にさらされていたかを示している。病歴
　　　者は療養所のなかでさえ本名をかくし、その存在を消して生きた（片野田
　　　2015：74）。
（４）　全国ハンセン病療養所入所者協議会『全療協ニュース』2019年９月１
　　　日、第1055号
（５）　西日本新聞　2020年５月25日

第一章　ハンセン病療養所は医療施設か

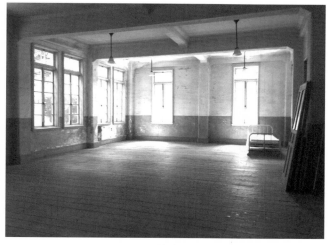

回春寮

患者用の桟橋を渡って、最初に入所する場所　クレゾール消毒風呂もある
（長島愛生園）

第1節　ハンセン病療養所の開設と政策の変遷

　日本がハンセン病対策をする前は、海外からの宣教師らによる私立の施設が開設され、個人の寄付によってハンセン病者を受け入れていた。現存する神山復生病院（静岡県）は1889年にフランス人神父のジェルマン・テストウイードによって設立された。1890年にイギリス人宣教師のハンナ・リデルは熊本県本妙寺で患者を見て救済を決意し、らい患者臨時救護所を設立した。1895年には回春病院（熊本県）となった。目黒慰廃園（東京都）は1894年にイギリス人宣教師のM・K・ヤングマンによって設立された。綱脇龍妙による身延深敬園（山梨県）が開設したのは1906年である。この年のらい患者一斉調査で23815人の患者が確認され、それは人口1万人に5人の割合だった（多磨全生園入所者自治会 2016：16-17）。

　日本のハンセン病対策の目的を成田は次のように述べた。「癩予防ニ関スル件」の施行（1909年）は路上の醜悪な患者の隠蔽が主であり、「癩予防法」の施行（1931年）は社会防衛のための絶対隔離（伝染源の絶滅）だった。「らい予防法」の施行（1953年）後もその基本を継続し、隔離優先（療養所中心主義）に終始した。化学療法の有効性が認められ、プロミン注射からDDS服用に移行する1955年あたりには隔離優先の予防指針が見直されてよかった。「らい予防法」は第十一条（国立療養所）と第四章（福祉）を除いて実効性を失っていた（成田 2017：95-96）。「らい予防法の廃止に関する法律」の施行は1996年である。

第2節　小笠原登とハンセン病政策

第1項　はじめに

　日本のハンセン病政策は1907年の「癩予防ニ関スル件」から
1931年の「癩予防法」を経て1953年に成立した「らい予防法」が
1996年に廃止されるまで、療養所への強制入所の規定はあっても
退所規定を持たない法が存在し続けた。発病した人を終生隔離する
日本のハンセン病政策が約90年間保持された理由は、前半は国策
との強いつながりであり、後半は国民の無関心であろう。

　法に医師の届け出義務（療養所への強制入所）が明記されている
ハンセン病を外来で診察し、ハンセン病は遺伝病でも烈しい伝染病
でもないと説いたのが小笠原登医師（1888〜1970）である。

　本節で小笠原登を研究する意義は主として3点ある。第一に小笠
原の主張を現在の視座で検証することである。すでに東京弁護士会
より、第十六回「人権賞」が贈られているが、存命中に医学的に正
しい小笠原説は正当な評価を受けていたとは言い難い。対照的な存
在の筆頭にあげられる光田健輔医師（1876〜1964）は一貫して隔離
政策を推進し「救らいの父」と呼ばれ、文化勲章を受賞している。

　第二に小笠原はハンセン病政策にどのような影響を与えたのか、
逆にハンセン病政策は小笠原にどのような影響を与えたのかという
点である。小笠原の主張や実践のどの部分が政策をすすめていく上
で都合が悪かったのかを明らかにすることは、国際的なハンセン病
に対する認識への日本の遅れを浮き彫りにするだろう。

　第三に医師としての小笠原と光田の違いである。学会で自説を封
じ込められた小笠原は活動の場を限定された。一方、光田は政策立
案に深く関与し日本で最初に開設した国立療養所長島愛生園初代園

長、学会の重鎮としてハンセン病政策を体現した。両者にとって
「ハンセン病」あるいは「ハンセン病患者」とはいったい何であっ
たのか。

第2項　先行研究

　大谷藤郎・和泉眞蔵・藤野豊の3名の証言、著作などから、ハン
セン病政策史における小笠原の位置づけを概観する。なお、先のハ
ンセン病国家賠償請求訴訟で大谷は元厚生省局長として被告、原告
両方の立場で、和泉は原告側での証言を行っており、藤野は裁判後
に創設された「ハンセン病問題に関する検証会議」の委員である。

1．大谷からみた小笠原

　大谷の小笠原との出会いは、1943年に京都大学医学専門部に入
学したときである。小笠原は大谷の母の郷里にあるお寺の息子で当
時京大医学部の教員であったため、大谷が挨拶にいったことがきっ
かけとなった。小笠原は皮膚科特別研究室でハンセン病の外来診療
と入院医療を看護婦と実姉の3人で行っていて「あなた、私も困っ
ているしお手伝いしてください。医学の勉強にもなるから」と大谷
に言い、その後大谷は小笠原の診察を間近にみることとなる。

　ハンセン病は不治の病で烈しい伝染病であるから強制的に隔離を
して断種をする、というのが国策で「無らい県運動」が展開されて
いた頃のことである。ハンセン病と分かると警察に報告されて療養
所に送られるので、人目を避けて朝の暗いうちに治療に通う患者に
偽の診断書を書いていた小笠原は、国の方針や学説にことごとく反
対することとなり、国賊扱いされ学説は否定された。臨床実践から
経験則を見いだすことは科学であるが、同時に人間の生老病死の苦
を除こうとするのは宗教と同じで小笠原の理論は医学と宗教が矛盾

なく一致していた。

　小笠原の患者への接し方は他の病気でない人と同じで、ハンセン病療養所で入所者の「逃亡」をいかに防いで「社会を防衛」するかという中での小笠原の実践は「思想が人格そのもの」であり、大谷に「ほんものの思想家を巨峰のように初めて仰ぎみた」という印象を残している（大谷 1993b：55）。

　大谷は卒業して数年後、厚生省で日本の医療政策を担当することになった。1972年には全国に13園ある国立のハンセン病療養所を管轄する国立療養所課長に就任し、小笠原の目指した入所者の日常生活の改善や普通に接することに力を注いだ。1983年に退省後はハンセン病資料館を作る運動と「らい予防法」廃止に尽力した。1993年に東京都東村山市にある多磨全生園に「高松宮ハンセン病資料館」が完成したことも弾みとなり1996年には「らい予防法廃止の法律」が制定され、国は療養所の範囲において入所者の生活を生涯保障する約束をした。

　大谷は90年以上にわたるハンセン病問題の核心は、日本の社会が少数者の人権を考えていなかったことにあると考えている。真理を求め続けてたじろぐことのない姿勢、弱者を侮らず、権力に屈することなく淡々と行動していた小笠原の姿が「日本のハンセン病を考え行動する」大谷の拠り所となっている（大谷 1993b：15）。

2．和泉による小笠原論

　和泉は1967年から2000年まで京大病院でハンセン病の外来治療を行っており、小笠原の「孫弟子」にあたる。小笠原理論に現代医学の成果を取り入れて継承、発展させる立場にあると考えていた（皓星社 2001：1）。

　和泉は「社会経済状態とらいの伝染力の変化　正しいらい対策のための病因論」（1983年）でハンセン病の病因論の論争史をふりか

えって、光田に代表される強烈な伝染病と考える病因論のまちがい
を指摘し、戦前小笠原が指摘したようにハンセン病の伝染性は社会
経済状態によって変化するので現状にあった対策のあり方を提案し
ている。その中で1939年に『医事公論』に発表された小笠原の「癩
と体質」と題する論文から、「絶対隔離論者がらい菌ばかりに注目
していたのに対し、らい菌の攻撃を受ける人体側の要因を重視す
る」学説を紹介している。また、小笠原の先見性は「らいにかかり
易いこの体質が、環境の変化により消滅するのだということ」を見
抜いていたことにあるとしている。

3. 藤野による小笠原の位置づけ

　藤野は隔離政策が続投する中、なぜ小笠原一人が攻撃の対象に
なったのか当時の学説やなされた論議を紹介した上で次のように結
論づけている。「小笠原は、あくまで患者個人の利益を第一義に考
え、診療を続けてきた」。「そして、病気の原因を患者の栄養状態・
衛生環境に求め、農村疲弊を放置している政治の責任にまで言及し
ようとした」。

　これに対し、絶対隔離政策は、優生主義にもとづく「民族浄化」
のために、患者個人の幸福追求の願望を圧殺してきたのである。
ファシズム体制下の日本において小笠原の学説はどのような手段を
もってしても、抹殺しなければならなくなったのである（藤野
1993：265）。特に学問統制下で犠牲となったのは、ハンセン病に罹
りやすい体質と佝僂病との関係をめぐっての学説ではなく、隔離と
断種という国策を批判したことによる。

　小笠原は国家の視点からではなく、患者の視点からハンセン病の
医療に参加した。一方、小笠原を攻撃した人々は、国家・民族のた
めにはハンセン病患者の人権は否定してもよいという認識であった
（藤野2001：319）。

第3項　小笠原のハンセン病研究と時代背景

1．小笠原の経歴

　小笠原登は1888年、愛知県甚目寺町にある円周寺に生まれた。祖父小笠原啓実は、円周寺の僧侶であるとともに、漢方医術を用いて、ハンセン病、淋病、梅毒などの治療を行っていた。

　1915年に京都帝国大学医科大学医学科を卒業、同大学薬物学教室に副手として勤務する。

　1925年には医学博士の学位を受け、医学部付属医院副手として皮膚科泌尿器科教室に転じた。翌年の1926年より皮膚科第5診察室でハンセン病の診療を開始した。同年に助手、1928年には講師になり、1938年にハンセン病の診察および研究施設として新設された、皮膚科特別研究室の主任に命ぜられた。1941年に助教授となり1948年まで在職した[1]。

　その後、厚生技官となり国立豊橋病院に皮膚泌尿器科医長として勤務し、1955年に退職した。

　1957年、国立ハンセン病療養所奄美和光園に医官として赴任して1966年に病で倒れるまで、その職にあった。以後、自宅で療養生活を送り、1970年円周寺にて死去。享年82歳。（京都大学医学部皮膚病特別研究室 1971）

　医師としてハンセン病の治療に従事した歳月は少なくとも31年に及ぶ。

2．国内情勢とハンセン病をめぐる状況

　1868年の明治維新後、日本資本主義形成期における度重なる戦争、敗戦そしてアメリカ軍の占領期を経て民主主義を獲得していくまでの激動した時代に国民は無関係ではいられない。

　小笠原が生まれたのは明治維新の20年後であり、翌年の1889年

には大日本帝国憲法が発布された。日清、日露戦争は子どもの頃に
体験し医学部を卒業する前年には第一次世界大戦が勃発した。

　1907年の「癩予防ニ関スル件」は「先進国」としての体裁をと
るために放浪患者を取り締まる法律であった。

　朝鮮3・1独立闘争や中国ではじまった5・4運動、平塚らいてう
らによる新婦人協会、全国水平社の創設、日本共産党の結成は民主
化への萌芽であった。しかし、1923年に起こった関東大震災では
6000人以上の在日朝鮮人が日本人に虐殺され、社会主義運動や労
働運動の担い手も軍隊によって虐殺された。支配層に都合の悪い存
在を抹殺することで日本ファシズムは次第に進行していく。小笠原
が皮膚科教室に転室した1925年には、社会運動や平和主義を取り
締まることを目的にかかげる治安維持法が公布された。敗戦後の
1945年10月にこの弾圧法規が廃止されるまでに逮捕された人は数
10万人、「思想犯」として送検された人は75000人以上にのぼる（塩
田 1984：88）。1929年、ハンセン病患者の隔離を強行する「無らい
県運動」が全国で始まった。1931年にはハンセン病患者の職業規
制をして強制隔離を徹底する「癩予防法」が制定された。

　「京大滝川事件」は小笠原が皮膚科でハンセン病の診療をしてい
た1933年に起こった。

　京大法学部教授の滝川幸辰に対してその刑法学説を「赤化」思想
だとして政府は辞職を強要したのだ。これに抗議して法学部教授会
は一致して総辞職を表明し、京大、東大をはじめとする各大学の学
生は、大学の自治と学問の自由をまもる運動をおこした。全国で約
1700名の学生運動家が逮捕され、滝川の追放は強行された。学
問・思想の自由についての危機感の高まりはファシズムと戦争に反
対する知識人に学芸自由擁護同盟を組織させたが、弾圧によって解
体した（塩田 1984：137）。

　ハンセン病の研究施設として新設された皮膚科特別研究室の主任

に小笠原が就任した1938年には国家総動員法が公布された。この法は物資、貿易、生産、金融、施設、物価、出版物などすべてにわたって国家が統制する権限をもつことを規定しているうえに、労働争議の禁止や労働力の徴用をふくみ、その発動は政府が勅令をもっておこなうことが可能であった。これによって生徒・学生や女性、植民地の人々への強制的な労働力調達政策がすすめられ、国民は憲兵と警察官の監視のもとにおかれた。同年、群馬県にある国立ハンセン病療養所栗生楽泉園に「特別病室」が設置された。これは園当局に従わない全国のハンセン病療養所入所者を入室させるための監獄である[2]。

　1940年には熊本県の本妙寺周辺の患者部落を警察官と療養所職員220人が襲撃し、ハンセン病患者157人を「検挙」する事件が起きた（全国ハンセン氏病患者協議会 1977：19）。

　翌1941年、第二次世界大戦が始まり、療養所でも多くの命が奪われ、1945年に日本はポツダム宣言を受諾して無条件降伏をした。1946年には戦後第一回の総選挙があり、参政権を得た女性は初めてその権利を行使した。その後規定が改正され療養所入所者が選挙権を行使したのは衆議院議員の補欠選挙で、補欠選挙が行われなかった地域は選挙権の行使が遅れた。ハンセン病療養所入所者への断種手術は1915年から行われていたが、1948年に成立した優生保護法ではハンセン病患者への優生手術を明文化していて、公然と行われるようになった。この年に小笠原は京大皮膚科特別研究室を退職し、いったんハンセン病の治療からは離れている。

　1943年にアメリカで開発された治療薬プロミンの治験が1947年から日本でも開始され、入所者は他の療養所の入所者らと手をくんでプロミン予算獲得闘争を展開し、1949年にプロミンを使用するための予算が計上されることになった。効果が認められハンセン病は「治る」病気になったが、隔離の強化を求める発言を光田他2名の

国立療養所の園長が国会でおこなったのは1951年のことである[3]。

1953年には入所者らの要求や現状を無視して旧法を引き継いだ「らい予防法」が制定された。

1954年、熊本では療養所付属の保育所児童の地元小学校への入学拒否事件がおこった[4]。

小笠原は1957年から1966年まで国立ハンセン病療養所奄美和光園に在職している。アメリカの統治下にあって在宅医療をすすめた沖縄愛楽園や宮古南静園とは異なり、鹿児島県の奄美和光園は日本の法が適用される最も入所者の少ない国立療養所であり、医師の確保も極めて困難な状況が続いていた。

3．「日本らい学会」と光田健輔

戦前戦中戦後を通して、日本らい学会（現在は日本ハンセン病学会に改称）では、ハンセン病は不治の伝染病であるから一生隔離しなければならない、とする認識が主流であった。その信奉者のほとんどは光田から直接指導を受けた療養所の医師たちでこの「療養所学派」は別名「光田学派」と呼ばれていた。それに対立するのが「大学派」であり、小笠原はその中でも特異な存在であった（田中1967：46）。1941年の第15回日本らい学会での「論争」は象徴的である[5]。学会における小笠原の学説の封じ込めは、学会の域を越えて新聞記事になると国民に隔離政策の疑問を抱かせるので徹底して行われた（藤野 2001：309）。

また、小笠原は光田とハンセン病の「全治」をどう判定するかについて議論をしているが、光田が一度罹患した人の体内に全く菌がなくなった状況を「全治」とするのに対して小笠原は「他の伝染病でも全治した後の体内に菌が完全になくなることはない」「（光田のいう全治で考えると）世の中に全治する病気は一つもない」と反論している（田中 1967：52）。

戦後も光田は「三園長発言」をして「らい予防法」を成立させ、患者の終生隔離を続行した。

　日本のハンセン病政策が外来治療の定着している世界の趨勢から孤立した一因は、療養所の関係者が日本らい学会の動向を左右し法の廃止に消極的であったことによる（成田 1996：36）。

第4項　世界のハンセン病に関わる動向と日本の政策

　ハンセン病はかつて「らい」と呼ばれ、日本では法律にも使われていた。「らい予防法」廃止の際に、これまでの病気に対する誤った認識を改めるため、「ハンセン病」と改称された。ハンセン病という名称は1873年にノルウエーのアルマウエル・ハンセンが「らい菌」を発見し、遺伝病ではなく「らい菌」による感染症でありその菌を絶滅できれば治療が可能になることを明らかにしたことに由来する。

　1889年には外国人宣教師によって日本初のハンセン病療養所・神山復生病院が設立された。

　1907年の「癩予防ニ関スル件」によって公立の療養所ができるのは1909年のことである。

　世界の動きとしては1897年にドイツ・ベルリンで第1回国際ハンセン病学会が開催されて、らい菌の性質は不明であるが、遺伝病ではなく伝染病であることが国際的な認識として確認された。この会議には北里柴三郎らが出席していた。以後、会議は不定期の間隔で世界各地で行われていく。1909年の第2回国際ハンセン病学会は、らい菌を発見したハンセンに因んでノルウエーのベルゲンにて開催された。第3回国際ハンセン病学会は1923年にフランス・ストラスブールで開かれ、光田健輔がレプロミン反応を発表している。日本ではハンセン病遺伝説が強く、伝染病であることは容易に受け入れられなかった。1936年7月1日（らい予防デー）の『読売

新聞』の紙上で、慈恵医大の寺田正中はおよそ次のようなことを書いている。「らいは以前は遺伝病であると一般に信じられていたが今から64年前にハンセン氏によって病原菌が発見され、遺伝病ではないことが証明されている。この病原菌は結核菌に酷似しているが、らい菌の純粋培養や動物実験が不可能で、解明に向けて世界の学者が努力している」(山本 1997：44)。1938年、第4回国際ハンセン病学会がエジプト・カイロで開催された。1941年7月には日本にあった公立療養所5園全てが国立療養所へと移管され、国の管理下におかれるようになった。

　1943年、アメリカ合衆国ルイジアナ州カービルのハンセン病センターでファジェはハンセン病の治療薬プロミンを発見した（武市 2000：88）。日本では敗戦後の1947年に光田が園長をしている長島愛生園の入所者10名にプロミンの試験的投与がなされ、入所者らのプロミン獲得運動を経て、1949年に当初示された6分の1の額であったが予算化された。1948年、第5回の国際ハンセン病学会はキューバで開催された。1952年にはWHO（世界保健機構）らい専門委員会、1953年にはMLT（Misson to Lepers）国際らい学会が開かれ、早期の発見・治療と人権尊重のため開放医療治療政策が推奨された。同年第6回国際ハンセン病学会がスペイン・マドリッドで開かれた。

　1956年にローマで開催されたカトリック・マルタ騎士協会主催の「ハンセン氏病患者の保護および社会復帰に関する国際会議」には51カ国の代表が出席し、「ローマ宣言」を決議した。内容は差別の撤廃、早期発見・早期治療の必要、隔離主義の是正、社会復帰の支援であり、隔離政策を続けている日本の政策は事実上批判を浴びることになった（全国ハンセン氏病患者協議会編 1977：204）。

　1958年の第7回国際ハンセン病学会は東京で行われ、強制隔離政策を全面的に破棄するよう勧奨を受けた。1960年、WHOらい専

門委員会がハンセン病の管理は隔離ではなく外来管理で行うように
勧告した。翌1961年に琉球政府は退所規定と在宅医療の規定を設
けた「ハンセン氏病予防法」を公布し、1972年に日本に復帰後も
続けられた。1987年と1994年には全国国立ハンセン病療養所所長
連盟が「らい予防法」の見直しを求め、全国ハンセン病療養所患者
協議会（現在の名称は全国ハンセン病療養所入所者協議会）も、らい
予防法改正の要望書を厚生省に提出している。1994年、らい予防
法の廃止と継続して処遇を保障するという大谷見解の検討を経て
1996年らい予防法は廃止された（全国ハンセン病療養所入所者協議会
編（以下「全療協編」と表記）2001：114-123）。

第5項 小笠原の主張

小笠原が亡くなった翌年の1971年に、京都大学医学部皮膚病特
別研究室によって『小笠原登先生業績抄録』が発行された。この冊
子は小笠原による132本の論文他の要約等を掲載している。以下で
小笠原の論考を医学・宗教・人権の立場から示してみたい。なお、
抄録に収められている論文のタイトルに「癩」の字のあるものは
69本である。

1．医学的立場

1930年の「内的素質の研究」では家族間・夫婦間感染が稀なこ
とから、ハンセン病患者の大多数は体質的欠陥をもっているので外
的病因の処置ばかりではなく、内的素質に目を向けて初めて治療の
要諦が確立する、としている（実験医報185号668（以下、この節内の
参考文献は『小笠原登先生業績抄録』である））。
1931年の「癩に関する三つの迷信」には、第一に不治の疾患、
第二に遺伝病、第三に烈しい伝染病という3つの迷信が患者や家

族を苦しめていて、迷信に基づくハンセン病対策は改めるべきである、と書かれている（診断と治療18巻11号1474）。迷信については何度も論文で批判している。例えば、1936年には、「癩に対する誤解」として前述の3つを挙げて細菌性疾患の治癒判定の難しさにふれながら、ハンセン病は家庭で仕事をしながら治癒できる疾患であるとしている（実験医報256号625）。1932年の第5回日本癩学会の演題「癩と佝僂病体質」を翌年に学会誌に発表し、その体質の形成の原因は農村生活の貧弱さに帰せられるため栄養状態の改善が急務であること、予防は隔離より感受性破壊の方が適切であると指摘している（レプラ4巻1号242）。

　栄養状態の改善は、1932年の「癩患者の歯」（レプラ3巻3号143）、1935年の「癩とヴィタミン」（臨床医学11号1701）、1939年の「癩と体質」（医事公論1392号932）、1941年の「癩患者の体格」（レプラ12巻1号71）でもその重要性を述べている。1938年の「癩患者の断種問題」で断種は無用であるとしている（芝蘭12号76）。1940年の「癩の伝染性と遺伝性」でも、ハンセン病は遺伝病ではないが罹病しやすい素質は遺伝しうるとしつつも生活条件を改善すればその素質を除くことができるので、断種をおこなったり、離婚を考えることは正しくないと政策を批判した（実験医報308号1066）。

　病気の治癒については、1934年の「癩は何故に不治か」で炎症の消失を治癒とするなら治る（臨床の日本1巻3号367）けれども、1941年の「臨床上より見たる癩」では未治と既治との間に境界線を見いだすことが困難であるとしている（治療及処方21巻12号2159）。

　京大を退職する1948年には「私は癩をかくの如く見る─極悪不治の疾患にあらず」と題して前述のハンセン病への3つの誤解に極悪の疾患であると考えられていることを加えて反論している（学園新聞73号2）。奄美和光園に赴任していた1960年には漢方の癩病学を臨床経験や著書の引用をして解説した（東京医事新誌77巻7号、

9号、11号）。

2．宗教的立場

　小笠原は真宗の寺に生まれ、僧籍にあった。抄録に編集当時の皮膚病特別研究施設長西占貢は小笠原の講義を「佛教の話をされ、病気とは何であるかというお話をうかがった思い出は、鮮明に残っている」として「医者というよりは、むしろ哲学者か聖者の一人に対面しているという感じ」と書いている。1938年、「医学と宗教(1)(2)」で医学徒の生命現象を研究して、生老病死の四苦を脱せんとの努力はすでに宗教的目的をもっており、医学の無常、無我の教えは浄土教の世界でもあるとした（療道36号8、37号8）。また1943年には、病苦にあっても家族や友人を安心させて治療をすることが「仁義忠孝にして大慈大悲の菩薩行である」（療道52号6）として心身の安静を説いている（療道89号6、90号6）。

3．人権の立場

　ハンセン病の診療を始めてまもない1927年に「医業国営論」で患者が病気より治療費に苦しむのを見て全国民を被保険者にした健康保険が必要であると述べている（実験医報154号1296）。

　さらにハンセン病に対する誤解によって、強制隔離を恐れた患者が医療から遠ざかっていること、患者が交通機関から締め出されていることを指摘している（治療学雑誌4巻5号625：1934年、実験医報256号625：1936年）。また、自分の膝関節炎などの療養体験から、病者にとって大切なのは気兼ねのないことであり、家庭を離れて転地療養をすることは奨めないとしている（療道34号6：1938年）。1940年に京大医学部附属医院皮膚科特別教室として発行した「療養心得」の第一には栄養状態の改善を図ることが書かれており、第二に行状、第三に予防、第四に近親者への注意、第五に薬の服用

法、第六に休診日と続く。

　法により医師に届け出義務を課し、強力に推進された「無らい県運動」による終生隔離政策の時代にあって、学会での小笠原の孤立は深まった。京大退官後もハンセン病の研究を継続するため療養所への就職を希望していたが、反対派によって幾度も反故にされた。しかし小笠原の信念に揺らぎはなかった。

第6項　おわりに　小笠原の実践を阻んだ壁

　小笠原はハンセン病について、不治の病ではない、遺伝病ではない、強力な伝染病ではないという3点について幾度も発言している。また、病気に罹りやすい体質は環境の変化によって消滅するため、保険制度(6)の整備や患者の交通手段からの締め出しをなくして、栄養状態を改善することが必要であると述べた。そしてその背後にある貧困や社会の偏見にも言及した。

　ファシズム体制下で兵力、労働力をいかに確保するかという問題は、それに従わない存在をいかに消し去るか、と表裏をなす。治安維持法によって社会運動を鎮圧するため、運動の担い手に危害が加えられたことと、癩予防法やらい予防法によって「不治の伝染病」とされたハンセン病を制圧するために発病した人が葬り去られたことは同根である。「社会防衛」という大義のもとハンセン病患者は終生隔離と断種によって「浄化」される対象となったのだ。

　人間は身体的、精神的、経済的な側面をもって生きており、それに対応するのは医学、生活、社会である。この視点から小笠原の実践をみると患者の生活を大切にするために医学を用いて、誤った社会通念を打破しようとした。一方、国際情勢を無視して隔離に固執した光田派にとって医学は「社会防衛」をすすめる手段であり、それによって体制に接近し「権威」を手にした。世界では1943年の

治療薬発見後はハンセン病療養所の機能は縮小し、在宅治療が一般的となっていた。

　ハンセン病から「人間」をみていた小笠原と「国家」をみていた光田との隔たりは決して狭まることはない。現在もかつての患者が「社会」での生活を奪われたままハンセン病療養所で暮らしていることがその証明である。

第3節　戦前・戦後の無らい県運動とハンセン病療養所

第1項　はじめに

　日本のハンセン病隔離政策と無らい県運動は表裏一体の関係で、時代の潮流や世界の状況を鑑みると異質なものであった。

　無らい県運動とは、すべての患者をハンセン病療養所に隔離して、在宅患者や放浪患者がその都道府県にひとりもいなくなることを目指した官民一体の運動である。1931（昭和6）年の「癩予防法」公布により絶対隔離政策が実施され、とりわけ1936（昭和11）年に開始されたハンセン病患者「二十年根絶計画」以降に強化された。戦後、1947（昭和22）年にプロミンによる治療が開始し、ハンセン病は治癒する病となった。厚生省は現状に即した「軽快退所」を認めようとしたが、療養所長らの猛反対にあい、旧法と同様に強制隔離規定のある「らい予防法」が1953（昭和28）年に成立した。療養所の定員および入所者数が最大になったのも戦後である。

　本節では、戦前と戦後の2つの時期に分けて、無らい県運動がどのように展開したのかを概観し、運動によって地域から患者がハンセン病療養所に押し出された状況、入所後の処遇の実態・変遷をハンセン病違憲国賠裁判の陳述書を中心に明らかにする。

第2項　無らい県運動とは

1．無らい県運動

　和泉眞蔵は1世紀以上に及ぶ日本のハンセン病政策について、全ての患者を終生療養所に隔離して絶滅させることでハンセン病問題を最終的に解決しようとするものであるとしている。この政策目標を達成するためには官の力で療養所を拡充して収容人数を増やすだけでは不十分で、患者が療養所の外では生きられない社会を創り出すことが必須であり、そのために行われたのが「無らい県運動」である。官が主導して多くの国民を動員し、患者と家族の人生を根底から破壊したこの運動は日本独特のものであり、日本のハンセン病政策の過酷さを象徴するものであった（無らい県運動研究会編 2014：57）。

　宮坂道夫は無らい県運動の本質について、一般市民が隠れひそんでいる患者を発見した際に、これを行政機関に通報する上意下達の装置としている。公衆衛生行政の観点からは、患者自らの治療や感染防止に結び付く行動をとるかどうかに関心が向けられる。ハンセン病の場合、医療の利用はほぼ療養所での終生隔離という受忍しがたい選択肢しかなかったため、これに従わない患者がいて当然であった。医療を提供する側として、まず必要なのは医療に接近しない者を含めた患者の存在の把握である。患者を匿おうとする家族以外の、隣近所の人々、職場や学校の人々の目と口を用いればよい。ハンセン病という疾患の特徴、それに対する人々の忌避感情、上意下達的な情報伝達や相互監視による国民統制の手段として強化された「隣組」制度は、無らい県運動を展開するには好都合であった。他県と競って国策を担当地域で実現する地方の行政官だけでなく、一般市民にとっても国策としての「救癩の物語」に賛同し、積極的に関与しようとする「運動」だった（無らい県運動研究会編 2014：156-157）。

２．戦前の無らい県運動

　軍備がすすむなか民族浄化論が席巻し、患者は徐々に家庭からあ
ぶり出された。定員確保・増大をめざす療養所にとって新規入所者
は労働力の確保の観点からも必須であった。

　全生病院の林文雄は、次のように述べている。療養所は軽症患者
の作業によって成り立っており、重症者の看護なども軽症者がやっ
ている。もし陰性者を全て退院させたら、「療養所は実に陰惨この
上なき地獄になるであろう」（林文雄「官立療養所の為に弁ず（一）」
『医海時報』1901号、1931年）。社会で迫害されている患者に安住の
地を提供するという表看板とは裏腹に、療養所の実態は入所者に事
実上の強制労働を課す厳しいものだった（無らい県運動研究会編
2014：68）。

　長島愛生園に続いて２番目の国立療養所として1932（昭和７）年
に開設された栗生楽泉園の自治会誌『風雪の紋』には患者作業への
依存状態が詳細に記述されている。開設当初から、生活に不可欠な
日常業務から医療補助・患者介護まで、療養所生活全般に至る全て
の作業が患者によるものとされ、開設翌年の園年報にはその内容が
列挙されている。木工・金工・土工・精米・看護・洗濯・動物飼
育・食料品製造・ミシン裁縫・農芸・配給・治療手伝・理髪・裁
縫・購買・食事運搬・事務・図書・衛生などである。さらには、温
泉導引のための木管の敷設修理、除雪、炭運び、薪運び、防空壕
堀、鉱山掘りなど過酷な作業が課せられ、多くの患者は症状を悪化
させ、後遺症を負い、他の疾病の要因ともなった（ハンセン病違憲国
賠裁判全史編集委員会編（以下「裁判全史」と表記）2006：第８巻19-
20）。

　1940（昭和15）年に14歳で邑久光明園に入所した竹村栄一も、患
者作業は園の運営、生活において必要不可欠なものであったと述べ
ている。患者の誰かが作業を行わなければたちまち生活に支障が出

るし、作業によりいくばくかの賃金をもらわなければ満足に腹を満たすことはできなかった。「強制収容」の場合と同じく、患者作業も強制であった（裁判全史 2006：第 9 巻434-435）。

3．戦後の無らい県運動

　戦前、住民からの「通報」を奨励し、官民一体となって展開された無らい県運動は、戦後、日本国憲法下において、より強化され再開された。その特徴を弁護士徳田靖之は次の 3 点に要約している。第一に「無らい県」を達成するうえで、地域住民の役割が徹底的に重視された。第二に、療養所における増床運動との連動が図られたことである。戦前の無らい県運動は戦時下であった事情もあり、十坪住宅運動などの寄付を民間に求めるなど、患者収容能力の限界から一定程度の制約を受けざるを得なかった。それに対し戦後は国による増床計画と併行して進められたため、徹底的な収容を可能にした。無らい県運動の推進は地方自治体が積極的、主導的役割を果たすことを導いた。第三の特徴は、無らい県運動を推進するイデオロギーが、ハンセン病は国の辱であるとする国辱論や民族浄化を妨げる存在と規定する民族浄化論といったファシズム的なものから、ハンセン病の感染拡大から社会を守るための「社会防衛論」へと転化したということである。こうした社会防衛論は、同時にハンセン病患者を救うためでもあるとの「救済論」をともなっており、住民が無らい県運動に呼応して、患者と疑われる者を積極的に通報していくことを容易にした（無らい県運動研究会編 2014：207-208）。

　無らい県運動の結果、地方自治体はハンセン病患者あるいは回復者が存在しない地域社会を前提とした医療・福祉体制を築いていった。無らい県運動における「自県からハンセン病患者を一人もいないようにする」という課題は、「患者を療養所へ収容すること」のみが究極のハンセン病対策の目標となり、在宅患者や退所者の存

在、それを支える家族の存在をいっさい想定しない疾病対策を導いた、このため、地域社会で生活するハンセン病患者や回復者、あるいはその家族不在の医療・福祉の枠組みが構築された（無らい県運動研究会編 2014：269）。

戦後の無らい県運動は、治療方法が確立し治癒する患者が出るなかで、ハンセン病患者を救う「救済論」を名目とした「社会防衛論」による患者家族を含めた地域住民からの排除、ハンセン病療養所定員の拡大によって、現実とは逆行するかたちで展開された。

第3項　戦前のハンセン病療養所

1．政策

1907（明治40）年に法律「癩予防ニ関スル件」が公布、翌年に施行された。1915（大正4）年に光田健輔が内務省に意見書を提出、絶対隔離を主張した。同年、全生病院院長をしていた光田は違法の断種手術を開始した。1916（大正5）年、法律「癩予防ニ関スル件」は改正され懲戒検束規定が明記された。その後、全生病院は「私宅療養癩患者調」「特殊部落調附癩村調」を各道府県宛てに依頼した。1921（大正10）年、内務省は5か所の府県立連合療養所の定員を4500人に拡大し、定員500人の新たな療養所を設けることを決定した。1930（昭和5）年10月に内務省衛生局は、全員隔離・終生隔離による患者の絶滅を目指す「癩の根絶策」を策定した。翌月には初の国立療養所長島愛生園が開設し、光田は初代園長となった。1931（昭和6）年法律「癩予防ニ関スル件」を改正し、癩予防法（旧法）が制定された。

内務省は1936（昭和11）年にハンセン病患者「二十年根絶計画」を開始し、1万人隔離を目標に無らい県運動は全国的展開となった。この1万人隔離計画目標が達成したのは1940（昭和15）年であ

る。同年末の全国患者調査の結果は、患者総数15873名、収容患者9125名、未収容患者6748名である。1938（昭和13）年に厚生省が設置され、療養所は内務省から厚生省に移管された。同年暮れに国立療養所栗生楽泉園に特別病室（重監房）が竣工した（内田 2006：555-560）。1941（昭和16）年7月にすべての公立療養所が国立に移管され、地域に限定されず全国からの患者収容が可能となった。療養所入所の手続きは警察が行っていた。東京以外の府県警察部は知事が管轄していたが、東京府の警察に関しては内務省が直接警視庁を置いていた（無らい県運動研究会編 2014：130-131）。

2．入所者数の推移と職員体制

1900（明治33）年の調査で3万人程のハンセン病患者がいたが、1920年代には1万6千人ほどに減少した。1970（昭和45）年までの50年間で戦争中に一時的に増えたことを除けば、患者数はなだらかに減少している。それに比して患者のいる場所に関しては劇的に変化している。1930年14263人のハンセン病患者のうち、在宅は10991人、療養所入所は3272人で在宅率は77.1％、1935年患者総数15193人のうち在宅は9928人、入所は5265人で在宅率は65.3％となった。無らい県運動が本格化した1940年には患者総数15763人、在宅は6573人、入所は9190人で在宅率は41.7％と5年間で入所者が1.7倍強増加し、在宅率は20％以上減少した（無らい県運動研究会編 2014：279-281）。

1930（昭和5）年に初の国立療養所として開設した長島愛生園は当初から定員をオーバーして無らい県運動を推奨しながら全国から入所者をかきあつめてきた。最大時の1943（昭和18）年には定員1450名に対し2009名の入所者がいた。一方、死亡者も他の療養所と比べて圧倒的に多かった。1940（昭和15）年に年間100名を超え、1944（昭和19）年には年間200名を突破、1945（昭和20）年には年間

332名の死亡者を出しており、定員オーバーの入所者の生活がいか
に悲惨であったかが分かる。1942（昭和17）年から1945（昭和20）
年までの年間平均在園入所者数は1805名である。1945年には1日
に3名以上が死亡した日が23日にも及び、入所者の遺体は解剖室
前に積み上げられ、火葬場は1か所では足りず、入所者が2か所
で露天焼きをしてしのいだ（裁判全史 2006：第9巻236、265、579）。

終生隔離、患者絶滅政策の下で、医療は二の次であったことは医
療従事者の絶対的不足からも読み取れる。1940（昭和15）年の長島
愛生園の医師、看護婦、看護助手と入所者の比率は、それぞれ1：
151、1：51、1：511であった。したがって病者が病者を治療看護
介助するのが当然とされた（裁判全史 2006：第9巻248）。

3．国賠訴訟陳述書にみる入所勧奨

1932（昭和7）年に新潟の農家で生まれた中原弘の祖母はハンセ
ン病に罹患していた。祖母は長島愛生園からの度重なる来園要請や
強制収容をちらつかせての入園勧誘などに追いつめられて1937（昭
和12）年4月に首を吊って自殺したと聞いている。前年に起きた患
者の待遇改善要求に対して警察と園当局が弾圧した長島事件を知っ
ていたからだと思われる。祖母の死は新聞に掲載され、中原は村の
子どもたちから仲間はずれにされた（裁判全史 2006：第8巻96）。

1936（昭和11）年、県の予防衣を着た予防課と制服にサーベルを
つけた警察の職員6名が父をとらえに来て、家族全員の検診を行っ
た。当時11歳の小学生であった山田和夫もハンセン病との診断を受
けた。早朝4時半頃車に乗せられ、鉄道の駅まで連れられ、一般
客とは別のいわゆるお召し列車に乗せられた（裁判全史 2006：第6
巻627）。

小学校4年生であった1936（昭和11）年に発病した宇佐美治は、
近所の病院で大風子油の注射を打っていたが回復しなかった。小学

校6年生の夏休みに父に連れられて名古屋医科大学（現在の名古屋大学）附属病院で診察をうけたことで、大学病院から県に通報され、学校にも連絡がいった。郡の体育祭の翌日学校を辞めさせられた。明くる日には学校中が大消毒されたと弟から聞かされた。翌1939（昭和14）年3月に卒業証書は受け取ったが、大好きな勉強ができなくなり、将来の夢や希望を全て断たれた。同年4月に内申書のいらないN学校中等部電気科に不本意ながら入学、1943年4月には高等部電気科に進学した。しかし学徒動員での重労働と食料不足で病気は急速に悪化した。長島愛生園に入所したのは二度の自殺未遂のあとの1949（昭和24）年である（裁判全史 2006：第9巻522-536）。

制服を着た警察官がサーベルをさげ執拗に入所勧奨をしたが、政石道男の母は病気が明るみになることで家族に差別が及ぶことを恐れて病気を否定し続けた。警察官は異動で交代しても次の警察官が訪れ、家に来る警察官が3人目になった1940（昭和15）年の夏、長島愛生園に強制入所した。母はその年の暮れに亡くなった。自殺であったと聞いている（裁判全史 2006：第6巻724）。

山下忠（1929年生）の父は、1940〜41年頃保健所の職員が自宅に頻繁に来て長島愛生園への入所を勧められた。当時病気のため目を悪くしていたが、自分が療養所に行くことによって残された家族が偏見差別を受けることを恐れて入所を拒んでいた。しかし、保健所からの入所勧奨は執拗で、山下が小学校5年生のとき、父は自殺した。父の自殺を役所に届けると、保健所の職員がやってきて自宅の井戸から屋内外、周りまで大がかりな消毒をしたため、遺された家族は長期間地域の偏見にさらされ、村八分の扱いを受けた（裁判全史 2006：第7巻4 - 5）。

4．入所後の生活
1936（昭和11）年7月に大島青松園に入所した山田和夫の父はし

尿処理から病棟看護、食料確保などの作業をしながら、年に1回許される1週間の帰省ごとに実家の農作業を助けた。期間内に帰園出来ず、懲罰として2回監房に入れられた。その父は1944（昭和19）年42歳で栄養失調により死亡した（裁判全史 2006：第6巻627-628）。

　1936（昭和11）年9月に栗生楽泉園に16歳で入所した浅井あいは入所当初は包帯まきの作業を2、3か月し、その後洗濯場で約1年働いた。しかし、洗濯場は冷えてお腹をこわしたりして身体に障るので「ご飯とり」（ご飯をしょって13〜14軒に配る）をした。朝は氷点下十何度という日が続き、手袋や靴が支給されるわけでもなく、手足は冷えきり、凍った道を歩くのは大変つらかった。この作業で手足の麻痺はどんどん進み、戦時中の「炭しょい」の作業では手足を怪我して症状はさらに悪化した（裁判全史 2006：第8巻270-273）。

　食事の運搬の大変さは1940（昭和15）年12月に14歳で邑久光明園に入所した竹村栄一も述べている。桟橋近くの少年舎から坂を上がって丘の上の給食棟まで給食を取りに行き、全員の飯器を天秤棒で担いで運んだ。背の高い男子でなく、背の低い子が天秤棒を担ぐと急な坂道では飯器をひっくり返すことがあった。入所した当時は子どもが30人くらいだったが、1943（昭和18）年には約60人もの子どもがおり、竹村は寮兄補佐をやった。食料が乏しくなり、子どもたちも自分たちが食べるものを作るために山を開墾して畑仕事をした（裁判全史 2006：第9巻429-431）。

　1940（昭和15）年12月に14歳で石垣島から星塚敬愛園に入所した上野マサは入園番号1801番と呼ばれて少女舎に入れられた。白米が食べられるのは月に1回、与えられた園内作業は看護補助だった。労賃を貯めて家に帰るんだと作業に励んだが、労賃を出すことで園の予算が減り、入園者の待遇が悪くなる、たこがたこの足を食べる、そんな仕組みだった。実態は国立療養所ではなく、患者立療

養所であった（裁判全史 2006：第 7 巻59-67）。

　1941（昭和16）年 6 月に足を悪くしていた父と16歳で邑久光明園に入所した安逑壬はすぐに介護などの作業に加え、「奉仕」の朝 5 時からの開墾作業や松根ほり(7)などをさせられた。無断で休むと夕食抜きにされたり石鹸やちり紙を支給しないという嫌がらせをされるので体調が悪くても断ることができなかった。父は入所後、栄養失調で体調が悪化し、父の看病や身の回りの世話をしたが、同室者の世話も頼まれれば断れず、ほころびもの直しなどの夜なべ仕事をした。入所時には軽症だったのに、入所後の重労働で手指に傷をつくり治療できずに腐り、筋が切れ、次第に指が曲がっていった。戦後間もない頃には指の傷が悪化し職員の看護人が指を次々に切断した。安は17歳のとき韓国人互助会の責任者から紹介され断り切れず結婚している。その夫から結婚前に強引に関係を迫られ妊娠した。子どもを育てられる草津の自由療養地区に行こうとしたが父の強い反対のため、実現できずやむなく妊娠 9 か月目に中絶した。婦長が胎児を引っ張り出し、赤ちゃんは声をあげて泣いていたが、婦長は子どもを安の目の前でうつぶせにし、押さえつけて殺した。この恐ろしい光景は生涯忘れることができない。療養所では陰湿ないじめや朝鮮人差別があり、共同生活は本当につらかった（裁判全史 2006：第 8 巻355-361）。

　1942（昭和17）年 8 月に10歳で栗生楽泉園に入所した中原弘は、酷暑と極寒に苦しんだ。夏は独身寮はしらみ、蚤、南京虫の巣窟だった。冬の部屋は冷凍庫のようで、吹雪のときは雨戸を閉めていても寝ている布団を粉雪が白くして廊下にふきこんだ雪が 2 センチほどになりトイレに行くにも靴が必要だった。厳冬期には水道が凍って破裂するのを恐れて水道が止められ、 1 つの共同水道を80〜100人で使っていた（裁判全史 2006：第 8 巻96-98）。

　1941（昭和16）年に小学校 5 年生で栗生楽泉園に入所した沢田五

郎によると、1943（昭和18）年ころから園内の食事は極端に悪くなり、支給される食料は1日分が1食にも足りないので、耕して作った野菜や山で採った山菜を食べた。飼い犬を食べた人もいた。食料難は戦後も続き、1947（昭和22）年からは米軍物資があったせいか徐々に改善された（裁判全史2006：第8巻293-296）。

第4項　戦後のハンセン病療養所

1．政策

1947（昭和22）年、国は「無癩方策実施要項」を出した。実施方針は「文明国としての日本再建の基本たるべき疫病予防施策中癩予防を徹底し無癩国たらんとするものである」、「無癩方策に関する民意を高め一般の協力を求める」と無らい県運動を鼓舞している（ハンセン病市民学会編2015：202）。

戦前、警察が行っていた療養所入所手続きなどの事務は1947（昭和22）年11月に都道府県の衛生部予防課（保健所）に移管となった。1953（昭和28）年より予防課は専任職員1名を配置してこの業務にあたらせた（無らい県運動研究会編2014：142）。

1948（昭和23）年にはハンセン病患者・配偶者の断種・堕胎を明記した優生保護法が公布・施行した。1949（昭和24）年の国立療養所長会議で光田らは軽快退所に強く反対し、無らい県運動強化で合意した。1950（昭和25）年2月、厚生省は癩予防法の懲戒検束規定は違憲ではないと各所長に通知した。同年厚生省は全国らい調査を実施し、全患者収容のための増床を打ち出した。1951（昭和26）年11月、光田は文化勲章授与された。同月、参議院厚生委員会で光田、宮崎、林らの療養所長は隔離強化を主張した（三園長証言）。

1953（昭和28）年3月に熊本刑務所菊池医療刑務支所が開設、8月には隔離政策を維持した「らい予防法（新法）」が制定・施行し

た。1956（昭和31）年、厚生省は「らい患者の退所決定暫定準則」を作成し、各療養所長に示した。1958（昭和33）年、軽快退所者世帯更生資金貸付事業が施行し、厚生省は軽快退所の医学的基準を発表した。同年の第七回国際らい学会（東京）で強制隔離政策の全面破棄を勧告されたが、日本は拒否した。1959（昭和34）年、WHOらい専門委員会（ジョネーブ）で、強制隔離は廃止、治療は一般外来で行うこととし、特別法は廃止することが強調された（内田 2006：560-565）。

2．入所者数の推移と職員体制

　東日本訴訟の検証指示説明書には栗生楽泉園開設から20年間の患者死亡者数と死亡原因の記載がある。1932（昭和7）年から1952（昭和27）年7月末までの患者死亡者数988のうち、死因原因の第1位は肺結核であり、その数は253（約25.6%）を占めている。第2位の慢性腎臓炎140（約14.2%）は傷口から体内に侵入したばい菌の影響と考えられ、これは傷の出来やすいL字型患者が、患者作業によってできた傷口からばい菌が体内に侵入したためと思われる。死亡原因の第1位が集団生活と不衛生を原因とし、第2位が患者作業を原因とし、いずれもハンセン病ではない。ハンセン病療養所とは名ばかりで強制収容所であったことを端的に示している（裁判全史 2006：第8巻20）。

　開設以来、常に定員超過であった長島愛生園の収容人数が定員枠に収まるのは1946（昭和21）年で、これは前年度に大量の死者を出した結果である。治療薬プロミンの投与が始まったが、1948（昭和23）年より定員枠は拡張され、収容人員は1947（昭和22）年の1200名から1959（昭和34）年にかけて1700名に増加した。いわゆる第二次無らい県運動の時期である（裁判全史 2006：第9巻236）。

　1949年に350床の増床で開始された増床計画は1950年は1960床、1951年は1000床、1952年は1500床、1953年1000床というスピード

で推進され、この5年間で国立療養所全体で3502名もの新規患者を入所させた（無らい県運動研究会編 2014：226）。

　ハンセン病療養所における医師・看護師の定員は入所者数に比べて極めて少なかった。邑久光明園と結核医療施設を比較すると医師1人当たりの患者数は結核施設の2倍、看護婦1人当たりの患者数は結核施設の約4倍と著しい差異を示している。そして現実にはこの定員さえも満たしておらず、戦争の影響が落ち着いた1954（昭和29）年においても光明園の医師の定員15名に対し、実際に勤務していた医師は園長を含めても半数以下の7名にすぎなかった。このため治療助手・外科助手・包帯集め・薬配・包帯ガーゼ選別再生などの患者作業は長く不可欠なものだった。無資格の看護士が断種手術や四肢の切断手術を執刀し、患者が助手として介添えすることも当然のこととして行われていた（裁判全史 2006：第9巻66）。

3．国賠訴訟陳述書にみる入所勧奨

　生母と兄がハンセン病を発症した日野昭は栄養失調と過労が重なり、1948（昭和23）年16歳のときに発病した。隣人が保健所に密告し、職員がすぐに家を消毒したため近所から毛嫌いされ、勤務していた菓子屋も当然のように解雇された。消毒されて3か月後、消毒の回数は週1、2回の頻度に増やされ大がかりなものになり療養所に収容されるまでの約2年半続いた。その間家族は「村八分」扱いで、働くことも出来ず、誰からの援助もなく、保健所は消毒を繰り返すのみで、一家は全員栄養失調状態に陥った。1950（昭和25）年には弟もハンセン病を発病した（裁判全史 2006：第8巻395-398）。

　1949（昭和24）年春先に高等科在学中の日野弘毅の自宅に保健所職員3名を同行させ予防衣を着た星塚敬愛園の医師が診察に来た。過去2回の保健所職員の勧告時には何事もなかったが、白い

予防医を着た医師が白昼訪ねてきたことは人目をひき、家族はすさまじい村八分にあった。姉は結婚を約束していた男性と破談になり家を飛び出し、小学生の弟は誰ひとり友達がいなくなり、自分は登校できなくなった。日野は家族を守るため市役所の予防課に連絡し、同年11月29日に星塚敬愛園に入所した。母はすぐに家を売り、誰も知る人のいない場所に家を借りた。その後姉は実家に帰り、母と一緒に暮らしたが生涯独身で「自律神経失調症」を患い自殺した。裁判が始まる前年のことで日野は裁判参加への決意を固めた（裁判全史2006：第7巻110-112、114-116）。

1950（昭和25）年12月に中学3年生で星塚敬愛園に入所した松本一樹のもとに、3週間後父母が面会に来た。松本の入所後、保健所か市の衛生課か分からないが、2人やってきて、家の中、床、庭、屋敷など、まるで雪が降ったみたいにDDT薬を散布して帰った。その際、散布機の音が大きいため何事かと多数の見物人が集まってきて遠巻きに見ていたと両親は泣いて話した（裁判全史2006：第7巻220-222）。

宮崎県の国民学校高等科を卒業後、家業の農業を手伝っていた西トキエは1949年頃、手足の神経痛と顔や太股の腫れのため近所の個人病院に受診した。病院から保健所に連絡され、保健所から呼び出され癩という診断を受けた。それからは保健所、県や町役場の保健課、星塚敬愛園の職員らが週に何度も自宅に来て入所を迫った。両親は一人娘を手放すまいと抵抗したが、度重なる入所勧奨で近所の人たちから次第に忌み嫌われるようになった。死ぬことも考えたができず、1951（昭和26）年に入所を決意した（裁判全史2006：第7巻421-422）。

保健課やライフルを背負った警官から度重なる入所を迫られ、山小屋に隠れ住んでいた山口トキが星塚敬愛園に入所したのは1953（昭和28）年3月13日である。国のやり方を「蛇が蛙を追いかける

ようなもの」と表現している（裁判全史 2006：第 6 巻593-596）。

　1956（昭和31）年に中学 2 年生で駿河療養所に入所した西村時夫は、成人した後、自分が療養所入所後の家族に起こったことを聞いた。西村の入所直後に愛知県の衛生担当者何名かが自宅に押し掛け、家の内外を問わず白衣を着て消毒した。実家には風呂はなく近所にもらい風呂をしていたため、担当者は、善意で家族に風呂を貸してくれた家まで消毒した。このため両親は町内で生活することができなくなり、やむなく家を売って転居した。

　入所勧奨によってハンセン病の父が自殺した山下忠は、1957～8年に自身も長島愛生園職員らによる執拗な入所勧奨を受けた。山下が農作業や薪取りで山に入り自宅を留守にしているとき、自宅から200メートル離れた部落の広場に乗用車を停め、白衣姿でゆっくり歩いて人目を引き、不在が分かると隣近所に山下のことを聞き回った。あるとき、山仕事から戻ると愛生園から来た医師らは縁側で山下の幼い娘を裸にして診察しており、山下は男たちを怒鳴りつけて追い返した。このようなことが重なり、家族は部落から孤立させられ、思い悩んだ末、1960（昭和35）年 9 月11日に自分の単車に乗って愛生園へ入所した（裁判全史 2006：第 7 巻 7 - 8 ）。

4．入所後の生活

　1948（昭和23）年に制定された優生保護法では、これまで違法でなされてきた優生手術がハンセン病患者は対象とされ、法律上認められることになった。宇佐美治は、優生保護法の存在と現実の断種・堕胎手術は自分たちが子どもを産み、育て、子孫を遺すことさえも許されない存在であるという意識を深く植え付けられたと述べている（裁判全史 2006：第 9 巻549）。

　1948（昭和23）年 3 月25日に菊池恵楓園に入所した志村康によると、 1 室36畳に18人が定員で750人くらいの患者に対して医師・看

護婦・事務などの職員は総勢60人程しかいなかった。そのため患者作業は必須で最初に従事したのは外科場での仕事だった。本当の外科医は1人しかおらず、2人の軍隊あがりの看護士がメスを握っていた。誰もが一番嫌がったのは火葬夫の仕事だった。作業に従事した対価は24時間つきっきりの看病をしても1日タバコ1箱分くらいにしかならなかった。患者作業を職員移管するためのストライキや作業賃金の値上げ要求をすると、食事が悪くなるという園長のお返しがあった（裁判全史 2006：第7巻374-381）。

1948（昭和23）年に病気のことが近所で噂になり、実家にいられなくなった坂﨑知能は大島青松園に入所した。朝は4時に起きて炊事場の水くみをした。両手で力一杯ポンプを押し続け、井戸から地上10メートルの位置にあるタンクに水をくみ上げる力仕事で、タンクを一杯にするには1時間くらいかかった。炊事場では大量に水が必要で、朝昼晩の3回水汲みをしなければならなかった。そのほか、治療棟やふろ場でも水汲みをしなければならず、手の血豆がつぶれることが度々あった。これらの作業でできた傷が化膿し、手がかなり不自由になった（裁判全史 2006：第6巻759-760）。

1949（昭和24）年に16歳で入所した日野弘毅は少年舎に収容された。12.5畳に8人という生活で、翌年の3月末まで所内の学園に通い、職員から勉強を教わった。4月からは成年舎に移ったが、少年舎と同様の雑居部屋で、布団を敷くと足の踏み場がなかった。作業は当初、園内の購買部の仕事であったが、母子家庭の母を経済的に援助するため、養豚や乳牛の仕事を各2年やった。いずれも請負制で1か月800円の基本作業賃の外に、請負ノルマを超えると手当てが別についた。こうした作業以外に職員不足を補うための友愛会の仕事の割り当てがあった。病棟に入室している重症者の夜間の介護が月に何度か無償で行った。無理を重ねて働き続けたため、重い後遺症（垂手、垂足）に悩まされることになった（裁判全史 2006：第

7巻112-114）。

　1951（昭和26）年10月に星塚敬愛園に入所した西トキエは、症状が軽かったため入所後10日くらいから夜も病棟に寝泊まりする付き添いの仕事を終日行うことになった。1957（昭和32）年に菊池恵楓園に転園したが、不自由者5人の身の回りの一切の世話を2人でした。このころの薪取りや冷たい水での炊事洗濯が原因で神経痛が悪化、左の手指5本は全部曲がってしまった。また、七輪の火のついた炭を踏み、踏んだことに気づくのが遅かったために右足親指にひどい火傷を負い、定期的な治療を現在でも受けている（裁判全史 2006：第7巻422-424）。

　小学校6年生であった1952（昭和27）年5月に千龍夫は長島愛生園に入所した。数週間「回春寮（章扉写真参照）」という仮収容の雑居部屋に入ったときには、重症者の異形の姿を見て自分もいつかあのようになるのではないかと、食事も喉を通らず、寝苦しく恐ろしさと不安で押しつぶされそうだった。少年舎に移ってからも雑居部屋で「当番」の制度があり何かしらの作業をしなければならなかった。特につらかったのは飯食の作業で、飯食場から味噌汁やご飯のつまった重い容器を抱え、少年舎までの急な坂道を登らなければならなかった。同室者のなかで最も年齢が低く小柄であった千にとって大きな飯盒は体に余り、引きずりながら運んだ。重くて転んで味噌汁がこぼれると先輩から怒られ殴られたり蹴られたりした。一度は火鉢にあった火箸を投げられ、頭に突き刺さり大出血した。そのときだけは止めに入ってくれた先輩がいた。中学を卒業すると少年舎から重労働であっても1人部屋がもらえる豚舎に移って養豚の作業をした（裁判全史 2006：第6巻879-881, 890-894）。

　1953（昭和28）年3月に星塚敬愛園に入所した山口トキは結核病棟の看護の作業を行った。患者の牛乳やお茶を大きな缶に入れて運ぶ際、よく火傷をした。自分が動けなくなるときが怖いので皆よく

働いていた。周りの患者にそっぽを向かれたら誰も面倒をみてくれ
ないことを実感していたためである。1955年に園内で結婚し、夫
は結婚後数日して看護士のような人からワゼクトミーの手術を受け
た。痛みは何年も続き、亡くなるまで後遺症があった（裁判全史
2006：第6巻596-600）。

　中学生の森元美代治が入所した奄美和光園は1953（昭和28）年12
月に日本に復帰した。この頃、全国のハンセン病療養所にいる約
600人の青少年のために高等教育だけは保障してもらいたいという
全国ハンセン病患者協議会（全患協）の強い働きかけによって、岡
山県の長島愛生園内に高校の新設が認められた。岡山県立邑久高
校・新良田教室（4年定時制）である。森元は奄美大島が日本に復
帰したため受験資格を得て、募集30人に全国から200人の応募が
あったが猛勉強をして第1期生の入学試験に合格した。1955年9
月に高校の開校式に出席するために療養所を出発すると、乗せられ
た列車には「伝染病患者輸送中」の張り紙が貼られ、大変な遠回り
をして岡山駅に着いた。駅には愛生園職員たちが全員白帽子、白マ
スク、長靴に予防着で待ち構え、新入生らが歩いた場所や列車を徹
底的に消毒した。園に着くと1週間検査の連続で、衣類、時計、
万年筆等貴重品も全て消毒されて使えなくなった。わずかな教員を
除いて教師と生徒の人間的な交わりのない高校生活だった（裁判全
史2006：第8巻142-144）。

　邑久高校新良田教室に四期生として駿河療養所から入学した西村
時夫は、「お召し列車」で岡山に着くと鉄格子の入った愛生園のバ
スに乗り、患者専用桟橋である回春桟橋に降り立った。高校入学の
門出はハンセン病に対する自身の認識が根底から覆された。入学後
は慰安金では足りず、夏休み冬休みには愛生園の不自由者介護を行
い、帰省や外出のために親や知人に何通もの「危篤電報」を打って
もらった。4年間の高校生活で一度として職員室への入室は許され

ず、教師を呼ぶのはベルだった。入所者の血のにじむ闘いによって勝ち取られた高等教育を受ける機会だったが、消しても消しきれない名状しがたい屈辱感を深く刻んだ（裁判全史 2006：第 8 巻441-442）。

山下忠は1960（昭和35）年の入所後すぐに住み込みによる豚舎の患者作業に従事した。1964（昭和39）年、その作業の一環で、山で芝刈りをしているとき、長靴の中に松ぼっくりが入っているのに気付かず（感覚麻痺）作業を続けたため、足にひどい傷ができた。傷は化膿し、骨にまで影響を及ぼし、何度も手術を繰り返したが、人工関節がはずれ整形外科医と相談の上、右足を切断した。切断はかなり上の方で義肢を装着してもうまく歩行できなくなり、以前のような農作業は全く不可能になった。1967（昭和42）年の田植えの時期に腹痛を起こし、3 日ほど苦しんだ挙句、盲腸の手術を受けたが、手術が遅れたため腹膜炎になり、術後の経過も悪く40日以上も入院した。退院後しばらくして断種されていることに気づき、無断の断種手術について何度となく医師や看護婦に質問したが、説明は未だない（裁判全史 2006：第 7 巻 8 -10）。

1962（昭和37）年、13歳で星塚敬愛園に入所した竪山勲は検査入院を経て少年舎に移った。12畳半に 4 、 5 人の少年が住む雑居部屋で、親に会えない寂しさを埋めるために週に一回、父母の代わりになってくれる夫婦舎に遊びに行った。少年舎では、毎日畑仕事や拭き掃除・庭掃除、ラジオ体操・マラソンをさせられた。神経痛を抱えての仕事や運動は大変な苦痛で、特に病気の初期には熱こぶができて辛かった。18歳頃には重症者の24時間付き添い作業をした。わずかではあるが作業賞与金が出て、付き添い人用の京間四畳半の個室があったからである。この他に放送係、売店係、自治会の役員それに民生係などの「患者作業」に関わった。民生係の仕事は、全入所者の本籍および本名・生年月日などの在籍簿の管理、本名から

園名への変更手続きの一切、葬儀に関する一切の業務を担った。中には、夜中に死者が出ても起こされ、遺体の確認・納棺の立ち会い、お通夜、葬儀の日程の調整、園内で火葬した後の「お骨上げ」、その後の納骨式などの一切を統括していくという作業内容だった。本来なら、どの「患者作業」を取っても職員の手で行われるべき内容である（裁判全史 2006：第 6 巻550-562）。

　宇佐美治は患者作業について次のように述べている。患者作業の結果、多くの入所者が手足、指に傷をつくり化膿させ、四肢や指を切断しなければならなくなったり、重労働の過労から病気が悪化し、病状を重篤化させて失明などの後遺症を残す結果となった。作業賃は一般社会の労務賃の30分の 1 ほどしかなく、刑務所の収容者と同じく作業賞与金という名目で、単価も受刑者と同程度だった（裁判全史 2006：第 9 巻547）。

第 5 項　考察

　日本のハンセン病政策は、患者を絶滅させるためにハンセン病療養所に終生隔離してきた。しかし、ハンセン病は死に至る病ではない。特に戦後、治療薬が日本でも開発され治療方法が確立した後は治る病気となった。無らい県運動を全てのハンセン病患者を療養所に入所させる装置として捉え、国とハンセン病療養所関係者の視点、患者・家族の視点、近隣・地域の 3 つの視点から戦前、戦後にどのように機能したかを抽出する。

　戦前のハンセン病療養所は所長自らが認めるように、軽症者の作業によって成り立っていた。無らい県運動を推進するイデオロギーは民族浄化論であった。全生病院の院長であった光田は1915年に内務省へ絶対隔離の意見書を提出、院内では断種手術を開始した。内務省は府県立療養所の入所定員を拡大し、1930年には「癩の根

絶策」を策定した。同年、初の国立の長島愛生園が開設され、光田は園長となり率先して全国から入所者をかき集めた。内務省は1936年にハンセン病患者「二十年根絶計画」を開始し、1万人の隔離を目標に無らい県運動は全国展開となった。目標は1940年に達成した。翌年には公立療養所が国立に移管され、地域を限定せずに患者は収容されることになった。この間、療養所入所者は1.7倍に増加した。長島愛生園は1943年には定員1450人に対し2009人を在園させていた。入所者の定員は大幅に超過していたが、医師、看護師、看護助手などの職員は絶対的に不足していた。

　無らい県運動が苛烈化するなか、国賠訴訟の原告の身内3名が長島愛生園に入所前あるいは入所後自殺している。県・保健所の職員や警察、療養所職員らによる入所勧奨は執拗で物々しく、患者・家族は近隣住民から排除され、患者は療養所へ、家族は他の地域へと追われていった。

　戦後は国による増床計画と無らい県運動は併行して進められ、社会防衛論と患者「救済論」を伴い、地域住民は患者と疑われる者を通報することが奨励された。1947年、国は無癩国になることを日本再建の基本とし二度目の無らい県運動が勃興した。1948年にはハンセン病患者・配偶者の断種・堕胎を明記した優生保護法が施行し、1915年以来療養所内で不法に行われてきた手術は合法化された。戦前から患者の断種と強制隔離を一貫して主張し、政策に絶大な影響を与えてきた光田は1951年に文化勲章を授与された。1953年には「らい予防法」が成立し隔離政策は維持、強化した。療養所の職員配置基準は結核療養所と比べても手薄であったが、その定数さえ満たすことはなく、患者作業の強制は継続した。

　入所勧奨は隣人からの密告で保健所職員が家屋の消毒に来たり、療養所の医師が白衣を着て自宅に訪ねてきたりと戦後も戦前と変わらず、患者が療養所に入所するまで見せしめのように家を消毒し患

者・家族の生活を破壊した。家族は村八分、姉は結婚が破談、弟は友達がいなくなり、自分は学校に行かれなくなった。勤務先を解雇されているので一家全員が栄養失調状態に追いつめられた。

警察が行っていた療養所入所の手続きは1947年に都道府県の衛生部予防課（保健所）に移管され、1953年には予防課に専任職員を配置して入所業務を担った。患者が入所すると家の内外を散布機を使って消毒し、それは善意で風呂を貸してくれた家にまでおよんだので、残された家族はその土地では暮らせなくなった。

第6項　おわりに

神美知宏（前ハンセン病療養所入所者協議会会長）は講演で、「無らい県運動」によって患者は一般社会で生きていくことができなくなったと語った。続けて、官民一体となって推進された「無らい県運動」によって強制隔離された人間がその後どういう人生を歩くことになるのか。まったく市民の関心の外の出来事になってしまったと述べている（ハンセン病市民学会編 2015：223-237）。

家族がハンセン病療養所に強制入所した、遺された者たちは、以前の生活に戻ることはなかった。村八分、孤立のなかで息をひそめて暮らすか、見知らぬ土地への転居を余儀なくされた。療養所に入所した家族とは縁を切るか、入所者の存在は一部の家族の胸深くに隠された。強制隔離をされた人々は、ほとんどが強制労働により症状を悪化させ、手指や足を失ったり、重い後遺症を残すことになった。療養所であるにもかかわらず、戦時中には栄養失調で命を落とし、戦後も集団生活と不衛生が原因の肺結核や強制労働による傷が原因の慢性腎臓炎で亡くなる人の割合が療養所外と比べて非常に高かった。公衆衛生が整い生活水準が向上するにつれて、ハンセン病の発症率は低下する。しかし、療養所への入所によって病状が進

み、重い障害を遺すことになったのは世界の趨勢に逆行した日本の
ハンセン病政策の事実である。

　1948年に制定した優生保護法ではハンセン病療養所入所者の優
生手術が合法化され、子どもを産み育て、子孫を残すことさえ許さ
れない存在であるという意識を強く植え付けられた。入所者の闘い
によって開かれた高等教育の場であったが、生徒に歳月が経っても
消えない名状しがたい屈辱感を刻みつけた。ハンセン病療養所は病
気を絶滅するのではなく、ハンセン病を患った人とその家族の存在
と尊厳を剥奪した。

　1998年にらい予防法違憲国賠訴訟が提訴されるまで、官民一体
となった無らい県運動の責任は一般社会に問われることはなかっ
た。

第4節　ハンセン病療養所における優生手術

第1項　はじめに

　1948年に制定された優生保護法は何度かの改正を経て、1996年
に「優生保護法の一部を改正する法律案」が国会を通過した。これ
によって新たに母体保護法が誕生した。

　優生保護法下で障害者らへ強制優生手術が行われた問題は、徐々
に被害の一部が明らかにされている。2018年11月には、与党と超
党派の議員連盟が救済法案の大枠を固めた。

　法案には「おわび」と「反省」を記し、救済認定ののち救済金を
支給する流れだが、救済制度の対象者への周知が課題となっている。

　優生保護法には「らい疾患」の項目があり、ハンセン病療養所入
所者は優生手術の対象とされた。ハンセン病政策の誤りを問うた国

家賠償請求訴訟でも優生手術の被害状況が明らかにされた。本節では、ハンセン病療養所入所者への優生手術が行われてきた事実と被害、それに対する「おわび」と「反省」がどのようになされたかの通史から考察を試みる。

第2項　ハンセン病政策と優生手術

1．ハンセン病患者への断種

　ハンセン病患者への断種は法的根拠がないまま1915年に全生病院（東京）院長光田健輔によって開始された。「ハンセン病問題に関する検証会議最終報告書（以下最終報告書）」と検証会議の検証・検討委員であった藤野豊の『日本ファシズムと優生思想』から史実を記す。

　1907年制定の「癩予防ニ関スル件」のもと全国5か所に設置された道府県連合立療養所は1940年に国立に移管された。全生病院は多磨全生園と改称された。

　全生病院はもともと男女隔離が原則であったが、板壁1枚隔てられた女舎へ男性患者が塀を乗り越えて通い、妊娠・出産が生じた。生まれてきた子どもたちは院長光田が私費で農家に里子に出したり、親が乳児を東京市内に捨てに行き、拾われるまで見届けたという話もあった（日弁連法務研究財団（以下「最終報告書」と表記）2005：191）。

　断種手術は内務省の黙認のもと実行され、光田は志願者への施術だったと述べている。

　しかし、多磨全生園の入園者自治会が調査した結果は光田の発言とは大きく異なった。1915年から1938年までに同病院で断種手術を受けたのは346人に及び、それは志願者のみに行うのではなく強制的なものであり、独身の男性も対象とされた。手術は医師が行わず、看護長に実施させることもあったこと、手術の結果、性交不能

になったり腰痛などの後遺症に苦しむ者もあったことなどが明らかにされている（藤野 1998：63-67）。

　ハンセン病患者への断種が既成事実として進行した理由は、子どもへの感染防止や母親への病勢進行阻止、他の患者への影響配慮、養育上の困難の他に、ハンセン病は感染症ではあるが、罹りやすい体質が遺伝するという認識が形成されていたことによる（藤野 1998：65）。

　断種の導入によって光田は、それまで患者管理の障害であった性欲の管理を促進するための手段に用いた。断種を条件に性欲を馴致して患者管理を容易にしただけでなく、出生防止と男女共同収容が両立可能となった。断種、結婚は隔離収容された患者が強いられる「別の人生」に意義を与える装置として活用された（最終報告書 2005：192）。

２．優生思想と断種

　19世紀末にイギリスとドイツで同時的に提唱された優生学は20世紀以降各国に普及し、1900年代初頭には日本にも紹介された。1920年代には、婦人問題、産児制限論、性問題、衛生問題などへの社会的関心が高まり、出版ジャーナリズムで優生学的言説が取り上げられるようになり、読者である新中間層に影響を及ぼした。当時の優生思想は、社会の負担とみなされた障害者・病者、あるいは犯罪者のような社会防衛上好ましくない者の「発生予防」を隔離、結婚禁止、断種、堕胎といった生殖への介入によって実現しようとした。「癩病」は子孫に深刻な影響を及ぼし、民族の衰退を促す主要因のひとつにみなされた（最終報告書 2005：195-196）。

３．断種の合法化への動き

　光田健輔は1925年４月に日本皮膚科学会総会席上で、光田が推奨する簡便な精管切除の術式を口頭発表した。記録にはハンセン病患

者に対する断種を問う者はなく、当時「若返り手術」として注目された精管切除術スタイナハ式手術の効果の批判という文脈で紹介されているにとどまる。女性の手術は男性に比べて複雑で困難なので、もっぱら男性に実施されたが、必ずしも熟練した施術者が実施したわけでなく、健康被害が生じていた（最終報告書 2005：198-199）。

　ハンセン病患者の断種の合法性をめぐる議論で強調されたのが、結婚の条件とされていたとしても「患者からの依頼または承諾にもとづく」、すなわち任意であることである（最終報告書 2005：200）。1938年1月に発足した厚生省は予防局に優生課を設置し、11月には同課に民族衛生研究会を設立した。民族衛生研究会での検討を経て厚生省は民族優生制度案要綱を作成し、ハンセン病患者を断種の対象として新たに付加する規定を置いた。予防局から提出された民族優生制度案要綱は1939年に12月27日に国民体力審議会総会において可決され、一部修正を含む答申が発表された。答申では、断種は必要であると認めるが、癩が遺伝病と誤解されるのを避けるため、予定されている断種法から癩の断種規定をはずし、癩予防法中に規定するのが適当であるとした。厚生省は、断種規定を癩予防法の第3条に付加する変更を行い第75帝国議会に提出した。しかし、癩予防法改正案は遺伝病限定の国民優生法案と一括して審議されたため、感染症である癩病を断種対象として合法化することへの批判意見が相次いだ。結果としてハンセン病患者の断種は合法化せず、ハンセン病患者を適用外とする国民優生法だけが成立、施行された。それにもかかわらず、ハンセン病患者への断種は既成事実として実施され続けた（最終報告書 2005：202-203）。

第3項　優生保護法によるハンセン病者への手術

1．優生保護法のハンセン病に関する規定

優生保護法（法律第一五六号）は1948年7月13日に公布、同年9月11日に施行された。第三条（医師の認定による優生手術）に医師は次の該当者に対して、本人の同意並びに配偶者があるときはその同意を得て、優生手術を行うことができるとしている。一、本人、配偶者が遺伝性精神病質、遺伝性身体疾患、遺伝性奇型を有している。二、本人または配偶者の四親等以内の者が遺伝性精神病、遺伝性精神薄弱、遺伝性精神病質、遺伝性身体疾患又は遺伝性畸形を有している。三、本人又は配偶者が癩疾患に罹り、且つ子孫に伝染する虞れがある。四、妊娠又は分娩が、母体の生命に危険を及ぼす虞れがある。五、現に数人の子を有し、且つ分娩ごとに母体の健康度を著しく低下する虞れがある。

第十四条（医師の認定による人工妊娠中絶）には医師会の指定する医師は次の該当者に対して、本人および配偶者の同意を得て人工妊娠中絶を行うことができるとしている。一、本人又は配偶者が精神病、精神薄弱、精神病質、遺伝性身体疾患又は遺伝性奇型を有している。二、本人又は配偶者の四親等以内の者が遺伝性精神病、遺伝性精神薄弱、遺伝性精神病質、遺伝性身体疾患又は遺伝性奇型を有している。三、本人又は配偶者がらい疾患にかかっている。四、妊娠の継続又は分娩が身体的又は経済的理由により母体の健康を著しく害するおそれがある。五、暴行、脅迫によって妊娠したもの。

ハンセン病に関しては、第三条の優生手術、第十四条の人工妊娠中絶の各三号に規定がある。日本国憲法の制定により、国はハンセン病患者への断種は新たな立法措置を講じなければ、既成事実の維持は困難になると判断した。敗戦直後の未曾有の食糧難と戦時中に活動を停止していた産児制限運動家たちの活動の再開を利用する形

で、断種の合法化だけでなく、堕胎の合法化までもがなされた（最終報告書 2005：203-204）。

日本で治療薬プロミンの試用が開始されたのは1947年で、以後各療養所でプロミン獲得闘争が展開された。プロミン治療が普及し、絶対隔離政策が動揺しだすとハンセン病患者への優生手術は「罹りやすい体質の遺伝」という理由を全面に出すことが憚られた。そこで幼児感染を防ぐために断種するという論理が強調された。幼児感染を防ぐのであれば、出産後に親からの分離などの方法があるが、断種を始めた光田健輔は戦後も絶滅政策を維持するという姿勢を変えなかった。すべてのハンセン病患者のすべての子孫の出生を押さえ込むことによってハンセン病を絶滅させる政策は、らい予防、優生保護法という２法制が廃止される1996年まで続いた（最終報告書 2005：206）。

２．不妊手術と人工妊娠中絶の件数

治療薬プロミンが予算化された1949年以降も不妊手術は1551件（男女総数）、人工妊娠中絶は7696件にのぼる手術がなされた（最終報告書 2005：207-208）。

ハンセン病問題に関する事実検証事業被害実態調査[8]（以下被害実態調査）は、約１年かけて当事者の家族を含めた総計841名から有効回答を得て、調査結果を公開している。

それによると、ハンセン病療養所（国立）での生活年数は、８割強が40〜69年に及んでいる。入所時の年齢は51.1％が10〜19歳で、35.4％が20〜29歳で入所したと答えた。

10歳以下での入所もあるので、大部分の入所者は生殖年齢期を療養所で過ごしてきたことになる。入所中に子どもを産ま（産め）なかったと答えた人（男女）は95.1％、入所中に自分の子どもを産んだ人（男女）は4.9％だった。子どもを産ま（産め）なかった理由

は「断種・堕胎・不妊手術」が49.0％、「園内結婚をしなかった」23.2％、「たまたま妊娠しなかった」8.8％、「ハンセン病を気にして妊娠しないように注意した」が6.1％となっている。外科的措置である断種、堕胎、不妊手術が産ま（め）なかった理由の約半数を占めていることは、入所者の生殖制限に療養所が積極的役割を果たしたことを裏付けた（日弁連法務研究財団（別冊）（以下「被害実態調査」と表記）2005：82）。

　優生手術を受けた理由は、結婚の条件とされたこと、療養生活で子どもを育てられない、ハンセン病との関連などがある。戦前から断種が結婚の条件とされていて、退所規定のない法のもとで入所者は、結婚生活という社会通常の営みを獲得するために手術を受けた。手術を受けると結婚が認められ、劣悪な雑居部屋から夫婦舎に移ることができた。療養所では子どもを育てるための生活設計が立たず、子どもを手放さなければならないのが辛い。自分の子どもに病気をうつすわけにはいかない、自分と同じ苦しみを子どもに味あわせたくない、などの理由があった（被害実態調査 2005：82-85）。

　一方、「園内結婚をしなかった」理由は、「結婚相手が見つからなかった」が26.1％、「療養所外に配偶者がいた」が20.2％、「ハンセン病にかかって子どもをつくるべきではないと思った」が5.0％、「断種や堕胎が嫌だった」、「治って退所してから結婚したかった」がいずれも4.2％となっている。入所者の男女比には偏りがあり、「結婚相手が見つからなかった」と答えた男性は96.8％に対して女性は3.2％で、男性の「結婚難」が際立つ（被害実態調査 2005：85-86）。

第4項　被害実態

1．らい予防法違憲国家賠償請求訴訟時の原告の証言

1998年に法曹界の責任を問う島比呂志の九州弁護士連合会への

手紙をきっかけに始まった西日本訴訟で、弁護団は療養所での原告本人尋問を目指した。『ハンセン病国賠違憲裁判全史』の第6巻から第9巻には原告の陳述書と本人調書が記載されている。第6巻西日本訴訟（Ⅰ）の原告11人のうち優生手術を受けたのは4人、第7巻西日本訴訟（Ⅱ）の原告10人のうち優生手術を受けたのは3人である。第8巻東日本訴訟の原告11人のうち優生手術を受けたのは5人である。手術を受けていない6人のうち2人は結婚時の年齢が高かったことを理由としている。1人は断種されないように48歳のときに10歳年長の在園者の女性と結婚した。それまで結婚しなかったのは、断種されることを恐れたためである（裁判全史2006：第8巻226）。もうひとりは1971年に夫41歳、妻48歳で結婚した（裁判全史2006：第8巻297）。

　第9巻瀬戸内訴訟の原告5人のうち優生手術を受けたのは2人で、そのうちのひとりは名前は明かさず原告番号のみである。

　以下では、年代や療養所の異なる状況、断種手術、堕胎、不妊手術の一部を陳述書から抜粋する。島（原告番号6番）は1947年に地元の大島青松園（香川県）に入園、翌1948年に知人に病気が知られないよう妻とともに星塚敬愛園（鹿児島県）へ転園した。仮収容所で所定の検査が終了しても、島が優生手術を受けなければ、夫婦寮への入居も敬愛園への収容の許可が出ないと言われた。島は妊娠出産の責任は自分が負う、子どもの養育は郷里の両親が行う、と医局からの手術勧奨を拒否し続けた。自治会評議員議長、副議長までもが、療友のすべてが手術を受けている、手術を受けないのは、わがままであり、卑怯ではないかと迫られ、2週間後に追い詰められた形で手術を受けた。優生手術を受けなければ、夫婦が共同生活を営む部屋を与えられず、選択の自由はなかった（裁判全史2006：第6巻456-496）。

　安述壬（原告番号13番）は戦後まもなく最初の夫から結婚前に強

引に関係を迫られ妊娠した。夫は結婚と同時に断種され、夫婦で子どもを育てられる草津（群馬県）の自由療養地区に行くことを考えた。1941年に邑久光明園（岡山県）に一緒に入所した父も草津に行くよう説得したが、反対され、やむなく妊娠9か月で中絶した。手術は婦長が行い、胎児を引っ張り出したら子どもは声をあげて泣いていた。婦長は安の目の前で子どもをうつぶせにして押さえつけて殺した（裁判全史 2006：第8巻355-361）。

竹村栄一（原告番号5番）は1950年に邑久光明園で結婚した。断種手術は光明園開園当初から結婚の条件だった。手術は看護士長が行った。執刀した看護士が豚の去勢手術をしているのを目撃していたこともあり、手術台の自分と重なり、辛く嫌な気持ちだった。1952年11月に優生手術を強制しないことになったと、のちに園の年報で知ったが、入所者で知る者はいなかった。1952年以降も園は結婚の前提として断種手術を求めるし、自治会は分館への結婚届がなければ夫婦舎への入居を許可しなかった。当時はハンセン病が遺伝病ではなく感染症であることが明らかであったのに、なぜ優生手術をしなくてはならなかったのか納得がいかない（裁判全史 2006：第9巻442-445）。結婚の絶対条件としての断種について長島愛生園（岡山県）の実態を宇佐美治（原告番号15番）は次のように説明した。療養所内での結婚は、仲人と保証人を立てて自治会の人事係に届けを出す。人事係は園の医局と分館に届けを出すことによって、園から夫婦として認知された。園から認知されると夫婦舎が与えられるが、それは断種とひきかえだった。子どもができても堕胎させられる、産まれたとしても親子は切り離されることから、子どもを作れないようにしたほうが妻を傷つけずに済む、と断種に応じる男性もいた。1958年までに全国の療養所で3000件もの断種手術が行われた。愛生園に入所している妻の、外で暮らす夫に妻との面会とひきかえに断種を迫り手術した例を3件知っている。ま

た、親が入所している子どもが社会へ出ていくときにも断種手術をした例があり、宇佐美の知る限りでは1970年まで行われていた（裁判全史 2006：第 9 巻547-549）。

山口トキ（原告番号 9 番）は1955年に星塚敬愛園で結婚した。夫は何日もしないうちに呼び出され、数時間後に看護婦にかかえられて、顔面蒼白で帰ってきた。医師でない人に手術され、局部の痛みは何年も続いた（裁判全史 2006：第 6 巻593-600）。

志村康（原告番号12番）は中学 3 年生だった1948年 3 月に菊池恵楓園（熊本県）に入所した。1958年に結婚したときには断種は結婚の条件ではなかったが、婦長らから何度も断種を要求された。しかし、妻が妊娠したときには堕胎せざるを得なかった。その理由として恵楓園には産科はなく、外の産院で産もうにも入所者は健康保険の適用除外で保険証がなく、入所者が入院できる病院がないことと子どものための施設がないためであった（裁判全史 2006：第 7 巻374-381）。

篠原澄江（原告番号87番）は 9 歳で大島青松園に入所し、1970年に結婚した。篠原は1972年と1990年に堕胎手術を受けた。妊娠に罪悪感があり、周囲に知られて噂にならないよう療養所外で手術を受けたかった。二度目の妊娠では思いがかない、青松園に定期的に来ていた産婦人科医師の病院に入院した。入院中の部屋には名前がなく、看護婦からは小馬鹿にされ、手術は乱暴だった。たまらず、いったん帰園したときに自然流産した（裁判全史 2006：第 6 巻678-686）。

山本榮良（原告番号22番）は1947年に奄美和光園（鹿児島県）に入所した。その後、和光園の入園者が増え本土への転園希望者を募っていたことと、山本がカトリックの洗礼を受け宗教の道に進むことを願っていたことがあり、私立の待労院（熊本県）、神山復生病院（静岡県）に転園した。しかし、徳之島の両親から面会に行きやす

78

い和光園に戻るよう説得され、1959年に和光園に再入園した。和光園では1952年頃まで断種手術、堕胎が行われていたが、カトリック信者の事務局長や園内のカトリック教会の神父、カトリック信者の職員や入所者らによって、園内で妊娠出産することが認められるようになっていた。山本は1969年に結婚し、妻が妊娠すると職員が何度も堕胎を迫った。そのたびに妻と山本は拒否し、病棟での出産の準備はされず、妻は自室で長男を出産した。1970年に長男、1971年には次男が誕生し、生まれるとすぐに子どもは和光園の入所者のために作られたカトリックの乳児院に連れて行かれた。以前は13歳未満の子どもは和光園内出入り禁止とされていたが、山本の子どもたちの頃には緩和され、一年に一度はシスターが子どもたちを連れてくることがあった。また、事前に承諾を得れば会いに行くことができるようになっていた（裁判全史 2006：第7巻450-458）。

　西村時夫（原告番号74番）は1956年、中学2年生のときハンセン病と診断され、駿河療養所（静岡県）に入所した。夫婦ともに40歳であった1983年に妻が妊娠し、所長に療養生活を続けながら子どもを育てたいと相談した。しかし、らい予防法により所内での出産、養育は認められない、生むなら出ていけ、という返答だった。社会復帰支援策がないまま、社会復帰をして、ゼロから生活の基盤を築き、子どもを生み育てられる展望はなかった。妻は所外の病院で中絶をした。以来、夫婦は一切そのことには触れず、テレビに子どもの姿が映るとチャンネルを変える（裁判全史 2006：第8巻438-446）。

　「らい予防法」（1953年）制定前の光田健輔長島愛生園園長らによる「三園長証言」は強制隔離政策継続を後押しした。1951年11月参議院厚生委員会で光田は強制収容の強化と「癩家族の優生手術を勧めてやらすべき」と発言した。宇佐美は全らい患協ニュースで光

田証言を知ったあと、自治会で「光田園長参議院証言説明会」が開催されたので、出席した。高齢の女性と結婚した男性が断種されたことを聞くと、光田は「規則、きまりだ。妊娠するかどうかは関係ない」といい、「患者家族への断種とは何事だ」と聞くと「信念だ」というので、「遺伝病だと思っているのか」と追及すると黙った。同じ証言をした他の2園の園長は、2園の入園者の追及の前に、発言の取り消し撤回の意思を表明したが、光田は撤回を拒否した。ただ後に「諸君に迷惑をかけてすまなかった。諸君らの要求はよく厚生省に取り次ぎたい」と言わざるを得なかった（裁判全史 2006：第9巻559-562）。

　竹村は2000年10月30日の邑久光明園での証拠保全の現場検証に立ち会い、解剖室の附属の部屋である臓器室で胎児標本を初めて目にし、無性に腹が立った（裁判全史 2006：第9巻517-518）。胎児標本の存在は長島愛生園の宇佐美も明らかにしている。愛生園では1970年に出産して子どもが施設に行ったという一例を除いて、それまですべて妊娠した人は堕胎された。臨月になって堕胎された子どもは泣き声をあげていても試験室に連れて行かれて殺された。試験室兼解剖室で宇佐美は瓶詰めにされたえい児を10体以上見た（裁判全史 2006：第9巻593-594）。

2．ハンセン病事実検証調査事業報告

　「ハンセン病問題に関する検証会議」の調査の結果、全国のハンセン病療養所で計114体（半数の57体は母親の記録なし）の強制的に堕胎されたとみられる胎児・新生児のホルマリン漬け標本が保管されていることが分かった。標本が作られたのは57体が1924年から1956年までで、残りの半数は不明である（多磨全生園入所者自治会 2016：34）。

　「ハンセン病問題に関する被害実態調査報告書」（有効回答総計841

名）にある断種、堕胎、不妊手術、出産の経験は以下の通りである。「園内結婚にあたり、断種手術を受けた」男性は26.2％、「女性が妊娠をして、断種手術を受けた」「上記の理由以外で断種手術を受けた」が11.2％で、合計37.4％が断種手術の経験があると回答した。断種手術を「経験していない」と答えた男性は62.6％であった。一方、「妊娠をして、堕胎手術を受けた」女性は18.2％、「妊娠をして、堕胎手術を受け、不妊手術も受けた」が11.2％、「園内結婚をするにあたり、不妊手術を受けた」が2.9％、「上記以外の理由で、不妊手術を受けた」が2.4％で、堕胎や不妊手術の経験があると答えたのは34.7％だった。堕胎や不妊手術を「経験していない」と答えた女性は65.3％であった。堕胎も不妊手術も「経験していない」と答えた女性のうち、夫が「園内結婚をするにあたり、断種手術をうけた」と答えた人は39.6％であった。その他の理由を含めると「経験していない」女性の43.2％が、夫が断種手術を受けたとしている。一方、断種手術を受けたことがない男性で、妻が堕胎か不妊手術、または両方を受けたと答えた人は8.2％であった。夫婦に対する生殖制限をみると、妻が堕胎・不妊手術をしていなくても、夫が断種手術を受けていることが多い（被害実態調査 2005：87-88）。

　男性入所者に対する断種手術は、それがいやで結婚しない人がいるほど屈辱的で、抵抗感があった。手術するかどうかの身体検査も屈辱的で、看護学生やインターンに観察されたり、医師ではなく看護師に手術されることもあった。麻酔もかけずに手術され、痛みと出血が続いた。手術の際、細菌に感染してお腹が腫れ、2〜3日寝たきりになった。退所する際に断種手術をされた人もいた（被害実態調査 2005：89-92）。

　女性入所者の堕胎の経験の無念さは消えることがない。（ハンセン病が）3年で治ると言われて入所したのに、入所中に育てられないからと中絶、不妊手術までされた。いくら頼んでも出産は認めら

れず、全身麻酔をかけられ9か月で堕胎させられた。断種が強制ではないときに妊娠すると園外で堕胎することもあった。堕胎による出血で1か月以上入院した人もいる。結婚後、妻が2回堕胎することになり、夫が断種手術を受けることを迫られた。7か月のときに帝王切開で堕胎し、本人に無断で不妊手術をされた。子どもが生きて産まれてきて殺され、えい児標本にされた。少数ではあるが、療養所を出て出産し、自分や身内が子どもを育てた人もいる。その苦労は並大抵でなく、ハンセン病療養所にいたことが知られないよう、何度も引越しをした。療養所には入所者の子どもが「未感染児童」として暮らす施設があった。子どもは発病していないが、施設から出るときに優生手術を受けたということを見聞きしたことがある、という回答があった（被害実態調査 2005：93-98）。

3. 個人の著書

多磨全生園に暮らす平沢保治は1997年『人生に絶望はない』（かもがわ出版）、2005年『世界ハンセン病紀行』（かもがわ出版）、『お母ちゃん、ありがとう』（かもがわ出版）、2013年『苦しみは歓びをつくる』（かもがわ出版）などの著書がある。1950年6月に所内で結婚をする2週間前に断種手術を受けた。23歳の平沢が処置を受けた日のことを「心の中に太い五寸釘を打ち込まれたように頭から消えることはない」と記している（平沢 1997：58-61）。語り部としての講演で「怨念を怨念でかえすのではなく感謝の心で」「許す心に平和がある」とハンセン病政策の過ちを伝えているが、断種手術だけは許せないと語った（川﨑 2014a：163-166）。新聞の憲法を考える特集で、断種手術はいまも許せないとし、手術台で医師の指示のもと、看護師に家畜のように扱われ屈辱だった。戦後の憲法のもとでできた優生保護法が私たち（ハンセン病療養所入所者）の尊厳を奪った[9]。

松丘保養園（青森県）名誉園長福西征子は、保養園で暮らした藤崎兄弟3人（長男幹夫、三男康年、四男陸安）とその実の母親についての家族の聞き取りを著した(10)。「四人の子どものうち三人までがハンセン病を発病したのは、自分が病気だったせいだ」と終生苦にしていた兄弟の母は予防法が廃止された1年後の1997年に保養園の病棟で亡くなった。入園するまで家事に専念し、外に出ることは滅多になかった母は、園や入所者自治会を通して決められる園内作業や衣食住の生活手順を手際よくこなすことが難しかった。療養所の他の女性と同じように母は自分自身と子どもたちを守ってくれる保護者を求めて園内で再婚した（福西 2018：36-40）。

　1961年に長男幹夫の妻が妊娠し、園から人工流産をさせられ、幹夫も強制的に断種手術を受けさせられた。断種手術は医師が行い、肉体的には痛みを感じただけだったが、精神的には、自分の存在とプライドを打ち砕くような気分の悪いものだった。それを聞いた母は「普通なら赤飯を炊いて祝うものを、こんなことになってしまったのは、みんな私のせいだ」と涙を流して悲しんだ。ハンセン病でない妻の母は「子どもが生まれていれば私が育てることができたのに、なぜ私に相談しなかったのか」と長い間悔しがった。中絶と断種を迫った園はひたすら産むべきではないと追い詰め、産まないことを承知するほかなかった。以来幹夫は、ハンセン病療養所で生まれた子どもは国が責任を持って育て、教育すべき道義的責任があると思うようになった。憲法で守られた権利を踏みにじって人間の尊厳をないがしろにし、人間性を否定した優生手術をした国と療養所を決して許すことができない（福西 2018：28-29, 65-68）。

　四男陸安は新良田教室（ハンセン病療養所入所児の高校教育のために長島愛生園に設立された高校）第五期生として卒業し大学進学を希望したが、進学資金がなく断念した。保養園に戻り、自治会活動を行うようになり、1964年に全国ハンセン病患者協議会（全患協）本

部の書記として本部のある多磨全生園（東京都）に転園した。そこで沖縄出身の女性と知り合い、1966年に保養園に戻って園内の教会で結婚式を挙げた。ある晩、妻が帰ってこなかった。妻は園外の産婦人科医院で人工妊娠中絶をした。そのころは、女性が妊娠、出産をすると体力を消耗してハンセン病が再発しやすくなると考えられていた。療養所では断種手術が常態化しており、出産や育児のために必要な施設や物品は皆無で、入所者が出産することは滅多になかった。二十歳そこそこだった妻は沖縄の実家から遠く離れた青森の療養所で妊娠し、絶体絶命のような気持ちに追い込まれて、夫にも相談せずに中絶手術を受けた。当時は化学療法が軌道に乗り、ハンセン病は治癒する伝染病だという認識が進んでいた。自治会、県人会、宗教団体など園外との交流が行われるようになり、陸安自身、全患協の仕事で自由に全国に出かけていた。断種手術は時代錯誤だとたかをくくっていたが、妻に対して余りに無責任だったことに気づき、断種手術を受けた。手続きはどんどん進み、あっという間に手術が行われ、後味の悪さだけが残った（福西 2018：108-112）。

第5項　被害への謝罪

1．らい予防法違憲国家賠償請求訴訟判決

原告らは厚生大臣によるハンセン病政策の策定・遂行上の国家賠償責任および国会議員の立法行為について国家賠償責任を問うた。厚生大臣の責任として、絶対隔離絶滅政策を戦前から新法廃止まで継続し、子孫を絶つための優生手術を強制した点にある（解放出版社編 2001：16-18）。優生政策について被告国は、入所者同士の結婚で子どもを持てないのは当然だが、退所すれば子どもを持つことに何ら制限はないと主張した。

裁判所は次の通り判断した。

入所者は家族や社会から切り離され、療養所外の生活基盤を失い、退所することが困難な状況に置かれた。現実に、入所者の大半が退所することなく、生涯を療養所で過ごしている。昭和30年代まで、優生手術を受けることを夫婦舎への入居条件としていた療養所は、事実上優生手術を強制する非人道的取扱という他ない。被告の主張は、入所者らの状況や優生政策による苦痛を全く理解していない。優生政策による被害は、隔離による被害を評価する上での背景的事情と見る（解放出版社編 2001：306-316）。

　2001年5月11日、熊本地裁は、らい予防法違憲国賠訴訟請求に対して、法律214号・らい予防法が1996年まで放置されたことの違憲性を指摘した。行政府である厚生省および厚生大臣は遅くとも1960年までに、立法府の国会議員は1965年までには改廃に着手すべきであった。それをしなかったとして、原告1人につき1億円の損害賠償金請求に対して、入所時期、入所期間によって金額が異なるが、請求額のおよそ一割の賠償金の支払いを命じた（福西 2018：125-126）。

　「ハンセン病療養所入所者等に対する補償金の支給等に関する法律（ハンセン病補償法）」は同年6月22日に施行した。第一条にはハンセン病療養所入所者等の被った精神的苦痛を慰謝するための補償金の支給と名誉回復について定める、との趣旨がある。補償金の請求は施行日から5年以内に入所ら本人が行うものと定められた。

　7月23日、原告団と厚生労働大臣とが、①国は謝罪すること、②熊本地裁判決に基づいて一時金を支給すること、③国の法的責任に基づいて恒久対策をおこなうことなどの基本合意書に調印した。まず西日本訴訟（熊本地裁）が和解を受け入れ、東日本訴訟（東京地裁）および瀬戸内訴訟（岡山地裁）も和解が成立した。12月には、基本合意をもとに、統一交渉団（原告団、弁護団、全療協）の行動のよりどころとなる「ハンセン病問題対策協議会における確認事項」

がまとめられた（福西 2018：127-128）。

2．国からの謝罪

　1996年に「らい予防法」を廃止、「らい予防法廃止に関する法律」
が制定、4月1日より施行された。4月13日に当時の菅直人厚生
大臣が多磨全生園を訪れ、予防法廃止が遅れたことを謝罪し、優生
手術については「身体的にも精神的にも大変苦痛を与えたことは本
当に謝っても謝りすぎることはないと思っている」と述べた（大
竹：全療協ニュース1046号）。

　しかし、1998年7月に星塚敬愛園と菊池恵楓園の13人が熊本地
裁に提訴したときの国の態度は「強制収容はしていない」「堕胎は
強制していない」と、強制隔離と患者絶滅策の歴史を否定したもの
だった。大島青松園の曾我野一美は入所者50数人をまとめて集団
提訴に踏み切った。自治会長、全療協会長を歴任してきた曾我野は
ハンセン病訴訟全国原告団協議会会長に就任した（新日本出版社編
集部編 2001：48-50）。

　2011年5月11日の熊本地裁におけるハンセン病国家賠償請求訴
訟判決について、国は控訴を断念し、原告側の全面勝訴が確定し
た。5月25日の「ハンセン病問題の早期かつ全面的解決に向けて
の内閣総理大臣談話」では、ハンセン病政策が患者の人権に対する
大きな制限、制約となったこと、一般社会において極めて厳しい偏
見、差別が存在してきた事実を深刻に受け止める。入所者らが強い
られてきた苦痛と苦難に対し、政府として深く反省し、お詫びとと
もに苦しみと無念の中で亡くなられた方に哀悼の念を捧げる、と述
べた。6月には国会決議として、衆議院参議院連名で入所者らの人
権上の制限、差別による苦痛と苦難に対しての反省と謝罪、亡く
なった方々への哀悼の誠を捧げた。立法府として、判決を厳粛に受
け止め、隔離政策の継続を許してきた責任を認め、入所者らに対す

る名誉回復と救済などの立法措置を講ずることを決意した（全療協ニュース第854号）。

2002年9月、厚生労働省は「ハンセン病政策の歴史と実態について科学的、歴史的に多方面から検証を行い、再発防止の提言を行う」ことを目的とした検証会議を設置した。また、新聞紙上に厚生労働大臣名で謝罪広告を掲載した（多磨全生園入所者自治会編 2016：28）。

全国のハンセン病療養所に保管されていた胎児標本114体について、2006年に各園で胎児の慰霊祭が挙行され、当時の厚生労働大臣が謝罪した（多磨全生園入所者自治会編 2016：29, 34）。

3．全療協・当事者はどう受け止めたか

西日本原告団副団長の志村康は1958年に菊池恵楓園で結婚し、翌年に妻は妊娠した。養子先を探すなど方々手を尽くしたが、育てられる道はなく堕胎させられた。志村は熊本地裁で勝利判決を聞き「生涯、罪の意識は消えない。まず位牌に報告しました。泣けて泣けて涙が止まりませんでした」と殺されたわが子「操ちゃん」に報告した、と述べた。「堕胎させられた側にとっては国家による子殺し」でしかない。勝訴しても「偏見と差別を無くすために死ぬまでたたかう」（新日本出版社編集部編 2001：16-18）。

2001年5月11日の国賠訴訟判決後、全療協は5月20日に全療協ニュース号外を発行した。トップの声明では、裁判が3年未満という異例の早さで審理が進んだこと、司法が被告国を完膚なきまでに断罪したことを評価した。全療協の会員である入所者のうち原告に加わったのは2割弱なので、全会員が原告に加わってこそ、本来の全療協運動となると呼びかけた。そして全療協は、全会員の人権と尊厳を奪還し、「全面解決要求」を早期に勝ち取るまでたたかう決意を表明した（全療協ニュース号外：2001年5月20日）。

当時の坂口力厚生労働大臣が全療協代表に謝罪したのは6月14日で、亡くなった2万数千人とともに優生手術の犠牲について言及した。「本来、生まれたであろう小さな生命、そして生きることを阻まれた小さな命に対しても心からお詫びをしなければならない次第です」（全療協ニュース第855号）。

国賠訴訟和解後、入所者の家族や親戚が療養所に訪れるようになり、園内の宿泊所はこれまでにない賑わいを見せた。予防法廃止のときの比ではなかった。松丘保養園の藤崎陸安は、これまで孤独だった人に面会人が現れるのは悪いことではないと思い、職員や入所者に来客のもてなしに失礼がないよう心がけてもらった（福西 2018：128-129）。

ハンセン病療養所は、人権・平和・福祉の学びの場となり多くの人が訪れるようになったが、入所者の平均年齢が80になろうとする状況で自治会役員による園内案内の継続が困難になり、園内ガイドの養成を始めた施設もある（平良・山城 2018：160-163）。

2008年に約93万人の署名によって「ハンセン病問題の解決の促進に関する法律（ハンセン病問題基本法）」が成立、2009年4月1日に施行した。この法律は一人ひとりの社会復帰を超えて、療養所自体の社会復帰を目指している。療養所の地域開放は差別と隔離の歴史からの解放であり、高齢化し減少する療養所入所者の療養環境を改善させる将来構想でもある。この法律を根拠に、療養所では地域の人々（退所者を含む）に保険診療を開始し、多磨全生園、菊池恵楓園に地域の子どもたちのための保育園が作られ、邑久光明園には特別養護老人ホームが開設された（平良・山城 2018：105-106）。

第6項　おわりに

1915年に全生病院の光田健輔によって開始されたハンセン病患

者への断種は、表向きは志願者への手術とされた。実際は男女混合収容を可能にし、性欲、子どもの出生を防止するための患者管理の手段として強制的に行われた。1931年の癩予防法はハンセン病絶滅政策で、絶滅の対象は病気そのものではなく、患者と患者に対する断種、堕胎でその子孫にまで及んだ。当時の日本に影響を与えた優生思想では、「癩病」患者は社会の負担であり、民族の衰退を促す要因のひとつとされた。軍事体制強化の時代には兵力を弱体化させる国辱病とされ、療養所での断種堕胎は国の意向に添うものだった。

　敗戦後、日本国憲法が制定され、既成事実として30年にわたって行われていたハンセン病療養所での断種堕胎は違法となった。食糧難や産児制限の運動家の活動再開を利用し1948年9月に施行した優生保護法の規定に「らい疾患」の条項が加えられ、断種と堕胎は合法化された。入所者の8割が40年〜69年療養所で生活しており、生殖年齢期を療養所で迎えた。雑居部屋から出るには結婚して夫婦舎に移るしか方法はなかった。結婚は園当局と自治会での手続きが必要で、断種手術と引き換えだった。1951年の参議院厚生委員会での光田証言を知って、愛生園入所者自治会が開いた説明会で、光田は、断種は規則であり、患者家族への断種は信念だと発言した。奄美和光園ではカトリック信者の職員や入所者らによって園内での妊娠出産が認められるようになっていたが、職員から何度も堕胎を迫られた。1970年、1971年に生まれた子どもは入所者の子どものために設置された乳児院に連れて行かれ、そこで育てられた。

　1996年にらい予防法と優生保護法が廃止されると、当時の厚生大臣はらい予防法の廃止が遅れたことと、優生手術について謝罪した。しかし、強制隔離政策を行ってきた国の責任は不問に付した。熊本地裁で国賠訴訟が始まった当初、国は強制隔離政策と患者絶滅

政策を否定した。原告らの証言と胎児標本の存在によって国の誤りが露呈し、判決は原告の全面勝訴であった。裁判所は強制隔離の被害の一部として優生手術の非人道性を指摘した。隔離された療養所での優生手術は、手術しないという選択肢はなく、手術は医師でない者が行うことがあるなど違法行為が慣行とされた。裁判では執刀者は罪に問われなかった。優生手術は人間性の否定、人間の尊厳を蔑ろにし、健康被害とともに長年にわたって入所者を苦しめている。

　国の謝罪は、裁判に敗訴したのちに内閣総理大臣、厚生労働大臣、国会によって行われ、ハンセン病補償法が施行した。判決により厚労省が設置したハンセン病問題に関する検証会議の最終報告書では、全国のハンセン病療養所で114体の胎児標本が保管されていることが明らかになった。2009年4月に施行したハンセン病問題基本法によって療養所の地域開放、保険診療が始まった。

　強制隔離政策の誤りを国が認めたのは、らい予防法、優生保護法を廃止したときではなく、国賠訴訟で原告勝訴が確定したときである。当事者による法曹界の責任を問う手紙が裁判のきっかけをつくり、原告の証言と弁護団によって1915年から続いたハンセン病療養所における優生手術の被害の歴史が明らかになった。最晩年を迎えた入所者らの生活を守るハンセン病問題基本法は当事者、弁護団に市民の署名が加わって成立した。入所者の生活・医療環境を改善しつつ、療養所を地域の財産として遺し活用していく方法を考えていくことが、らい予防法、優生保護法の成立、維持を黙認してきた市民の役割であろう。

注
（１）　京大に在職した23年間で治療したハンセン病患者は1500名以上におよぶ。
　　　　2020年現在もハンセン病療養所で暮らす人のなかには小笠原のもとへ治

療に通った人がいる。

（2）　1947年に入所者らによる人権闘争で廃止されるまでの9年間で、名簿に記載された入室者総数は92名、そのうち書類上合法的に処断されたのは1件のみである。入室中の死亡者は22名。

（3）　第12回国会参議院厚生委員会において光田、林、宮崎の3名はハンセン病患者の強制入所や断種の励行、逃亡防止のための罰則強化の必要性について発言し、「三園長発言」として記憶されている。

（4）　川﨑愛（2003）「ハンセン病『未感染児』通学拒否事件に関する研究―『子どもの権利』の視点から―」『平安女学院大学研究年報』第3号を参照のこと。

（5）　これについては藤野（2001：309-319）や田中（多磨48巻12号16：1967）が詳細な記述をしている。

（6）　法の規定によりハンセン病は療養所以外の医療機関で保険治療をうけることはできなかった。

（7）　1944（昭和19）年長島愛生園の光田健輔園長は入園者徴用令を出し、灯油として使用する松根油の製造作業を命じた。これは松の根を伐採して、その油を採るという重労働である（裁判全史 2006：第9巻546）。

（8）　ハンセン病問題に関する検証会議および検討会が設置した被害実態調査班が2003年7月から約1年かけて実施した被害実態調査。最終報告書の別冊『ハンセン病問題に関する被害実態調査報告書』に実施概要が記載されている。

（9）　「あの隔離から」朝日新聞　オピニオン＆フォーラム　2016年6月10日
　　　この特集では平沢の他、ハンセン病問題検証会議副座長を務めた内田博文、星塚敬愛園の女性をモデルにした映画「あん」で主人公を演じた樹木希林が発言している。

（10）　『ハンセン病家族の絆―隔離の壁に引き裂かれても』は『ハンセン病療養所に生きた女たち』および『語り継がれた偏見と差別―歴史のなかのハンセン病』との三部作で2015年から準備を始めた。福西は1978年から大島青松園、駿河療養所、多磨全生園などの国立ハンセン病療養所に勤務し、1994年に松丘保養園園長、2013年に同名誉園長に就任した。

第二章　ハンセン病政策と当事者運動

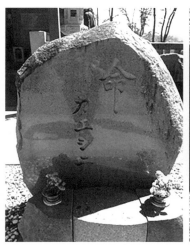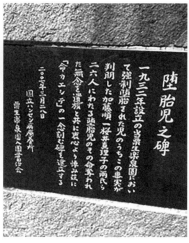

堕胎児の碑（栗生楽泉園）

第1節　第二次世界大戦下のハンセン病療養所における
　　　　患者作業と団体活動

第1項　はじめに

　ハンセン病を患った人を終生隔離するための療養所への入所規定や外出制限規定をもった「らい予防法」は、1996年4月に廃止された。

　敗戦後、入所者が普通選挙権を得、プロミン（当時のハンセン病の治療薬）獲得闘争を経て、全国のハンセン病療養所の自治会が団結し、全国ハンセン病患者協議会（1998年に全国ハンセン病療養所入所者協議会と改称）を組織していったことは周知のところである。全患協が国会へ要求していった内容の力点は、治療薬の予算を獲得することから、作業賃の増額や給付金の増額等の「経済的権利」、療養生活の待遇改善、ハンセン病に対する偏見打破、法改正といった「市民的権利」を求めることへ変化していった。こうした一連の運動史は、参政権の獲得（1946年）や五療養所患者連盟の発足（1948年）、全患協の設立（1951年）などを起点に論じられてきた。しかし、その萌芽は公立の療養所が国立移管となった戦中期に見ることができるのではないかと考える。

　そこで、本節では設置主体の異なった療養所について患者作業および消防団・青年団・婦人会・自治会などの団体活動の成り立ちや経過を比較しながら戦時期の状況を概括し、戦後に展開された運動との関連の有無を明らかにすることを目的とする。

　また、「癩予防ニ関スル法律」の制定から全患協が発足するまでの患者作業や団体活動について、療養所外での動きとともにそれらの位置づけの変遷を見ることは重要だと思われるので年表を作成した（110-112頁参照）。本文、年表では公立療養所として開設し後に

94

国立移管となった邑久光明園と設立当初から国立であった栗生楽泉園との比較を試みる。2園を取り上げた理由は、邑久光明園（外島保養院）は自治会の歴史がハンセン病療養所の中で最も長いこと、栗生楽泉園は戦後まもなくの「人権闘争」に大きな影響を与えた全国で唯一の「特別病室」という名の重監房が設置（1938年から1947年まで）されていたことによる。

第2項　日本におけるハンセン病対策

1．法律「癩予防ニ関スル件」と連合府県立「癩療養所」

「癩予防ニ関スル件」は法律第十一号として1907年に公布され、1909年4月1日より施行された。

それにより、全国を5区に分けて連合道府県立の「癩療養所」が開設された。

法案成立時に府県制が施行されていなかった沖縄県は対象外とされ、その他の区域に第一区全生病院（関東甲信越の12府県立・所在地東京府・定員350名）、第二区北部保養院（北海道・東北の7県立・所在地青森県・定員100名）、第三区外島保養院（近畿・中部の12府県立・所在地大阪府・定員300名）、第四区大島療養所（中国・四国の8県立・所在地香川県・定員170名）、第五区九州療養所（九州の7県立・所在地熊本県・定員180名）の5療養所が設立された。

ここに国策としてのハンセン病対策が開始されたが、上記の5療養所は地方の連合道府県立であり、放浪する患者のみを隔離の対象としていた。

2．「癩予防法」と国立療養所

1929年に「癩予防ニ関スル件」が改正され、公立の療養所に加えて国立療養所の設置が可能となり、翌年には国立癩療養所第1号

として、長島愛生園（岡山県）が開園した。

　1931年、第五九回帝国議会で「癩予防ニ関スル件」の大幅な改正案が提出され、可決し法の名称も「癩予防法」となった。

　同年、財団法人・癩予防協会が設立され、貞明皇太后の誕生日（6月25日）が「癩予防デー」となり「皇恩」への感謝が強調された。長島愛生園初代園長の光田健輔は「癩予防デー」を「我が国民浄化の聖日」として「無癩県運動」を展開していく契機とした。

　「民族浄化」論は1つの部落からハンセン病患者を摘発・隔離することにより、まず部落を、市町村を、道府県を「浄化」し、最終的には国家・民族を「浄化」するという4段階を想定している。長島愛生園は、従来の管轄地域の限定された公立の療養所とは異なり、全国を管轄したことにより、「民族浄化」論を徹底することが可能となった（藤野 1993：108）。

　1932年に国立らい療養所第2号として群馬県草津に設立された栗生楽泉園には、問題があるとみなされた患者を全国から集めて収容する「特別病室」が開設された。

　1941年6月の勅令（国立癩療養所官制）、厚生省告示（国立療養所ノ名称及位置）に伴い、全生病院は多磨全生園に、北部保養院は松丘保養院に、光明園（外島保養院）は邑久光明園に、大島療養所は大島青松園に、九州療養所は菊池恵楓園に、宮古療養所（1931年設立）は、宮古南静園にそれぞれ改称し国立療養所となった。

　3．「癩予防ニ関スル件」と「癩予防法」

　「癩予防ニ関スル件」から「癩予防法」に改正した際の変更点は以下の通りである。

①　患者に対し伝染の恐れのある職業への従事を禁止し、病菌に
　　犯された物品の売買・授受を制限・禁止する。

②　国立・公立療養所への入所者資格を拡張し資力の有無を不問

とする。

③　入所費、患者・その家族の一時救護費を国庫、または道府県の負担とする。

④　患者、その家族に対し入所により生活できなくなった場合の生活費を市町村等が扶助する。

⑤　医師、および関係事務にたずさわる公務員は患者についての守秘義務を負う（藤野 1993：89-90）。

　旧法は私宅療養者を対象外としていたが、「癩予防法」では①で記したように自宅療養者の生計の手段を奪うことにより隔離をすすめていくことを目的としていた。それによって「癩予防法」施行前の1930年には療養所入所患者3261人、在宅患者11000人であったのが1940年には入所患者8855人、在宅患者2471人となり、徹底した「無癩県運動」と併せて上記の目的は遂行されていった（大谷 1996：18）。

４．入所者の増加と職員配置

　1909年設立の邑久光明園（外島保養院）と1932年設立の栗生楽泉園の入所者数と職員数の推移をまとめると表１のようになる。

　邑久光明園（外島保養院）は1934年の室戸台風によって建物が全壊し、173名の死者を出した。その後、1938年に長島に「光明園」が開園するまで当時の在園患者は全国の療養所に委託収容された。

　邑久光明園の上記の５年を除くとそれぞれ1943年、1944年に患者数のピークをむかえるまで在園者は増大している。表１から職員１人あたりの患者数を単純に計算すると、1934年に、邑久光明園5.6人栗生楽泉園3.7人であったのが第二次世界大戦の始まった1941年には各園11人、9.4人と激増している。さらにピーク時は13.5人、11.3人となっている。これらの数は年報の「現在数」に基づいており、死亡者を含んでいないので、実際の数字は前述した数字を上回

表1

区分	邑久光明園			栗生楽泉園		
年次	定床	患者数	職員数	定床	患者数	職員数
1909	300	254	*			
1932	550	597	**	15	3	8
1933	550	602	***	115	95	28
1934	550	408	73	115	183	49
1935	1000	370	56	115	270	57
1936	1000	347	59	300	351	67
1937	1000	322	55	700	433	77
1938	1000	467	60	700	586	94
1939	1000	635	72	825	962	105
1940	1000	838	96	825	971	101
1941	1000	1036	94	975	1071	114
1942	1000	1139	93	975	1263	117
1943	1000	1171	87	975	1322	117
1944	1000	1134	85	975	1335	118
1945	1000	871	84	975	1313	112
1946	1000	817	78	975	1259	120

邑久光明園「創立80周年記念誌」1988、邑久光明園入園者自治会「風と海のなか」
1988、栗生楽泉園患者自治会「風雪の紋」1982より作成
＊　院長１名、医長１名、医員・薬剤員・書記若干名　＊＊、＊＊＊記載なし

ると考えられる(1)。

　入所者増大に伴って、戦時中の入園者の暮らしは患者として療養
生活を送るというよりはむしろ、職員不足を補完し、拡張する療養
所を建設・整備していくことに重きがおかれていった。

第3項　「患者作業」と療養所

1．「患者作業」の成り立ち

日本の救らい事業は、明治20年代に来日した宣教師らによって

設立された私立の療養所において開始する。その先鞭をつけたのは1889年にフランスの宣教師テストウイードが御殿場に開設した「復生病院（現在の神山復生病院）」である。当時入院していた20名ほどが病院の経費不足を補うために、籾を精白し、乳牛や鶏を飼って卵や牛乳をとり、野菜やお茶を栽培するなど生活の糧を自給自足で賄ったのが患者作業の始まりといわれている。

　1909年に連合府県立で開設した5つの療養所でも患者が汚物処理をして、それを施肥として野菜、果樹、お茶などの栽培に利用した。大正期に入ると病室雑役、洗濯、裁縫、木工、石工など作業内容も多様化し、作業就業率は入園者の約半数にまで上昇した。昭和の時代になると作業はすっかり定着し各施設が各々に作業賃金を各種予算から賄っていた。連合府県立の療養所が国立移管される前の1938年頃の作業賃は、付添が24時間勤務で10銭と最も高く、以下作業の強度によって乙作業8銭、丙作業6銭となっていて、経費の出所は給食部員の作業賃は食糧費から、付添、治療手伝いなどの作業賃は医療費から、道路、土木、木工の作業賃は営繕費から捻出するという方法をとっていた。したがって、患者作業者が増えると作業賃の支出がかさみ、食費や医療費、営繕費を圧迫するが、働かなければ入園生活を送れないという矛盾に満ちたものであった（全国ハンセン氏病患者協議会 1977：148）。

2．戦中期の作業

　連合府県立から国立に移管された年の邑久光明園の「昭和十六年年報」によると、作業を次のように位置づけていた。「入園者の単調無聊なる生活を緩和し動もすれば自暴自棄に陥り易き此等患者に対して一種の慰安と希望を与へ且つ福祉増進に寄与せんが為過労を伴わぬ程度の作業を与へ勤労者には慰労の意味を以て若干の給与を支給す。是はひとえに患者の慰安たるのみならず生活内容を豊なら

しめ、又時により症状経過の良好を見ることにあり、規律ある団体生活にも大いなる貢献ありて、園内は明朗化し楽園に相応しき情景を呈しつつあり。」（下線筆者）

　戦前と戦中、戦後の邑久光明園、栗生楽泉園の死亡率（小数点2位以下四捨五入）は、1940年8.1%・4.4%、1941年5.4%・6.6%、1942年6.3%・7.3%、1943年5.9%・7.1%、1944年11.0%・7.4%、1945年24.5%・10.5%、1946年10.4%・8.4%であり、前述の職員不足の時期と死亡率増加の時期はほぼ重なる。終戦をむかえた1945年は栄養失調、無理な労働による体力低下によって結核や赤痢が流行し多くの死者が出た。当時の作業従事者には作業慰労金の他、地下足袋や食料の特別配給がなされたが、労働の対価としては不十分なものであった。

　作業慰労賃は、当時の物価で封書が7銭、豆腐1丁が10銭で1日働いてそれらがやっと買えるかどうかといった額であった（邑久光明園入園者自治会 1988：214, 223）。作業種別、作業慰労金は以下の通りである。

表2

区分	種　　　　別	慰労金日額
甲作業	木工、金工、土木、農芸	十二銭
乙作業	看護、動物飼育、理髪、裁縫、洗濯、園芸、児童養育、女髪結、治療助手、外科助手、収容室係、水道及下水係、乳剤撒布、雑役	十　銭
丙作業	図書、堂守、伝令、漬物係、浴場係、包帯集、薬配、包帯ガーゼ選別再製	八　銭

邑久光明園「昭和十六年年報」より作成

　上の表以外の作業として家畜料理、肥汲、不自由者脱衣、特別看護、豆腐製造および火葬などがあった。さらに戦局が悪化するに従って、米麦耕作、薪材の切り出し運搬、木炭の製造、製塩、飛行機燃料の松根油製造、防空壕掘りなども加わった（全国ハンセン氏病

患者協議会 1977：149-150)。

　作業慰労金の支給や特別配給のなされる仕事につくことの難しい盲人は園内で按摩などをして「慰安畑」で収穫されたじゃがいもやさつまいもを報酬として得ていた。

　働くことができない者は、園からの配給と後述する青年団などからの分配を待つほかなく、当時園内にあった「食べ物の貸し借りはなし」という不文律の下、同室者が園からの配食以外のものを食べていると他の者はいたたまれず席をはずしていたという[2]。

　このように15畳一間に身体の不自由度や経済状況の異なる8人が暮らす雑居生活では「楽園に相応しき情景」とはかけ離れた現状があった。

第4項　療養所における団体活動

　在園者の生活は前述の作業の他、何らかの団体に所属しその任務を果たすことが要求された。宗教団体、文芸娯楽団体などは現在でも活動を行っているが、ここでは特に戦前、戦中期に国立療養所の運営や日常生活に必須の活動をしていた消防団、青年団、婦人会についてとりあげることとする。

1．消防団

　1932年に設立した栗生楽泉園では、盲人らの「杖の友会」、自治会「五日会」についで、1936年に消防団は結成された。同年職員による防護団が組織されるが、園史にはこれらの詳しい活動についての記述は見られない。一方、邑久光明園では1934年の室戸台風で建物が全壊した後、1938年に長島に「光明園」として新設された直後に結成されている。その背景には起伏があり周りを海に囲まれた小島であるという立地条件と200名近い死亡者を出した室戸台

風の体験者が組織化を急いだことの2点があげられる。

　活動内容は消防訓練を行ったり、在園者への「火の用心」の呼び
かけや災害時の出動が主なものであった。構成は30歳以上の軽症
な者とされており、団員は約20名であったが、1940年の春から退
団が相次ぎ同年6月に解散となった。その後業務は戦友会に引き
継がれた。戦友会は軍隊経験者であれば25歳未満でも入会でき、
消防団が解散した当時は約40名の会員が消防訓練や防空演習など
を行っていた。1941年に光明園は国立に移管され「上意下達」を
徹底するため団員を園長が任命する警防団が結成されるのにとも
なって戦友会は警防団（1943年に園当局の指示により防護団と改称）
に吸収された。

　団員は比較的軽症者が多かったので上記の活動の他に防空壕掘り
や松根油採取などの勤労奉仕を行った。

　1945年6月には「国民義勇兵法」（男15歳〜60歳、女17歳〜40歳）
に基づき防護、青年、婦人の3団体は解消し、団体参加者以外に
新たに年齢該当者を加えて国民義勇隊が結成された（邑久光明園入
園者自治会 1988：207-209）。

　2．青年団
　邑久光明園の青年団は連合府県立時代の1920年に発足している
が、室戸台風によって各療養所に委託され活動は一時停止となっ
た。新たに長島に開園すると消防団に続いて1938年8月に再結成
された。活動の目的は「相愛互助」の精神を基本にした奉仕であ
り、団員の構成は16歳から30歳までの軽症者であった。

　翌年1939年からは軽症な入園者の増加にともない年齢の上限が
30歳から25歳まで引き下げられた。この頃の団員数は約70名で団
長以下、副団長、幹事6名（修養、訓練、慰安、勤労、体育、農事の
各部）、正副班長（4班）で構成する幹部会が団の運営にあたった。

戦争が激化するまでは慰安、体育などの部があることからも分かるように各種催し物や行事の主催が団の活動の比重をしめていた。例えば「新春諸芸大会（婦人会と共催）、春秋の運動会、光明神社奉納相撲大会、納涼盆踊り、碁・将棋大会、団旗祭演芸会（婦人会と共催）、春秋、野球リーグ戦」などが挙げられる（邑久光明園入園者自治会 1988：210-212）。

　以下の記述は当時の青年団の活動者からの聞き取りをまとめたものである。

　「終の住処として同じ病者として楽しくやっていこうとしていた」と述懐する通り、催しを率先して行い、その際の賞品や盆踊りの時の夜食、不自由者へ差し入れをするため青年団は独自の畑を持っていてさつまいもなどを栽培していた。また、春秋の大掃除には不自由者棟や少女寮、子供舎へ応援に行き、職員の検査に備えた。さらに、年末の餅つきでも活躍した。正月の餅は在園者が心待ちにしていたものの1つで、風呂場の蒸気で米を蒸し、居室の襖を外して餅を乾かすなど大がかりなものであった。当時はブラスバンドも盛んで、行事のため人手が必要な際には、広い園内では信号ラッパが用いられた。行事のときだけでなく、ラッパは行方不明者の探索や、自殺者がでたときの合図にも使われた[3]。

　上記の事柄について園史にも、「生活点描」、「大運動会」という項目が設けられており入園者の生活にとってこれらの行事は特記すべきことであった（邑久光明園入園者自治会 1988：143, 164）。
　食料不足が深刻化する1943年には、これまでの諸行事は全て取りやめとなり、食料の増産に専念することになった。園当局から島の西端の丘陵地の開墾許可を得て、甘藷苗の植え付けを行うとともに、収穫物をリヤカーで運ぶために開墾地にいたる山中に農道をつ

ける作業にも従事した。

　戦争末期には不自由者待避用を始めとする防空壕掘りが加わり、待避訓練、防空演習なども行われた。1945年6月には前述の通り、国民義勇隊が編成されるのにともなって青年団は解消の運びとなった（邑久光明園入園者自治会 1988：219）。

3．婦人会

　邑久光明園の婦人会が発足したのは1939年1月である。入会の要件に年齢の制限はなく、特に不自由な者を除いた全ての女性が対象となったが、結成当時の会員は20名ほどであった。1940年には会員は約70名に増え、会長、副会長、幹事、正副班長で構成される幹部会が機能して会の運営にあたっていた。活動内容は裁縫や炊事場での作業、病棟の入室者付添、身体の清拭の他、青年団とともに新春カルタ大会などの慰安行事の主催であった。裁縫は布団、着物の縫製だけでなく、園から入所者に支給される衣服や下駄が日々の作業で擦り切れるので、それらを繕う仕事も断続的に行っていた。その他、畑の開墾やグランドを造るための土運びなどの作業にも従事した。

　1941年に国立移管された後、構成は「16歳から35歳までの健康なる女子を以て組織す」と定められ、該当者50余名が園長の任免による「戦時体制強化の国策に副った婦人会」会員となった。食料増産が叫ばれ、青年団などによる本格的な開墾作業が始まると会員は補給係として炊事場や加工所で握り飯を作り、甘藷や馬鈴薯を蒸し、作業場まで運ぶ役割を担った。さらに、食料事情が悪化すると、かつて石拾いなどをして整地したグランドを掘り起こし、さつまいもや南瓜を作った。また、防護団、青年団と協力して防空壕を掘るために、もっこを担いで土を運び出す作業にも従事した（邑久光明園入園者自治会 1988：209-210）。

当時の会員の1人は戸外の活動について「もっこ担ぎの大変さが忘れられない」とふりかえる。また、石垣を造るために海岸から建物のある高台に向かって列を組んで並び、順番に大きな石を手送りしたことも話された。これらの体験は不慣れな作業に従事したための怪我や病気の進行と併せて強烈な記憶として留められている[4]。

第5項　戦前の患者運動と戦前・戦中期の自治会

1．外島事件

　1930年代は「無癩県運動」のもとで隔離政策が進められたが、同時に国公立の療養所の入所者は団結して劣悪な医療と生活環境を告発し、当局の管理抑圧体制に抵抗するなど解放闘争がもっとも高揚した時期であった。ここでは1932年に外島保養院（邑久光明園）で結成された「日本プロレタリア癩者解放同盟」（以下解放同盟）について触れておく。全国的患者組織結成のために「解放同盟」が作成した「全国代表者会議議案草案」中の「政策草案」には「因習的差別観念打破」、「全国的待遇の改善並に統一」、「親書小包の強制開封絶対反対」、「作業賃金の値上並に労働時間の短縮」、「言論集会結社の自由獲得」、「団結権罷業権の獲得」、「満18歳以上の男女に選挙権の自由獲得」、「遺族救護法の改正」、「全国的癩相談所網の確立」、「全国各療養所の医療機関の完備」、「全国各仮収容所の医療機関の完備並に待遇の改善」、「全国療養所に於ける完全なる自治制の獲得」「退院並に体刑処分絶対反対」、「各療養所間の定期的視察員の交換」、「娯楽機関の完備」、「各私立療養所への医療的援助」、「全国各療養所の拡張」、「患者の犠牲による収容人員の増加絶対反対」、「重病者の待遇改善並に保護方法の制定」、「差別者に対する徹底的糾弾」、「外出の自由獲得」があり、療養生活の改善と管理抑圧体制の撤廃に関するものが盛り込まれていた。実際に活動に関わっ

ていたのは10名ほどの入園者で、「政策草案」にある通り、郵便物
の検閲や外出が禁止という状況下では他の療養所の患者と団結する
ことは不可能に近く、また、園の自治会内部や熱心な信仰を持つ患
者間の対立も激化していた。

　1933年8月30日の夜に対立していた両者の中心メンバー20名が
院内の平和を保つため院長村田正太の示唆によって「脱走」した。
この外島事件を契機に「癩刑務所」計画が浮上し、具体化はされな
かったが、各療養所の管理抑圧体制は一層強化されていくことにな
り1938年には栗生楽泉園に特別病室が設置された（藤野 1993：153-
176）。

　2．栗生楽泉園における自治会の始まりと活動

　1932年に開園した栗生楽泉園に初めて患者自治組織「五日会」
が結成されたのは、1935年の1月である。その謂われは、月のう
ち5日、15日、25日を会合日と定めたことによる。結成の経緯
は、患者作業が行われるようになり、一定の賃金を得る者と仕事は
奉仕とされ無償で就労させられる者とが生じたため、職員の一存に
よる作業の体制を改め、患者の代表機関をつくり入所者の便宜をは
かるべきだという声が高まったことによる。会則には会の目的とし
て「本会ハ全在園者ノ平安福祉ヲ助長シ在園者自体ノ質実向上ヲ図
ラムタメ職員対在園者相互間ニタチテ一切ノ相談処理ニ参与スルヲ
以ッテ目的トス」と述べられている。こうして五日会は施設が作成
した「患者作業規定」に基づく患者作業に関する一切の事務を取り
仕切ることとなった。五日会の仕事のうち最も重要なものは、作業
不能の障害をもち且つ無収入の患者へ70銭を限度に就労患者の作
業賃の一部を支給する「救済金」の査定であった。就労者にとって
は、1日働いて封書が1枚買える程度の賃金の1割から2割を天
引きされるので、当然救済金の使途に厳しい監視の目をむけること

になる。しかし、五日会の会則第八条によると救済者査定結果について「分館長ノ許可ヲ受クルコト」と定められており、「相愛互助」の精神を制度化した救済金でさえ職員の許可を必要とした。

開設する前年の1931年には「国立癩療養所患者懲戒検束規定」が認可公布され、1934年には園内に監禁所が、1938年には全国の癩療養所で唯一の「特別病室」が設けられ、「職員対在園者相互間ニ」立つ目的で発足した五日会は患者懲戒検束の行政措置を無批判に受け入れていくことになり、戦中の国からの指示を待つまでもなく「御用組合」となっていった（栗生楽生園患者自治会 1982：122-126）。

3．邑久光明園の自治会活動

1909年に連合府県立外島保養院として設立した邑久光明園は、同年に当時の園長の提案によって「患者慰籍会」（後の慰安会）が他の療養所に先駆けて発足した。会の目的は、入院患者の慰安・娯楽・教育に資するものとされ、囲碁・将棋の備品、図書の購入、教養を高めるための講師の招へい、落語・浪曲・演劇などの招致を企画した。

その後、1918年には「外島入院者自治組織」が発足し、舎長会の互選により2名の代表を選出し、院当局との交渉にあたるようになった。外島保養院統計年表には「自治的制度之効果」として「浮浪生活ニ慣レタル彼等」が、自治組織ができたことによって「夥多年取締ニ困難ヲ極メタル」「事項ノ如キモ今ヤ全ク一掃シ益々好成績ヲ観ルニ至レリ」という記事が掲載されている。入園者の自治制度が正式に確立したのは1922年で、執行委員、評議員の2機関制であった。1928年には自治会規約が改正され、執行委員会、評議員会、舎長会（寮長会）の3機関制となり、以後1941年に自治会が返上されるまで3機関制は続いた。自治会が特に力をそそいだのは、不自由になった者の面倒を籍元と決められた部屋で責任を

もって看るという「籍元制度」と、自治会事業の収益金や外部から
の寄付金の中から無収入の者へ互助金を支給するという「互助金制
度」である。また、所内各種作業者の適正化や作業賃の格差縮小に
も意をそそいだが、前述の外島事件が起こり、翌年1934年の室戸
台風によって療養所が全壊したため、一時活動は休止となった。

　1938年4月に長島に光明園として開設された後、自治会事務所
が業務を再開したのは7月である。1941年には国立移管に伴って、
厚生省の指令という名目で園当局より自治の返上が言い渡された。
自治会の委員たちは、公立時代には予算額の示達説明があり、それ
に基づいて作業賃を算出し、作業人員の割り振りもしていたが国立
移管と共に一切不明となるのではないかという疑念をもった。そこ
で得た結論は、自治返上といっても当分の間はこれまで通りの組
織、事業、作業を残しておき、園当局の出方を見て対処するという
ものであった。こうして国立に移管される前日の6月30日に「自
治会の精神を今後も守り続けよう」という決意のもと盛大な自治返
上式を行った。自治会事業（売店、養豚、養鶏、農園、加工所など）
は慰安会に引き継がれることになり、同年10月1日には園長任命
による「入園者事務所」が誕生し、自治会は名実ともに消滅した
（邑久光明園入園者自治会 1988：19-20, 33-35, 138-141, 197-201）。

第6項　おわりに

　1909年に設立した連合府県立の療養所は、第二次世界大戦が始
まった1941年に国立に移管された。一方、1930年から1941年のあ
いだには長島愛生園、栗生楽泉園、星塚敬愛園、東北新生園の4
つの国立療養所が開園した。公立の6療養所が国立に移管される
ことによって国立療養所となった10園は戦時下の体制に組み込ま
れ、共通の問題が顕在化してくることとなった。

戦前戦中期の団体活動は、「富国強兵」政策の下で肩身の狭い思いで暮らしていた入所者が主体となって「相愛互助」の精神を具体化するために療養所の生活改善に取り組んだ。

　絶対的な職員不足を補った患者作業は、自治会（入園者事務所）がその管理を行うことで園当局との力関係の不均衡を幾分緩和した。

　1933年の外島事件のきっかけとなった「解放同盟」の「政策草案」の内容は、1951年に発足した全国ハンセン氏病患者協議会の支部長会の議題のいくつかの項目と重複する。医療職・事務職の増員、療養所での待遇を改善するための法改正や重病者の入所生活の改善、ハンセン病に対する無知による差別をなくすことがその主たる要求である。

　戦時期は強制隔離政策や食料・治療薬・労働力などの不足によって、より過酷な療養生活を余儀なくされたが、入所者は日常業務を担うことで実質的に園の運営を行い、貧困な予算の中で取り残されがちな重病者を介護することで、国策としてのハンセン病対策の問題を先鋭的につかんでいった。また、自治会や作業・団体活動を通して、組織で動いて、園当局へ要求を出し、それを実現させる方法をも次第に獲得していく。

　このように、戦後を起点に述べられてきた全国的なハンセン病患者運動の始動は、他園との連帯はなくても共通する問題の顕在化と対応はすでに戦中から見られ、一連の運動史として取り上げるという視点が必要である。

「年表」作成に際し参考にした文献

1 　全国ハンセン氏病患者協議会（1997）『全患協運動史』一光社
2 　邑久光明園入園者自治会（1988）『海と風のなか』日本文教出版
3 　栗生楽泉園患者自治会（1982）『風雪の紋』朝日印刷工業
4 　邑久光明園（1988）『創立80周年記念誌』根間印刷株式会社
5 　山本俊一（1997）『増補　日本らい史』東京大学出版会
6 　清水寛（1999）「日本ハンセン病児問題史研究［Ⅰ］」『埼玉大学紀要　教育学部』第48巻第1号

団体活動

西暦 (年)	関連事項	邑久光明園（外島保養院）	栗生楽泉園
1907	「癩予防ニ関スル法律」法律第十一号として公布		
1909	「癩予防ニ関スル法律」の施行に伴い連合府県立の五つの療養所が設立	第三区連合府県立外島保養院開設 今田園長提案による「患者慰籍会」発足後の「慰安会」	
1916	法律第二一号により療養所所長に懲戒検束権付与、監禁室の設置、各療養所ごとに「患者心得」制定		
1920		青年団結成（会員数30名）	
1922		入園者自治制度確立（執行委員、評議員2機関制）	
1927		外島青年団創立（年齢制限なし、軽症男子の加入は義務、消防業務も兼任）	
1928		自治会規約、改正施行 （執行委員会、評議員会、舎長会の3機関制）	
1930	全国初の国立癩療養所、長島愛生癩園開設		
1931	「国立癩療養所患者懲戒検束規定」制定		
1932			国立療養所栗生楽泉園設立
1933		外島事件　急進派入院者20名追放処分	
1934		室戸台風により全壊（在院患者597名のうち死者173名）	「杖の友会」発足
1935	国立療養所星塚敬愛園設立	機関誌「楓」第一号発行	自治会「五日会」として発足
1936	長島事件	「光明園」と改称し長島に開園	消防団結成

西暦 (年)	関連事項	邑久光明園（外島保養院）	栗生楽泉園
1938	厚生省設置 沖縄に国頭愛楽園設立	各園への委託者計309名帰園 自治会事務所業務開始 婦人会結成	「特別病室」（重監房）竣工
1939	国立療養所東北新生園設立	自治会に執行、評議、寮長の3機関制度発足 心光会（盲人会の前身）結成	
1940		消防団解散、業務は戦友会に 警防団結成	
1941	公立6療養所、国立に移管	自治組会は園長任命制度の「入園者事務所」となる 入園者心得制定	草津湯ノ沢部落、楽泉園内移転にともない解散
1942			
1943	奄美に奄美和光園設立	機関誌「楓」休刊	療友会（傷痍軍人会）発足
1944	傷痍軍人用の駿河療養所設立		
1945	終戦後、奄美沖縄3園米軍政下におかれる	防護団、青年団、婦人会を主体とする国民義勇隊編成	青年団団則が施設側から示され同役員任命
1946	国立癩療養所を国立療養所に改称	患者自治組織復活 邑久光明園と改称	機関誌「高原」創刊 「特別病室」問題糾弾闘争
1947	衆議院議員補欠選挙で各療養所入所者、選挙権行使		職患者による「療友協議会」発足
1948	5療養所患者連盟発足 全国らい患者プロミン予算獲得闘争委員会結成		婦人会発足
1949		機関誌「楓」復刊 青年団機関誌「青年」、警防団機関誌「あゆみ」創刊	
1950	奄美沖縄3園の所管各群島政府へ移管		
1951	「らい家族心中事件」 全患協発足 「三園長の証言」		

作業

西暦 (年)	全患協の動き他	邑久光明園（外島保養院）	栗生楽泉園
1909		外島保養院開設	
1919		包帯、ガーゼの再製作業開始	
1916		土木、草履作り、杖作り、樋工、洗濯、裁縫、草引き汚物運搬、汚物焼却、浴場係、看護、包帯巻き、包帯再製が院内作業となる	
1929		郵便配達開始	
1932			栗生楽泉園開設
1933			入所者が馬小屋1棟竣工
1934		室戸台風により施設全壊	
1935			患者作業昇額制度実施
1938		準備委員会で養豚、養鶏、豆腐、菓子加工所、農園を自治会生産事業とすることが決定	
1939		長島に光明園開設 畳修理、園内通貨製作が作業に加わることが決定 「興亜奉公日」の入園者職員の勤労奉仕開始	精米所設置により作業に従事
1940		作業時間午前8時から11時、午後1時から3時となる 菓子加工所砂糖入手困難のため休業 作業従事者を優遇するため「勤続慰労金制度」を設けることが決定	炭焼き作業増員、炭窯増設 牛乳生産軌道にのる 原野をグランドに造成 児童患者が売店用紙袋作りに従事
1941		養豚部の仔豚外部に売却 砂利運び各寮に割り当て	湯ノ沢部落解散式 邑久光明園から作業従事のため28名来園
1944		燃料不足を補うため炭焼き開始 防空壕掘り開始 松根掘り開始	（1942年は37名来園）
1945			運送作業基準決定（馬車、馬橇）
1946	（入所者、初の選挙権行使）		
1948	五療養所患者連盟発足		木製樽状義足制作が皮製の義足支給によって減少
1951	全らい患協業務開始		配膳係に雨合羽支給

第2節　ハンセン病療養所におけるニュースの発行

第1項　はじめに

　長らく退所規定を持たなかったハンセン病療養所への入所は、これまでの生活からの断絶を意味した。患者は絶望のふちをさまよいながら、隔離が目的の療養所で生活を始め、名ばかりの治療を受け、日本の場合は患者作業という名目の強制労働に従事した。

　しかし絶望と孤独のなか、ハンセン病療養所には他の療養施設にはあまり例を見ない、己の存在表明ともいうべき活動がある。なかでも個人の活動の枠を大きく超えて、国内はもとより海外へも当事者の声を届けたのは、入所者が作成したニュースである。

　本節では発病によって一般社会からの「追放」を余儀なくされた人々が、ニュース発行に到る経緯と経過、他の入所者や職員、所外への影響を概観する。その際、ハンセン病療養所入所者によるニュースで最高部数を発行したアメリカの『スター』と日本の『全療協ニュース（発行当初は全患協ニュース）』を用いて比較する。治療薬の発見前・発見後・導入の経過、入所者の待遇、生活の制限、ハンセン病に関する法規定などの相違を視野に入れつつ、ニュースの果たしてきた役割を検討したい。

第2項　カービルと『スター』

1．アメリカのハンセン病政策とカービル療養所

　米国の立法、行政、政策は連邦政府のものと州政府のものがそれぞれ存在していて、連邦政府は1905年にハワイにハンセン病の調査・治療を目的とした施設を設置した。医務総監は患者を入所させ

る権限を付与され、1917年には米国議会で国立癩療養所の設置、医務総監による強制入所権限、ハンセン病に関わる調査・治療に従事する者には、危険手当として規定の1.5倍の給与の支給が立法化された。

　1921年、ルイジアナ州癩療養所は買収され、翌1922年にルイジアナ州は90名の患者、病院、土地を含め外壁に鉄条網が張り巡らされた療養所を米国公衆衛生局に移譲した。

　その後、カービル療養所には多くの州から患者が入院するようになり、1923年には施設拡充予算が認められて425名が定員となった。

　1930年から1945年の入所者で、自発的に入院したのは15％で、療養所から逃走した者は、公式な裁判を受けることなく療養所内の監獄に収容された。

　プロミンの有効性は、1941年にカービルで実験的適用が開始以来、徐々に認められて1947年秋には、これまでの大風子油の使用が中止、Sulfone剤が第一選択薬となり、「進行停止（arrested）」として退院する患者が増加した。

　旧法を継承する1944年制定の「公衆衛生法」は、公衆衛生局（長官）か各州の衛生部局が連邦公衆衛生局の治療が必要と認めた者への強制入所権限を含んでいたが、軽快退所基準は改正され、一定の条件[5]を満たせば所長が医療退院を許可できるようになった。

　入所者の処遇に関する法令・規則は漸次変更され、選挙権の付与（1946年）、療養所外壁の鉄条網の除去、所内に郵便局を設置、条件付き退院（1948年）、所内に学校設立、幹線道路からカービル療養所までの舗装完成（1949年）、婚姻と電話の使用が許可（1952年）された。また退所者の増加に伴って退院時の移送・交通費用、移動中の生活費の公費弁済が立法化された。

　その後、患者連盟の要求により郵便物の滅菌操作の中止（1958

年）、夫婦のための住居の建立などの改革があった。

　カービルへの最後の強制入所は1960年で、1960年代半ばには約300名の入所者がいた。この時期の新規診断患者の場合、平均 5 年未満の入所となり、治療の反応によっては 1 年以内に退所することもあった。

　1985年の第99回連邦議会は「Hansen's Disease Program（PL99-117）」を採択し、連邦保健省長官はハンセン病に罹患し治療・介護を必要として申請した者にカービルのハンセン病センターにて無料（外来治療を含む）治療・介護を提供すること、同長官は本土と同等の経費をハワイ州保健局に支払うこと、カービルの公衆衛生局施設（ハンセン病療養所）は「ハンセン病センター（Gillis W. long Hansen's Disease Center）」と改称することを定めた。

　1985年に強制入所は法律から削除され、翌1986年には30日以上フルタイムで雇用されたハンセン病医療従事者への追加手当てが4 分の 1 に減額された。

　その後、療養所の急性期治療・研究教育機能は州都バトンルージュに移転し、1988年を以て新規の療養所への入院の受け入れは停止した。療養所が長期入院療養者の受け入れを法的に停止したのは1997年であった[6]。

　2．スタンレー・スタイン

　1963年、スタインが64歳のときに友人の作家の協力を得て、カービルの『スター』出版社で刊行した『もはや一人ではない（Alone No Longer）』と題する自伝の日本語版を基に彼の足跡とニュースの果たした役割をたどってみたい。

　1899年 6 月にテキサス州ゴンザレスで博識な薬剤師の父親とドイツ生まれで教養高い母のもとにユダヤ人として生まれ、1967年12月に68歳で病没した。

スタインは愛情豊かな親族に囲まれて大きな邸宅で幼少期を送り、演劇とジャーナリズムに関心があったが、父の意向でテキサス大学薬学部に入学する。

　1919年に父が裁判で未成年規制を外させ、テキサス州の薬剤師資格を取得し家業の薬局で働くようになった。その年の夏頃から夜更かしをすると顔の腫れや視覚に障害が出るようになり、父を看取り、様々な葛藤を経て1931年3月1日ルイジアナ州カービルの第66アメリカ海軍病院に入院する。そのときのことを「私は自分の国にいながら、追放の身となったのだ」と記している。また、1894年以降の全ての患者についての膨大な記録に患者746号として加えられることになり「刑務所の囚人と同じように、私たちは一個の人間としての資格がない」存在となった(7)。

　入所して早々にクレゾール石鹸液で自殺したユダヤ律法の研究者の話を聞いたスタインは、自分の未来を悲観するほかなかった。

　しかし、ハンセン病患者として入所し打ちのめされながらも情熱と学識のある元海兵隊員に声をかけて、彼を編集長とし自分は記者としてスタッフの人選を始めた。病院長にかけあい、週に2枚を超えない範囲で、ガリ版切りや謄写版印刷を職員に依頼することへの同意、タイプライター使用の提案までこぎつけた。

　新聞の発行は入所して2ヵ月半後のことである。やがて『スター』の編集室は、うとまれる病気にかかっていることや厭世的な同居者をほとんど忘れさせる場所となった。

　『スター』と結婚していたつもりでいたスタインだが、同郷で新入りという共通項の女性と一緒に暮らすことになった。その頃編集室で、ブロードウェイの芝居を療養所でやるためのカーヴィル小劇場を組織する計画を立て、それは楽しみでもあり作業療法にもなるのだと力説した。小劇場の活動期間は短かったが、入所者の派閥の壁をある程度打ち砕き入所者に意欲を持たせたことに誇りをもって

いる。それは例えば劇場関係者の出身地が28カ国にもわたり言葉の問題と格闘した証しでもある。

教会批判によって『スター』が一時休刊を余儀なくされていた時、スタインは所内に自分の家を手に入れ、その後25年近く住み続けた。家は手に入れたが、同居していた女性は11回の検査で陰性となり、外の家族の許へと帰って行った。

1936年にマラリアから「レッドアイ」をひきおこし6月と8月に病室に入ったが効果がなく、日光が当たると熱く焼けた針が何本も目に突き刺さるように痛んだ。マラリアの後遺症としてもう1つ両脚の潰瘍にも悩まされた。目の痛みが治まると視力が失われた。

光のない日々で人間らしい生活を取り戻すには長い年月を要したが、視覚障害者向けの録音図書と1938年10月に復員軍人庁から「最重度障害者」と認定され、通常の2倍の障害者手当が毎月受け取れるようになると暮らしは幾分好転する。この手当てによって、母が亡くなるまでの約20年間定期的に送金ができるようになり、スタイン専門の付き添いを雇えるようになった。

1945年5月、スタインは『スター』の編集室でヘレン・ケラーと話す機会があった。

スタインは1つだけ機能を回復させてくれるとしたらどれを選ぶか、とケラーに問い、視力はほかの人たちの目をとおして見えるので聴力を選ぶ、との答えに驚いた。

その年の暮れにスタインは『スター』、患者自治会、在郷軍人会カービル支部より委員を集めて「社会的向上と社会復帰のための患者合同委員会（以下、合同委員会）」を結成し、病院長にも出席を求めて話し合った。そして近代的科学知識に照らして強制隔離をやめ自発的入院とすること、1000か所以上の初期診断と治療のための診療所を設けること、一般の輸送機関への乗車禁止を廃止することなどの15項目の提言をした。これらの提言は1946年12月の諮問委

員会により独自の勧告案が出された。患者が最も喜んだのは、担当
医が回復の妨げにならないと認めるなら、年に2回、1か月の外
泊を認めるというものである。

1950年6月、合同委員会の活動は、隔離する必要のある病気（検
疫伝染病）のリストからハンセン病を削除させることに成功した。
同年には、ニューオリンズに外来患者のためのハンセン病診療所が
開設した。

この頃、スタインは声優との貴重な友情を育んだ。彼女は頻繁に
電話をくれ、『スター』の愛読者となり、友人たちに定期購読を薦
め、購読者はニューヨークの演劇界、文学界、専門職へと広がった。

11回の検査で陰性だったスタインは1951年11月19日、20年ぶり
に都市へ向かう列車に乗り、ニューヨークで声優やその友人たちと
ミュージカルに行ったり、在郷軍人会の晩餐会の招待を受けたり
と、至福の時間を過ごした。

退院が実現しそうであったにもかかわらず、1952年1月の診断
委員会会議により、皮膚検査は12回連続で無菌であったが離れた
別々の部位から6つの標本が採取されたとして、退院願いは却下
された。沈んだ気持ちを引き上げたのは、故郷の知人との偶然の再
会であった。在郷軍人会のテキサス支部大会に招請され、400キロ
の回り道をして母と叔父との念願の再会を果たした。故郷のサンア
ントニオには1959年10月に母が亡くなるまで毎年帰り、母の危篤
を長距離電話で知ると、カービルから駆け付けて亡くなる前に抱き
しめることができた。

療養所長の意向によっての不本意な住宅の立ち退きや愛犬の死を
経験し、そののち鶏小屋を改装した亜熱帯植物の茂った家で晩年を
送った。

スタインは世界で初めてハンセン病患者による機関紙『スター』
を発行し、辺鄙な療養所に強制入所させられている人々の声を世に

届けた。

　その功績によって1953年に「ダミアン・ダットン賞」[8]の初代受賞者となった。

　3．『ザ・スター』

　新聞の名前『シックスティシックス・スター（略称スター）』の由来は、カービルの正式名である第66海軍病院と、スターはボーンの『スター』紙に対する敬意をこめて、スタインによって命名され、1931年5月16日に創刊した。

　スポーツ欄、劇評、物語、挨拶のほか、入所者のニュース、自作の詩などの投稿も呼びかけた。また、療養所での最大の関心事は食べる事なので、料理長の協力により日曜日と祭日の夕食メニューを詳しく載せた。

　売店で届くあてのない郵便を待って列をつくる孤独な人たちが気になっていたスタインは『スター』が仲間づくりの一歩となることを願っていた。

　その頃、ホノルルの新聞にハワイ準州議会が、モロカイ島のカウラパパらい療養所に最新のトーキー映写機を購入する予算を承認したとの記事が掲載された。『スター』紙では活発に意見交換し、最終的にカーヴィルの運営費から最新式映写機をまかなえることになると、号外1号を発行し成果を喜んだ。また、この勝利は「カーヴィルの歴史ではじめて患者の要求と意見が、地元当局の仲介を得ずに直接有刺鉄線を越えて伝わった」（スタイン 2007：118-123頁）。

　1931年12月12日付の『スター』は在郷軍人会の支部の設立を報告し「この活動によって、われわれ退役軍人の意見や要望が重視されること、そして退役軍人だけでなく患者全員に多くの恩恵が与えられることを願ってやまない」と呼びかけた。最初にこたえたのは在郷軍人会の婦人会で、数年後には親睦会[9]、米国傷病退役軍人

会、米西戦争退役軍人会、海外戦争復員兵協会、米国出兵兵士会とすべての婦人会がカービルに目を向けるようになった。

　病院長はほとんど毎日『スター』の編集室に立ち寄ったので、以前にはなかった治療の場以外での患者と職員の関係が形成され、これは過去に例のないことだった。

　初代編集長がカービルを去り、創刊1周年を祝う1か月前にスタインは編集長の座を引き継ぎ、はじめて写真を載せた記念特集号を作成した。古いタイプライターは行間をそろえる機能がなくカットの周りの余白が不揃いであったが、読者は小劇場の舞台やメキシカンクラブのお祝い、野球、ゴルフなどのスポーツイベントの写真を楽しんだ。

　初代編集長とガリ版切りを担当していた彼の妻が去ったとき、ボランティアスタッフの助言により『スター』は1週間休刊し、いったん隔週になり、月刊になった。

　創刊2年後から『スター』は本気で偏見打破に挑みはじめた。1933年10月1日号には、科学的人道的のみならず公衆衛生の観点からも患者の絶対隔離に反対するマニラ聖路加病院の皮膚科医の意見を載せた。また、「社会的烙印を押された」レパー（らい患者）を水虫薬の宣伝に使用した製薬会社に公開状を示したり、あらゆる機会をとらえて抗議文を書いた。レプロシー（らい）、レパー（らい患者）は聖書で宗教的な罪のしるしと見なされ、かかった人は呪われた人間だと精神的に苦しむので、「ハンセン病」に言いかえる闘いも始めた。

　このころには多くの病院や刑務所と出版物の交換をするようになっていた。なかでも編集の優れていたインディアナ州立結核療養所の患者たちによる『フーザー・レスキュアー（インディアナの救済者）』は『スター』に感心し、カービルの患者がかかえる問題にショックを受け、迷信や偏見が容易になくならないことを嘆く記事

を寄せた。

　発刊から3年後の1934年、教会の「らい者のミサ」に対して新聞で反論したところ編集者以外のスタッフは辞めていき休刊に追い込まれた。

　『スター』再刊は7年後の1941年である。スタインは視力を失っていたが、障害者手当が支給されていたので、1941年から20余年間無給で『スター』の編集に関わった。他のスタッフは1940年代に『スター』が職業訓練の一環となり、公衆衛生局または『スター』から賃金を受け取るようになった。また、気候とハンセン病との関係を地理的実験をして科学的に解明するよう『スター』で再び論じた。

　新生『スター』は創刊当初の、隔離された人々の代弁者となるという目的を維持しつつ、長期的な3つの具体的目標を定めた。一、ハンセン病について正しい知識を広める。二、希望する患者に職業訓練をする。三、患者のためのコミュニティ活動をする。

　第1号は300部発行し、切手代は自腹で外の友人たちに送った。

　謄写版から郵送費の安くなる活版印刷、雑誌形式となったのは1944年6月で、手動給紙印刷機で500部印刷された。

　1936年に古い壁掛け式電話が売店に設置されて以来、患者の使用できる電話は限られていたが、1945年『スター』編集室に所内で最初の内線電話がついた。

　在郷軍人会の会議で『スター』は「全国プロジェクト」として支援を受けることになり、増加する購読者に対応するため、軍人会や個人、病院などから高速自動印刷機を提供された。仕事量も増え、『スター』の仕事は職業訓練と認められ、編集や事務、機械操作などの9つの職に国家予算がついた。また、『スター』事務局は独自に入所者4人とライノタイプ操作係1人を雇った。このような体制で1946年の時点では2500部発行している（スタイン2007：291-294）。

　1947年秋、カービルでは大風子油治療を公式に廃止、スルフォ

ン剤が「最適療法」とされた。『スター』も「さらば腫瘍、さらば
吐き気」という記事で喜びを伝えた（スタイン 2007：306）。

　ルイジアナ州立大学の職業ジャーナリスト団体の支部より、1949年
『スター』は「コミュニティに貢献したルイジアナ州の新聞」として
賞を与えられた。しかし新聞で受賞を知ったその賞の授与式は編集部
員の誰にも知らせがないまま既に終わっていた（スタイン 2007：357）。

　病院は特別奉仕部に医療部門より多くの職員を抱えるようになっ
たが、『スター』も発行人欄に「協力者」の名前を掲載し、入所者
の困りごとに対応するコミュニティ活動を担った。また、インドの
ハンセン病患者に治療薬を送るためのキャンペーンを数年にわたり
紙面で展開した。

　新生『スター』が10周年を迎えた1951年には発行部数は6000部に
達し、1960年代になると14000部を超えるようになった。50州すべ
てと首都ワシントン、および68カ国の公共図書館、学校、医学部
および看護学校、教会図書館、病院、医院、在郷軍人会支部、婦人
クラブなどに重点的に送っている。ハンセン病に対する人々の古い
考えを変える起爆剤にならなくても触媒の役割は果たしてきた（ス
タイン 2007：294）。

　また、『スター』は患者自治会と協力してカービルを一般訪問客
に開放した。ハンセン病と犠牲者にまつわる秘密や謎のヴェールを
とりはらいたいなら、すべての訪問客を自由に出入りさせるべき、
というのがスタインの持論で、入所者をガイドとして一般客を案内
させるという案を病院に承諾させた。やがてガイドの仕事は正式に
認可され、政府から賃金が出るようになった。そしてハンセン病に
関心を寄せる人たちへの対応が十分にできるようになり、理解者と
りわけ10代の人たちの存在が未来への希望となっている（スタイン
2007：377-379）。

　1962年春からはルイジアナ州立大学の大学院でジャーナリズム

を学んでいるロバート・レイ・レイナーが副編集長としてスタイン
を支えるようになった。

第3項　全療協ニュース

1．全国組織の成立とニュース発行

　日本に13か所ある国立（現在は独立行政法人）のハンセン病療養
所の自治組織が、他の療養所と手を結んだのは1948年1月1日に
発足した五療養所（星塚敬愛園、菊池恵楓園、駿河療養所、栗生楽泉
園、松丘保養園）患者連盟が最初である。1950年10月5日、多磨全
生園において「全国々立らい療養所患者協議会規草案」を自治会で
決定、翌年1月11日に「全らい患協規約草案」を各自治会の意見
に基づいて修正、再提出をして各園一致で成立した。ただし瀬戸内
3園（長島愛生園、邑久光明園、大島青松園）の全らい患協への加盟
は1951年6月である。

　『全らい患協ニュース』の第一号は、瀬戸内3園のほか沖縄愛楽
園や宮古南静園が未加盟の1951年1月30日に発行された。

　1952年11月には名称を全国ハンセン（氏）病患者協議会（全患協）
にあらため、現在は全国ハンセン病療養所入所者協議会（全療協）
となっている。

　2020年8月1日現在『全療協ニュース』はNo.1062まで発行して
おり、欠番はあるものの全療協によって第1号から1000号まで5
冊の縮刷版に収められているので、ニュースの体裁や内容を伺い知
ることができる。2015年に発行された第5集は全療協の森和男会
長が「発行に当たって」で2014年5月に亡くなった神美知宏前全
療協会長と谺雄二全原協会長を追悼している。第5集の表紙は神
前会長を中心に11名の全療協の幹部が腕を組んで立っている写真
が使われた。全療協の将来を見据える神の厳しい表情と互いに支え

合っているような姿が胸を突く。

縮刷版の1巻、4巻、5巻には当時の全患（療）協会長の巻頭言が掲載されている。

第1巻は1951年1月の第1号から1967年7月までの16年の「苦闘」が記録されている。当時を振り返り曾我野一美会長は1953年の「らい予防法」改正に向けての運動や国民年金制度の導入で所得格差が生じないよう全員適用にすること、患者看護から職員看護への切り替え要求を出したことを巻頭言で特筆した。

1987年7月の701号から2005年8月の900号までの第4巻には当時の宮里光雄会長の「発刊の辞」がある。曾我野会長の「機関紙は組織の顔、たったひとつの武器として発行されてきた」との言葉を引きながら、1998年のハンセン病国賠訴訟が社会的広がりをもつ契機となり、市民参加型に変わってきたと述べた。また、鉛筆によって一字、一字に精魂が込められた原紙謄写版刷りから活版印刷、現在にいたるオフセット印刷までの変遷の記述もある。

発行回数は1951年1月の創刊から1956年3月（第59号）までは、ほぼ月1回で、その後1日、15日の毎月2回になった。毎月1回1日発行の体制に戻るのは1987年7月1日（第689号）で現在もそれが続いている。

2. ニュースの内容

第1号は全患協議長が各支部長宛てに、国に提出していた慰安金、食料費、医療費の増額の「請願書」の事項の実施見込みの報告がされた。治療薬プロミンの予算、慰労金増額、職員の待遇改善、癩関係医官の米国派遣、「その他の消息」として11月から1月の事務局、国の動向が記されている。体裁は手書きA4で2枚である。

第2号はA4で1枚、項目は「三笠宮松丘保養園視察」、「山梨県下の癩家族一家心中事件その後の経過」、「多磨全生園園長林芳信氏

『誉の保健文化賞』受賞」、「第13回日本医学会に於ける癩学会開催」、「沖縄進駐軍軍政官（衛生主任）キングル氏多磨全生園視察」。

編成は第5号（1951年5月23日発行）より縦4段組みとなり、翌1952年春からタイプされるようになり、第35号（1954年2月10日発行）からは写真が入り、現在の体裁に近づいた。

1958年1月1日の第100号は新春記念特別号で、各園のニュースのほか詩人、歌人、作家、議員、弁護士、研究者、関係者からの祝辞など、8頁と通常の倍以上の分量であった。

1959年8月1日（第135号）のニュースでは、らいではなく「ハンセン氏病」と名称を変えようと提唱した。

第163号（1961年1月1日）では1面の左上に全患協の目的が掲げられている。

①ハンセン氏病の患者の社会的地位を一切の偏見から解放しその基本人権を擁護する。②職員との融和協同によって療養所の民主化をはかる。③患者の生活を擁護しその安定向上をはかる。④患者の民主主義的文化の向上にはかる。⑤患者治療後の生活権の社会的保障を実現する。

第200号が発行されたのは1962年10月1日で、全4頁に日医労、日患同盟などの友誼団体や関係者からの祝辞が掲載された。また、写真入りで200号までの歩みも載っている。

1966年4月15日（第273号）では「拠出制への道」と題して年金問題をとりあげた。

第300号を迎えたのは1967年7月15日で、2頁のなかに300号記念文芸と題して各園の入所者による短歌、俳句、川柳を載せた。

400号は1972年4月15日に発行され、「団結して前進しよう！偏見と差別への闘いの旗じるし」と題して関係者のコメントの他、全患協21年間のあゆみも掲載している。

全患協が25周年を迎えた1976年1月15日の478号は全患協会長以

外に障全協会長、日患同盟会長、全医労委員長からの祝辞と栗生、多磨、長島、沖縄の各支部の声を載せた。

1977年2月1日に500号は発行されたが、特集は組まれていない。1982年1月15日は600号特集として「組織の統一と団結　事務局の新築と今後について」全患協会長と栗生、奄美、宮古の支部長がコメントしているが、通常と同じ2頁である。599号が新年特集号で「国際障害者年1981年各支部の歩み」を載せて4頁だったことも影響しているかもしれない。1984年7月15日の650号は「らい予防法関係資料特集号」で、現行法、附帯決議、3園長の国会証言、法改正要請書（1963年9月）、「らい患者救済及び社会復帰に関する国際決議（1956年）」が掲載された。

1987年6月1日の700号では、曾我野全患協長が第1号の内容を見て、当初は部内の連絡的性格のもので、対社会的にアピールすることはなかったとしたうえで36年を振り返っている。医療の貧困、低劣な待遇、劣悪な看護・介護を告発してきた「ニュース」の功績は偉大であると評価した。

1991年12月1日の750号は全患協創立40周年の記念集会の模様を伝え、「らい予防法」が廃止された1996年7月1日の800号は法廃止後の課題解決について1面に載せている。

900号の発行は2005年8月1日で、特集はないが在園保障、「被害実態調査班」最終会議、旧植民地（韓国・台湾）の賠償請求訴訟の状況などの記事がある。

　3．号外、特報

縮刷版の第1集から第5集をみると第2集（301～500号）、第3集（501～700号）は定期的な発行であるが、第1、4集は号外や特報も発行していることが分かる。

以下でその内容を紹介する。

第2号のあと、1951年2月10日に挙行した全国癩療養所患者協議会発会式の報告、2月17日に請願書が参議院厚生委員会で採択、内閣に送付した旨の通知があったとの特報が出された。

　1951年5月18日と19日、貞明皇后の死去に伴って初めて号外を作成し哀悼の意を示した。同年9月4日発行の号外は前日に公衆衛生局長らとともに橋本厚生大臣が多磨全生園を視察したことを伝えている。

　1965年4月5日の号外は、全患協第10回支部長会議の議案で、運動方針、全患協規約改正、全患協予算案、療養生活研究委員会規定改正のうち、前2案の詳細を解説している。

　情勢の特徴、経過、報告ののち、全患協運動への理解や協力を施設職員、他団体、地域、市民に広げていくために本部を（持ち回りではなく）中央（東京の多磨全生園）へ移転し、機構を強化する規約改正がなされた。

　1992年11月10日発行の号外は、建設中の「高松宮記念ハンセン病資料館」特集で、建設の進行状況の報告と資金、資料の支援提供のお願いである。

　2001年5月20日発行の号外には、国賠訴訟全面勝訴の判決文の要旨と厚労大臣、法務大臣、衆・参議長への控訴断念の申入書を掲載した。

　その他、全患協は1963年に『予防と知識』を出版している。

第4項　『スター』と『全療協ニュース』の比較

1．発行部数の変遷と読者

　ニュースの発行部数はどちらも入所者数と印刷技術が基本にあるが、『スター』は海外でも購読され、職業訓練も兼ねた有給の職員を複数雇用してきた点が『全療協（全患協）ニュース』とは異なる。

1931年5月に創刊した『スター』は隔離された人の代弁と患者同士の仲間づくりを目的としていた。休刊後は患者のコミュニティ活動に加えて、ハンセン病の啓発、患者の職業訓練の役割を担うことを目指して300部発行された。謄写版から活版印刷、雑誌形式になった1944年には500部、職業訓練として国家予算がつき職員を採用した1946年には2500部発行している。

　日本で『全患協ニュース』が創刊された1951年には『スター』の発行部数は6000部に達し、1960年代にはカービルの入所者は約300人であったが、全米各州と68カ国に送付するため14000部以上を発行するようなった。

　『全患協ニュース』は創刊後しばらくは全国各療養所との連絡的な機能を果たしていたが、問題意識の共有化が進み、政策の提言に欠かせない存在に成長した。「らい予防法」制定後の1956〜1959年には療養所の入所者は12000人を超えているので、発行部数もそれに比例して増やしたことが予想される。

　全療協ニュースは2011年10月には2540部発行しているが、高齢化にともない会員である入所者の数が減少しているため、発行部数も減っている。全療協から全国13か所の各自治会の支部に送られ、都道府県や地域の支援団体、福祉団体へも届けられる。

　その他、中央の全療協からは国会議員、個人の支援者へも送付されている。

２．転機となった出来事と社会へのインパクト

　創刊まもない『スター』が有刺鉄線を越えて直接外とつながったのは、カービルの運営費から最新式の映写機を購入したのが最初である。同じ年には在郷軍人会の支部を療養所内に立ちあげた。これによって国内外に購読者を獲得し、ハンセン病が身近でない人々にもカービルの現状に目を向けさせるようになった。

1945年の暮れには『スター』、患者自治会、在郷軍人会カービル支部で合同委員会を結成し、提言を出した。この委員会は、外泊や検疫伝染病のリストからハンセン病を削除すること、外来患者のためのハンセン病診療所の開設などの成果をあげていった。

　この頃には治療薬の効果が表れ、治療法も確立していく。

　隔離された人々の代弁者となり偏見と闘う『スター』は、読者の広がりと印刷技術の向上、情報環境の整備によって職業訓練の場として認められるようになった。国家予算での採用の他、『スター』事務局でも入所者を採用して、退所後に備えて編集や機械操作の腕を磨いた。

　海外のハンセン病患者の治療費用支援を呼びかけたり、患者自治会と協力して一般訪問客を入所者がガイドするよう病院に働きかけ承諾させたのも啓発の弾みになった。やがて政府の予算が付きハンセン病や入所者に関する啓発と入所者の仕事の確保が可能になった。

　日本のニュース発行は、個人によるものではなく、1951年に国立療養所の自治会が全国組織を結成したのが契機である。1953年に「らい予防法」が制定されるまでの各自治会での作業ストライキ、ハンガーストライキ、参議院会館での陳情団の座り込みなど激しい闘いがニュースで報じられ、入所者の団結は強まっていった。全患協は国との交渉にあたり、逐次ニュースで進捗状況を報告していたが、世界の趨勢や治療薬の効果からすると大きく後退する法は可決された。9項目の附帯決議とより広い層へ関心を喚起し、理解と連帯につなげたことが「らい予防法闘争」の成果である。さらに、「団結の力を自覚し、政治は動かすことができるという教訓を得たことこそ、何ものにもかえられない成果であった(10)。」

　国民年金支給を入所者全てに適用すること、患者作業を返還して職員に切り替えることも経過をニュースが詳細に報じた。

　2001年の国賠訴訟のときには、入所者の高齢化と立場の違いで

組織としての迅速な対応は難しかったが、かつてないほどの市民参加を得た。

第5項　おわりに

　ニュース発行の意味を当事者、施設、政府、社会への影響、という視座から考察する。

　発信の当事者としてのスタインは、新聞の発行を始めることで社会から追放されたという絶望感を徐々に回復させ、厭世的な他の入所者を活気づけた。ハンセン病や療養所の法的な位置づけへの異議申し立てだけでなく、療養所の献立や入所者作の詩や随筆、イベントの紹介など楽しめるような記事は文化の向上にも貢献した。また、数十年にわたるニュース発行、職業訓練やコミュニティ活動で、病院長をはじめ療養所職員との協調的かつ民主的な関係の形成に資したのは間違いない。

　『スター』の記事を1号から見ていないため、スタインの著書以外からハンセン病政策への影響を検討することはできないが、元祖『スター』の頃からハンセン病への偏見に対する抗議活動をしている。これは次第に無視できない影響力を持つようになった。

　日本の場合、連合府県立と国立療養所という設置主体や設置時期が異なり、全国組織創設の頃は私立を除く療養所すべてが国立となっていても、各療養所の園長の意向が強く施設運営に反映され、組織ができる前は団結が難しかった。しかし、徐々に全国組織としての体制が整ってくると国や園当局への要求だけでなく、各療養所の格差を知ることになった。改善要求は個人ではなく、組織で行うことで政策に関わる審議事項となる。国に対する要求のみならず、組織を通して他園の状況を知り、時には他園からの応援を得て、処遇の改善がはかられた。

治療、回復、社会復帰という過程においてハンセン病政策は常に現状から遅れていて、職員は「危険手当」と呼ばれる割増賃金の受け取りを維持した。伝染力が非常に微弱で戦後は完治する病気になっても国民に知らせることはなく、ハンセン病についての誤った考えは長く流布することになった。

それに抗してニュースは入所者の提言や要求を社会に知らせ、共有し、治療薬の効果はその実現を後押しした。日本とアメリカでは時期がずれるが、ハンセン病療養所は、やがて新患の長期入所はなくなり、後遺症や「患者作業」による身体障害によって「社会復帰」の難しい人々の施設となる。この時期からのニュースの役割は社会啓発に重きをおき、『スター』は入所者以外の購読層が厚かったことは強みであった。

日本で啓発が大きく前進したのは国家賠償請求訴訟である。マスコミが取り上げない入所者の声を60年以上にわたって届け続けたニュースは、入所者の意識を変え、賛同者を得、社会に働きかけ、偏見や利害の対立する状況に挑み続けている。

第3節　「らい予防法」に当事者団体はどう向き合ったか

第1項　はじめに

全国に13か所ある国立のハンセン病療養所はそれぞれ自治会を置いている。その全国組織である全国ハンセン病療養所入所者協議会（全療協）は2011年に結成60周年を迎えた。

自治会や当事者団体は時間の経過に伴って、メンバーが交代し、また目的を果たしたら形を変えるなどして、ニーズがある限り存続するための努力をする。

日本では全療協（改称前は全患協、全国ハンセン病患者協議会）が結成される前に、治療薬の治験が始まり、治る病気となって久しくハンセン病の患者はいない。

　にもかかわらず、人生の大半をハンセン病療養所で暮らす1211人（2019年5月1日現在）の平均年齢は86歳に迫り、2010年以降は毎年150人以上の入所者が亡くなっている。

　目的達成への道は遠く新たなニーズが山積するなかで、当事者による運動は引き継ぎ手を探す岐路にさしかかっている。

　本節では「日本国憲法の下における最大の人権侵害[11]」である「らい予防法」に当事者団体である全患協、全療協はどのように抗したか、制定、廃止、国家賠償請求訴訟の3つの画期における闘いの展開を組織内外から概観する。

　なお当事者は「その問題に対して応答し対応する責任を有する」広義の当事者と「問題を抱え、かつ、現状を変えたいと願う」狭義の当事者とに分類できるが、ここでは狭義の意味の当事者を用いる[12]。

第2項　全国組織の形成と推移

1．前史

　1926年に九州療養所（現在の菊池恵楓園）では自治会が発足、封書を消毒し「消毒済」の捺印をして発送する制度を廃止させたり、売店経営、野菜栽培の事業の収益を盆と正月に入所者に配分するなどの活動をした。

　1909年に患者慰籍会、1918年に当時全国5カ所の療養所に先駆けて自治会ができた外島保養院（現在の邑久光明園）は、村田正太院長による自由主義的な管理運営[13]のもとに1931年マルクス主義による地下組織が生まれ、翌年「日本プロレタリア癩者解放同盟」結成の運動に発展、「外島事件」のきっかけになった。

綱領草案は「本同盟は大衆的組織力をもって癩者解放のために闘う」「本同盟は癩者大衆の利益を代表し、政治的自由獲得のため闘う」「本同盟は資本主義を打倒し、因習的差別観念粉砕のため闘う」である。

　1933年の自治会委員選挙は、執行部を占めていた進歩派が敗れて保守派が勝利した。

　進歩派の何人かは外部とつながり、共産思想を院内に植え付けていると噂され、大阪府特高課の調べを受けたことが新聞に載り、患者間の対立が激化した。院長は調停に失敗、評議会は急進派20人を院内攪乱者として退去させることを決議し、彼らは「追放」された。

　この措置をめぐり、村田院長は大阪府警察本部と対立、辞任した。「追放」者は行く先々で入所を断られ、野垂れ死に同然の道をたどった。当事者による初期の大規模な闘いである「外島事件」は、大きな犠牲を払って幕を閉じた。

　1936年、長島愛生園では890人の定員に1207人収容、「一食を割き、半座の褥を譲る」現状に対して50時間のハンストの後、自治活動の権利を手にした。しかし自治機能は施設運営に利用され、劣悪な処遇が加速する1941年に解散させられた。

　1943年にアメリカで治療薬プロミンの効果が報告された。日本では1946年東京大学石館守三教授が合成に成功、翌1947年厚生省は各療養所に試薬品を渡し、臨床実験を続け、その特効性を確かめていった。

　すでに試験の段階は終わったとして1948年多磨全生園では「プロミン獲得促進委員会」を組織し、厚生省に予算化を要求した。ところが地元選出委員よりプロミン予算が6分の1に削られたことを知り、委員の数人が断食に入った。さらに栗生楽泉園でも140人がハンストに入り、「プロミン獲得促進委員会」委員長の国会、大蔵大臣への陳情もあり当初の要求は通ることになった[14]。

2．全国ハンセン病患者協議会の結成

星塚敬愛園の自治会では1947年に「全国患者連盟」結成が提唱され、多磨全生園他数か所の園は加盟せず、1948年1月1日に星塚敬愛園を本部として、菊池恵楓園、駿河療養所、東北新生園、松丘保養園で「五療養所患者連盟」が発足した。

連盟本部の星塚は、多磨の「プロミン獲得促進委員会」へ運動資金を送り、「連盟」参加を呼び掛けた。これに対して多磨は1950年2月に全国組織の結成を提案、4月に「全国癩療養所患者協議会結成並びに協議会設立準備委員会の設置」を決定、5園は了承し、多磨に対外事務局を設置した。プロミン獲得運動の余剰金5000円などを経費にあてて、次項でみる「全国国立癩療養所患者協議会」の規約は各自治会の意見に基づいて修正を重ね1951年1月11日に成立した。他の園と同時にスタートをきれなかった瀬戸内3園（大島青松園、邑久光明園、長島愛生園）は半年遅れて6月20日、正式に加盟した[15]。

3．組織と規約

全国国立癩療養所患者協議会（全癩患協）規約は第十九条まである。

名称、目的、組織・運営方法、議決の扱い、事務局体制、会計などを定めているが、いくつか取り出してみる。

第三条は「本協議会は思想信仰並びに政治的信条にかかわりなく相愛互助の精神に基づき各療養所間の連絡を密にし、療養生活の安定向上を図るを以て目的とする。」とある。療養所創設当初から軽度の入所者が重病者に付き添い、看護、介護することが強いられた「患者作業」でも用いられた「相愛互助」の文言がみられる。

また、北は青森、南は鹿児島（当時は沖縄愛楽園は未加入）と離れているうえ、他の入所者と同様に各療養所の自治会長（当時は支部

長）も、法の規定により外出が著しく制限されていたため、運営は各支部長の書面による会議を行う旨の記載がある（第七条）。

　書面会議は年4回が基本だが、議長が必要と認めれば臨時書面会議を開くこともあった（第八条）。

　事務局の仕事は、書面会議に関する事務で、書面会議に関する事務、関係当局との連絡交渉、連絡交渉の経過および結果報告、協議会ニュースの発行、各種統計資料の収集、その他必要な事項となっている（第十三条）。

　協議会の経費は会費と寄付金によってまかなわれ（第十五条）、会費は各支部の入所者数に応じて1人月額1円と定められている（第十六条）。

4．全国ハンセン病療養所入所者協議会

　1996年3月26日衆議院本会議で「らい予防法廃止法案」および「附帯決議」可決、翌27日に参議院本会議で可決、成立した。「らい予防法の廃止に関する法律」「らい予防法廃止に関する法律に対する附帯決議」は同年4月1日に施行された。

　同月25〜27日岡山市で開催された第69回日本らい学会総会において、「らい」を「ハンセン病」に変更した。

　同年5月13〜14日に多磨で第48回臨時支部長会が開かれ、全患協（1983年より全国ハンセン病患者協議会）は名称を、全国ハンセン病療養所入所者協議会（全療協）に改めた[16]。

　全療協は毎月「全療協ニュース」を発行していて、毎号1面の左上には全療協の目的「ハンセン病療養所入所者に対する社会の一切の偏見をなくし、基本的人権を擁護する。入所者療養権の確立と生活・文化の向上をはかる。退所者対策の充実をはかる。」、を掲げている。

第3項　「らい予防法」反対運動の展開

1．三園長の国会発言

　1951年11月8日、第十二回国会参議院の厚生委員会に、日本癩学会長の多磨全生園長林芳信、長島愛生園長光田健輔、菊池恵楓園長宮崎松記他2名が「癩予防法」改正の参考人として出席した。光田は直前の11月3日に文化勲章を受賞し、全患協は全国の入所者に呼びかけて、5円ずつ出し合い寝具一式を贈っている。

　ところが、林、光田、宮崎は「らい患者は古畳の埃と同じで叩けば叩くほど出てくるが、現在の法律では徹底した収容はできないから、本人の意思に反しても収容できるような法律、強権が必要であり、家族内伝染を防ぐにはステルザチョン（断種）がよいし、今度は刑務所もできたことだから、逃走罪というような罰則をつくってもらいたい」と証言した[17]。

　ハンセン病専門医で、ハンセン病が微弱な感染力しか持たないことを熟知し、プロミンの登場で完治する時代に、彼らはなぜ隔離の強化を求めたのか。その背景を藤野（2001：501-504）は、戦前は患者の隔離を警察行政が行っていたが戦後は保健所や市町村に委ねられ、「意思に反して収容する法の裏付け」を必要としたこと、患者の自治会運動への敵意から懲戒規定の強化を主張した、と分析している。こうして「癩予防法」は治安立法的意味が加えられて「改悪」した。

2．「らい予防法」反対運動

　支部長会は書面で行っていたが、「癩予防法」改正への要請が高まり第一回支部長会議のために松丘（青森）、東北（宮城）、栗生（群馬）、駿河（静岡）、菊池（熊本）、星塚（鹿児島）から施設側の数々の妨害をはねのけて1952年5月23日に多磨全生園（東京）に集

まった。入所者代表が一堂に会して討議し、以下のような予防法改正案を作成した。

　一、らい予防法は保護的性格をもった予防法とする。この際「癩」の名称を廃し「ハンセン氏病」とする。二、入所患者の生活保護金（療養慰安金）を法定する。三、家族の生活保障を考慮させる。四、懲戒検束規定を廃止する。五、強制収容の条項は削除する。六、全快者又は治療的効果があり病毒伝播のおそれのないものの退園を法定する。七、病毒伝播のおそれのない者の一時帰省を法定する。八、患者の検診、入所等取扱いに関しては秘密保持を厳にする。

　その後、園長証言の全文を手にすると菊池支部では公聴会が開かれ、真意の追及にあった宮崎園長は証言の取り消しを約束、入所者の陳情書をもって上京することになった。同時に菊池支部は光田証言の追及を各支部に呼びかけるとともに、本部事務局から全入所者の名で３園長に抗議するよう要請した。

　そして９月10日に評議会が３園長への抗議、らい予防法改正促進委員会を全患協組織内に設置することを決定した。

　11月13日には政府に「癩予防と治療に関する質問趣意書」を提出したが、懲戒検束規定は憲法に抵触せず、目下予防法を改正する意志がない、というのが政府と国会を通じ厚生省が公式に表明した見解であった。

　以下、1953年の全患協と国の動きを大竹（1996）による年表から見ていく。

　３月14日「らい予防法」改正案が上程されたが、国会が「バカヤロー」解散になり廃案となる。全患協各支部は大会を開いたり、作業ストに入り、改正案が再提案された７月１日に第一次国会陳情をした。陳情団は国会通用門前にテントを張って３〜８日まで座り込み、人員は多いときで221人に達した。全国では88人がハン

ストをして、重態の者も出ていたが、4日法案は衆院厚生委員会、本会議ともに無修正で可決した。

　法案は参院に移り、22日の日帰り陳情、30日、40〜123人の規模で再び国会通用門前に座り込んだ。31日、全生園では約35人が正門を突破して園外デモに向かったが、田無付近で200人の警官隊と対峙するなど全国各園で死力を尽くして闘ったが、8月1日の委員会、6日の本会議とも原案通り通過した。増援隊を含め、160人の座り込みは厚生省に移動し（3日）、13日まで後半は徹夜による粘り強い交渉が続けられたが、9項目の付帯決議が闘いの成果となり、8月15日、新らい予防法は施行した。

　全患協を支援したのは「患者の人権を尊重し、科学的予防治療を裏付けとしたらい政策を患者家族の生活保障を含めた社会保障の一環として確立し、併せて療養所を治療を目的とした本来の姿に改めさせるため患者との間に根本的に意見の一致を観て患者の闘争を支持する」との声明を出した全医労、日患同盟である。

　その他、作家の阿部知二、平林たい子、詩人の大江満雄、自由人権協会海野普吉などを発起人に全医労、総評などが発起団体になって「らい患者の人権を守る会」が結成されている[18]。

　「らい予防法」が成立したのは有効な治療薬が開発され、入所勧奨がはっきりと治療目的で行われるようになり、療養所が治療機関として変換されるべき時期である。しかし絶対隔離政策は、入所しなければ治療薬を受け取れず、退所規定がないまま継続した。

　全患協は、退所規定と退所後の福祉に関する規定が新しい法律には必要であるとしていたが、「患者の言うことによって改正すれば将来弊害を残す」と考える政府が提案した「らい予防法」が成立した[19]。

3．ローマ会議と全患協

　1956年4月16〜18日にカトリック・マルタ騎士協会主催「ハンセン病患者の保護および社会復帰に関する国際会議」が51カ国の代表によりローマで開かれた。日本からは林全生園長、野島青松園長、浜野藤楓協会理事長が出席し、会議で報告している。

　同会議では、ハンセン病が伝染性の低い疾患であり、かつ治癒し得る疾病であることを踏まえて、次のような6項目からなる「ローマ宣言」が決議された。すべての差別法は撤廃させること。病気に関する偏見や迷信を取り除くために広報宣伝活動を行うこと。早期発見および早期治療のために種々の方法を講じること。入院治療は特殊医療、あるいは外科医療のみに制限し、治療が完了したときには退院させること。児童は正しい手段により、感染から保護されること。各国政府に対し、政府機関を通じ高度の身体障害者の保護および社会復帰に関し必要な道徳的、社会的、かつ医学的援助を与えるよう奨励すること。

　これらの決議は、いずれも日本のハンセン病政策への批判となった。

　この決議案を独自に入手した全患協は、予防法闘争の根拠となる重要な決議だとして、訳語を7月1日付の機関紙に載せるとともに、会議出席者に決議の紹介を求めた。

　1957年5月の衆議院社会労働委員会の審議において、厚生省公衆衛生局長山口正義は、社会復帰を十分に考えるようにとの決議であったが、ハンセン病対策は国の患者数と施設によっておのおの違ってくる、患者の割合に比して施設の整備されているところではできるだけ収容した方がいい。決議の内容を故意に隠し、発表しては困るというような態度はとっていない、との説明で批判をかわそうとした（大竹 1996：631、内田 2006：209-212）。

第4項 「らい予防法」廃止と国家賠償請求訴訟

1.「らい予防法」廃止

　多磨全生園名誉園長の成田稔は、全患協による法改正要求の高まりを1953年、63年、84年以後と3つに区分している。1953年は組織で反対運動を展開したにもかかわらず「らい予防法」が施行された年で、1963年には第八回定期支部長会議で医学の進歩に則した法改正を求め、「らい予防法改正草案作成委員会（瀬戸内三支部代表と全患協事務局）」を設置し、病名変更、BCG接種による予防措置の法文化、強制診療・強制入院の排除、医療（リハビリテーションを含む）の体系化、秩序維持の条項廃止、退所者の保障、外来治療の促進、「優生保護法」からのハンセン病削除などを骨子とする草案をまとめた。

　これに連動するかのように第八回国際らい会議（リオデジャネイロ、63年9月）も「らいに関する特別な立法は必要がない」と決議している。

　1984年の第三十一回定期支部長会議において「らい予防法問題検討委員会」の設置が議論され、翌年各支部に委員会を設置、本部は「らい予防法問題学習会」を開催した。

　1991年、ハンセン病学の専門家の見解にしたがって「らい予防法」の非を認めるとともに、外出制限、秩序維持、従業禁止、物件移動禁止、秘密保持、病名変更、家族援護などについて入所者の意見を聞いてほしいといった要旨の「らい予防法改正要請書」を厚生大臣に提出した。翌1992年により具体的な改正草案を求めて「らい予防法改正対策特別委員会」を発足させ、同年厚生省の委託を受けた藤楓協会の「ハンセン病予防事業対策調査検討委員会」も法改正の検討を始めた。

　1994年第四十四回臨時支部長会議の期間中、上記委員会を開

き、厚生省委託の委員会座長の大谷藤郎と懇談し、「大谷見解（予防法廃止、新法制定）」を聞いた。1995年、91年に提出した要請書を補強し、強制隔離による損失補償、国立ハンセン病療養所を存続させ再編成には反対、歴代厚生大臣の医療福祉全般にわたる言明の法文化、現行の療養所運営の維持、給与金（障害基礎年金一級にスライド）の法文化など、9項目の基本的な要求を決議した。同年4月には日本らい学会が総会で、過去の誤りを自己批判するとともに予防法の廃止を求める統一見解をまとめた。12月、全医労、障都連、東村山身患連、国障年をすすめる東村山市民の会、日本共産党国会議員団など予防法の見直しを求める決議、見解、要請書の提出が相次ぎ、厚生省の見直し検討会報告書も出た。

　1996年1月、日本弁護士連合会が予防法問題で声明を出し、菅直人厚生大臣が全患協に法廃止が遅れたことと、過去の行政を反省、謝罪した。翌月「らい予防法廃止法案」が閣議決定し、第136国会に上程、3月衆参全会一致で廃止法案が可決、成立した（大竹1996：640-647、成田1996：4-14）。

2．国家賠償請求訴訟に至る経緯と経過

　訴訟は九州弁護士連合会に当時星塚敬愛園に入所していた島比呂志が「人権に最も深い関係を持つはずの法曹界が（らい予防法に）何らの見解も示せず傍観の姿勢を続けている」と、その責任を問う手紙を送ったことから始まった。1998年7月23日付「南日本新聞」は「星塚敬愛園と菊池恵楓園の入所者が国に賠償を求める訴訟で、九州弁護士連合会の有志でつくる訴訟準備会が二十二日、熊本市で会合を開き、らい予防法の下で強制隔離など憲法違反の人権侵害を受けたとして、三十一日、総額十三億八千万円の国家賠償を求め、熊本地裁に提訴することを決めた」と報じた。

　1998年7月の熊本地裁へ提訴したのは1次13人だったが、2001

年 8 月の19次には計1301人に達した。東京地裁へは1999年 3 月に
1 次21人、2001年 7 月12次には計661人、岡山地裁は1999年 7 月に
1 次11人、2001年 7 月 9 次には計360人になった。2001年 8 月27日
までに提訴したのは合計2322人を数えた。

　全療協は1998年 9 月に書面会議を以て「静観」の態度を改めよ
うと図ったが、各支部で足並みが揃わず、1999年 4 月の第五十一
回定期支部長会議では、組織の総意をもって「らい予防法違憲国家
賠償請求訴訟」を支持することを決議した。

　2000年 2 月の第五十二回臨時支部長会議では「国賠訴訟問題へ
の全療協の取り組みについて」が議題となり、会議は紛糾、次の
「確認事項」を以て決着した。①第五十一回定期支部長会議で決定
された「各個人の立場からの国家賠償請求訴訟を支持する」ことを
再確認した。但し、全療協としての具体的取り組みについては、本
部判断により適宜対応する。②この訴訟に対する被告、国側の答弁
書、準備書面に見られる国の姿勢と見解には全療協として遺憾の意
を表するため文書をもって申し入れを行う。

　同年 5 月の予算要求統一行動の際、「係争中の『国賠訴訟』裁判に
おける被告国の答弁書等に対する抗議」[20]の文書を衆議院解散直前の
国会事情により厚生大臣ではなく、保健医療局長に手渡された（全
療協編 2001：131-144）。

3 ．勝訴と判決確定までの全療協の活動

　2001年 1 月12日、熊本地裁が第15回口頭弁論を以て結審し、判
決は 5 月11日となり、会長と事務局長は同地裁に「全療協が裁判
に期待していること」を「上申書」にして提出した。また「国賠訴
訟を支援する会全国連絡会」は公正判決を求める署名を提出、その
数は合わせて10万8500人に達した。 4 月 5 日、超党派の議員連「ハ
ンセン病問題の最終解決を進める国会議員懇談会」の設立総会が開

催された（加盟議員123人）。同月、全療協は第53回定期支部長会議を開き、国賠訴訟の取り組みについて、統一と団結を図りながら勝訴に向けて最大限努力することを賛成多数で決議した。

5月10日、判決を前に熊本市内の公園で原告・弁護団・支援者らの2000人集会が開かれ、全療協本部員と各支部員からも参加した。

5月11日、「らい予防法」違憲国家賠償請求訴訟で熊本地裁は、国のハンセン病対策を違憲とし、原告側勝訴の判決を下した。

5月14日、「ハンセン病の最終解決を進める国会議員懇談会」に全療協会長、本部員が招かれ、全療協は「『全面解決要求』を早期に完全に勝ちとる」とする「声明書」を配布するとともに「議懇」への要請書を提出した。

5月18日、全療協事務局長、中執二人と多磨支部長は厚労省において健康局長と会見、熊本地裁判決に対する控訴を政府として断念するよう申し入れ、断念が受け入れられなければ、21日、実力行為に突入すると通告した。5月20日、『全療協ニュース』は「国賠訴訟」全面勝訴の判決文（要旨）を中心に号外を出した。前後して知事、町議会、全労連、婦団連なども首相に「断念」を申し入れ、浄土真宗本願寺派と真宗大谷派も政府に控訴を断念し、原告の要求に応じるよう求める「見解」を発表、保団連（全国保健医団体連合会）、全日本民医連は首相、厚労相に「要請書」を提出している。

5月23日、午後6時10分、小泉総理は記者団に「極めて異例の判断ですが、控訴を行わないと決定」「早期解決を図る」と語った。

6月7～8日、衆参両院が「隔離政策の継続を許してきた責任を認め」た「ハンセン病問題に関する決議」を本会議で採択、同月15日、参院本会議において「ハンセン病療養所入所者等に対する補償金の支給等に関する法律」が全会一致で可決した（全療協編2001：365-371）。

第5項　考察

1．組織の変容

　1930年に初の国立癩療養所長島愛生園が開所するまでは、連合府県立の療養所が5つあり、各園によって入所者の処遇や職員との関係は園長の意向に影響された。

　自由主義的な外島（現在の邑久光明園）の、癩者解放、政治的自由の獲得、差別観の粉砕を掲げた運動は、組織としての活動は成功しなかったが、園内にとどまらず他園や外にいる病者をも視野に入れていた。

　公立の療養所が国立に移管された1941年以降は「民族浄化」のイデオロギーのもとで入所者は厳しい国家管理体制に組み込まれていった。戦後、治療薬プロミンの評価が定まってくると、プロミン入手のための予算要求運動が多磨全生園をはじめ各園でおこり、やがて全国組織に発展した。

　それは、治癒、退所への希望をうみ、強制隔離、退所規定のない「癩予防法」改正へとつながっていく。その際の教科書は日本国憲法であった。全療協会長であったときに高瀬は、とりわけ第十一条の基本的人権、第十三条の幸福追及権、第二十五条の生存権保障の重要性をあげている（全療協編 2001：12-13）。

　全患協が設立した1951年は懲戒検束権をもつ園長は絶対であり、特に長島愛生園の園長である光田の「家族主義」が浸透していた。光田イズムに従う入所者にとって「慈父」のような存在であっても、当然の権利を要求する自治会に対しての強い敵視は戦後も変わることなく続き、1953年の「らい予防法」を成立させた。

　当時の入所者の年齢は中年、壮年期の者が多かったことは、1996年の法廃止、国賠訴訟のときとの大きな違いである。

　新予防法成立後の運動は、法廃止、隔離からの解放、長島架橋、

ハンセン病資料館を実現させ、看護・介護体制の強化、週休2日制対策、医師・看護師他職員の確保、療養所の将来展望、国賠訴訟への支持、勝訴に向けての努力がなされた。そして高齢化の進行による会員の減少、医療・看護・介護の改善、療養所の将来構想等差し迫った問題をかかえているが、委員を選出するのが困難な園が出るなど活動機能は限界にきている（全療協編 2001：13）。

2．活動の主体と運動の広がり

　戦後まもなくの法改正運動のときに中心になったのは、壮年期を迎えた入所者であった。

　初めての全国組織である全患協は、予防法改正案を作成し、園長や政府にはたらきかけ、三園長発言の後は「患者作業」のストライキや園外でのデモ、厚生省への座り込みなどで激しい闘いを繰り広げた。それを側面から支えたのは全医労、日患同盟、総評、文化人らによる「らい患者の人権を守る会」である。また、1956年のローマ会議などの国際会議も日本の政策の遅れを再三にわたって露呈することになり、全患協とともに政府、園当局への政策転換への圧力となった。

　1984年の「らい予防法問題検討委員会」設置以降は、1994年の厚生省委託委員会座長の「大谷見解」、日本らい学会、全医労、障都連、東村山身連、国障年をすすめる東村山市民の会、日本共産党議員団らが予防法の見直し、廃止を厚生省に求めた。国際障害者年を経て、多磨全生園のある東村山では、1970年代に自治会役員の平沢が東村山市身体障害者患者連絡協議会を結成、副代表として駅舎のバリアフリー化、福祉タクシー券の補助制度創設などの運動を地域で率先して行ってきたため、支援の輪に広がりが見られる[21]。

　1996年1月、日本弁護士連合会が予防法問題の声明を出し、厚生大臣が全患協に謝罪し、廃止法が可決、成立した。

国賠訴訟は、病歴者が九州弁護士連合会に、らい予防法を傍観してきた責任を問うたことから始まった。原告になるかどうかの判断は個人によって様々で、当初は全療協として前の法改正、廃止のような組織をあげての強力な運動はしていない。しかし「国賠訴訟を支援する会全国連絡会」が10万8500人の署名を集めたことから一般の市民の関心が高まったことが伺える。超党派の「ハンセン病問題の最終解決を進める国会議員懇談会」に加わった議員は123人にのぼった。

　裁判の後、勝訴判決を確定させるため全療協や議懇のほか、行政、全労連、婦団連、浄土真宗本願寺派、真宗大谷派、保団連、全日本民医連などが政府に控訴断念を求めた。

第6項　おわりに

　組織設立後の当事者による闘いは、当初は職員、とりわけ懲戒検束権を持つと法に明記されていた園長に阻まれたが、活動実績を積み重ねるなかで承認はされなくても無視できない存在感を発揮するようになった。退所がままならないうちに入所者は職員の年齢も園長の年齢もはるかに超え、在園期間が50年を超える人が多数派の療養所は、自治会なしには機能しない。現在は会員の超高齢化にともない自治会機能を補完する組織が始動している。

　国賠訴訟の後、2002年に国が犯した過ちを国自身の責任で検証する作業がはじまり、2008年6月には全療協と93万人の市民の後押しで「ハンセン病問題の解決の促進に関する法律」が議員立法により成立、2009年4月1日施行された。

　本節では前述の国賠訴訟以降の全療協の活動や、画期となる闘いでの積み残しの課題に組織としてどのように取り組んできたかは論じられていない。

また、主体による活動の評価、特に国賠訴訟の際、原告が増えてもしばらくは全療協として、法改正、法廃止のときのように組織をあげての総力戦にならなかった。その背景については、当事者へのインタビューなどで明らかにしていきたい。

　署名、集会への参加など、市民の協力の広がりやうねりが形成された要因についても次節でとりあげる。

第4節　全療協会長の「刀折れ矢尽切るまで」の闘い

第1項　はじめに

　全国ハンセン病療養所入所者協議会（全療協）会長の神美知宏（こう　みちひろ）が2014年5月9日に80歳で亡くなった。群馬県にあるハンセン病療養所、栗生楽泉園を中心に実施された第10回ハンセン病市民学会の前夜祭に出席するため、重責を担ってホテルに到着した後のことであった。翌5月10日の総会後の全療協緊急アピール(22)に直前まで、手を入れていたという。

　公の場での講演、発言が多い神であるが、公に出版された自著や伝記はない。「らい予防法」廃止や国家賠償請求訴訟などの転換点に全療協という組織を率いる立場、個人的な立場でどのような思いや葛藤があったのかを知る機会は限定される。そのため筆者はインタビューの機会をうかがっていたが、ようやく2011年11月17日、多磨全生園にある全療協の建物の一室で実現した。

　2014年4月当時、全国13か所のハンセン病療養所入所者の平均年齢は83.4歳で、神は実年齢が若いだけでなく、伸びた背筋にお洒落な着こなし、冷静明確な語り口に混じるユーモアのある巧みな話術で年齢を感じさせなかった。そのため1回目のインタビューの

後、また何度でもお会いし話しを伺う機会があると誤解していた。

本節は、途中電話対応のための神の退席を除いて、約3時間に及ぶ半構造化インタビュー[23]の記録である。神の発言をそのまま抜き出す場合は括弧で示し、要約する場合は筆者の解釈を入れないよう努めた。発言の理解のために適宜、事実の補足説明をする。

なお、インタビューの順番と本節の展開は必ずしも一致しておらず、筆者により再構成している。

第2項　誕生から療養所入所まで

1．子ども時代

1934年に福岡県の神社に5人きょうだいの3番目、次男として生まれた。小学校5年生で終戦となり、実家には勉強を口実にして母のおやつを目当てに同級生がいつも遊びにきていた。高校生であった1951年に香川県にあるハンセン病療養所、大島青松園に入所し、神崎正男と名前を変え1996年に「らい予防法」が廃止されるまで本名を封印した。

高校は中退せざるをえず、長く学歴コンプレックスを抱くことになった。特に自治会の中央執行部である全療協の事務局長となって1995年に大島から上京すると、交渉相手は国会議員や厚生労働省（当時は厚生省）の役人で皆大卒であることに対して「学歴コンプレックスがものすごかった。それを克服できるようめちゃくちゃ勉強した」。

2．甦ったつながり

講演のついでに九州に里帰りをしていた古希を迎えた年に、講演後、小学校時代の同級生17名がステージに上がってきた。17歳で忽然と姿を消した神との再会を大変喜び、その後神は同窓会にも

度々出席するようになった。

　同級生らは新聞記事で神の講演を知り、当日は埼玉県在住者まで駆けつけた。講演後、ステージに「みっちゃん、みっちゃんと言いながら、じいさん、ばあさんが上がってきてびっくりした」。「よく生きて帰ってきた」と感涙している彼らを見ているうちに遠い記憶が呼び起こされた。幼少期の呼び名は間違いないし、よくよく見れば子どもの頃の面影も見いだせた。急に騒がしくなったステージを気にして帰りかけていたお客さんも戻ってきて、半世紀以上を経た再会に拍手をしてくれた。夜は温泉に入りながら昔話に花が咲いた。

　療養所に入所して2年、「神美知宏が抹殺されたこと」、将来が閉ざされたことに絶望し死にたかった。ステージの上で涙が出たのは「苦悩を乗り越えたから再会できた」との積年の思いからであった。インタビューをする少し前にも別府での同窓会に参加し、「楽しかった」と笑顔で語ったのが印象に残っている。

第3項　大島青松園での生活

1．自治会活動

　入所から2年後「死にたかった」が「転機があり生きることにした」、「とっておきの話があるけれど今日はしない」。その後、20歳で自治会役員になった。入所者らの激しい反対運動にもかかわらず、前年の1953年には強制隔離規定が残る「らい予防法」が制定されている。それから数年後医者に呼ばれ、社会復帰を勧められた。1956年、全国の療養所でスルフォン剤系の普及と効果で退所者数が過去最高となっている[24]が、不自由度の高い入所者を除いて、職員不足を補うための各種「患者作業」は継続していた。神は1年かけて悩み、家族とも相談し、「病友のため人生を懸けて運動をする」という決断を下した。

2．趣味

　両親の影響で子どもの頃からピアノを弾いていた。「楽譜は新聞を読むのと一緒」で、入所後は教会で牧師のリクエストする讃美歌を弾いていた。ハンセン病は末梢神経が侵されるため、手指が悪くなって弾けなくなったときは「死ぬほどショックだった」。療養所では楽器の音に飢えていた。趣味は広く、「盆栽は大島で一番」。習いに行って大事に育てていたが、自治会の代表として上京することになり大量の鉢を置いていかなければならなかった。手入れを任された人（義弟）は枯らしてはならないと責任重大で迷惑しているかもしれないので、戻ったときにはそっと眺めることにしていた。

　高松港から1日に数便の船でしか出入りできない大島青松園は文化的な活動をするには不利な状況であったが、盆栽やゲートボールなどの同好会を立ち上げ、「棄民の島」という内外のイメージを払拭しようと奮闘した。特にゲートボールは香川県の連盟に入って1975年から2年間猛特訓した。「強くなったら注目される」と九州から強いチームを呼んで練習を重ねたが、ライバルにはまったく知られず、島という立地条件が奏功した。その甲斐あって県大会で優勝し、全国大会に出場するようになると、教えを請うために県内の愛好者らが船に乗って大島にやって来るようになった。ゲートボールをする年齢層は比較的高く、「無らい県運動(25)」などを目の当たりにして誤った病識を持ったままの高齢者の意識を変えるには効果的であった。自治会も参加賞を出すなどバックアップし、「負けても賞品がもらえる、とこぞって皆がやってきた」。県大会で4年連続優勝し、NHKが青森での全国大会の様子を撮って番組を制作、放映したこともあり、「差別がいっぺんに解消した」。「百万の言葉より人と人との交流が見事に成功したケース。何年もかかったけどね」。東京にゲートボールの道具一式は持ってきているが、使う機会はなかった。

第4項　自治会本部での活動

1.「らい予防法」廃止

　全療協の前身である全癩患協の結成は1951年である。「3年先輩の日患同盟（現在は機能停止）に運動のやり方を教わった」。当初は設立の経緯や所長の考え方など療養所間でも自治活動への参加に差があり、限られた療養所の一部の有志を中心とした運動だった。沖縄愛楽園自治会・宮古南静園自治会が全患協に加盟する前の「昭和43（1968）年に（ハンセン病対策）議員懇談会ができた。超党派の力を軽視するわけにはいかない」。にもかかわらず「らい予防法」廃止が1996年と大幅に遅れたのは強制隔離政策をすすめた政府と一体になっていた「与党の動きが鈍かった」ためであった。「強制隔離に同調していた医学界、日本中に責任の一端はある」と考えていた。

　北朝鮮に拉致された蓮池薫さんは講演で、24年間身柄を拘束されて考え続けたのは家族のことだと言っている。故郷の存在、家族への思い、家族が自分の帰りを待ちわびているという思いが支えになった。しかし、ハンセン病は全く違う。「自分たちの国の公権力によって拉致された。家族への迷惑を考えると自分は早く死んでしまった方がよい」とさえ考える。日本国憲法がありながら、医学的にも根拠のない「らい予防法」が何故1996年まで存在したのか。「国民は（国の政策に）批判ではなく迎合してきた。法が続いてきたのは市民の無関心。全療協（の運動）は力が及ばなかった」。市民への全療協の訴えが圧倒的に足りなかったのは「法によって阻害され外に出られなかった」ことが背景にある。

2.　国家賠償請求訴訟

　島比呂志が九州弁護士会連合会に「らい予防法」を放置した法曹

の責任を問う手紙を送ったのが国家賠償請求訴訟のきっかけとなっ
たのは周知のことである。原告13人で始まった裁判は、最終的に
は全国の療養所入所者の約半数が原告になった。

　神は国賠訴訟が始まる直前に朝日新聞社の雑誌で「何も実らずに
消えていく」全療協運動の社会からの鈍い反応について発言してい
る。それに対して厚生省は「30年前と同じ対応。誠意ある回答は
なかった」。このまま同じ運動を続けていても成果を得られないの
で「法廷闘争しかない」と思い詰めていた。神の発言が間接的な引
き金となり国賠訴訟は始まった。「真っ先に原告になりたかった」。
しかし、全療協（当時は事務局長）を率いる立場ではそれは適わな
かった。「世話になっている国に背くことは考えられない」とする
入所者もいて、法廃止時には2園が反対、国賠訴訟に関しては全
国の自治会の支部長のうち5人が反対だった。「生きていく支え、
全療協があってこそ」という信念はゆらぐことがないので、自分が
原告になることは「100の理屈があっても取るべき道ではない」と
自戒した。原告になれば「全療協は空中分解」するため、全療協と
して足並みを揃えられるよう反対する5園の支部長を時間をかけ
て説得した。何度も開いた支部長会では業を煮やした傍聴者からの
批判もあった。神は「死ぬる思いでがんばった」「このときの悩み
は誰も分かってもらえないと思うけれど」。「内部葛藤」は「生涯忘
れられない苦しみで、いつでもついてまわる」。「今でも誰が反対し
たか覚えている」と語った。

　2001年5月11日、熊本地裁で「らい予防法」違憲判決が下され、
原告側は全面勝訴した。この判決を最終決定にするため、国に控訴
断念を迫った。首相官邸を取り巻いた人々の半分は市民だった。
「涙が出るほどうれしかった」。

　裁判以降、メディアで「大々的に報道されるようになり、市民が
ハンセン病問題に気づいた」。その後、9か月という短期間に93万

人の署名を集めて国会を動かし2008年には「ハンセン病問題基本法」が制定された。「運動の成功、不成功は市民の動向にかかっている」。「50年間かけて学んできた」。市民とメディアが動かなければ問題の解決は難しい。「全学連が学生のみの運動だった」のがその証拠である。

　しかし、「ハンセン病問題基本法」制定後はメディアで報道される機会が減り、再び忘れられようとしており、肝心の法は「たな晒しで機能していない」。市民の力で成立したので当事者は「市民に報告する義務がある」。「法は実践させ魂を入れなければ絵に描いた餅になる。（法を遵守させる働きかけといった）努力をしなければならない」。

　東日本大震災の後、すぐに全療協は会議を開いて、療養所での被災者の受け入れを厚労省に伝えたが実現しなかった。「故郷の仲間たちが手の届くところにいるというコミュニティが重要」で、政策的に極めて不便な場所に作られた「ハンセン病療養所に来るには総合的に考えると難しい」のが理由であった。

3．啓発

　「運動の基本は人間関係」、「人に育てられて今の自分がある」との思いから「どんな若い人にもきちんと対応する」。新聞記者１年生にはハンセン病のことを１から教え、電話での取材は断り、記事は足で書こう一喝する。「兄が新聞記者だったからね」。

　高校に講演に行って校長室に挨拶に行くと、校長から生徒の行儀が悪くて見苦しいこと、私語が多くて講師に失礼なことを前提に話してほしい、と言われることがある。高校生が話を聞かないのなら、興味を持つように話す。高校生のときに発病し、退学届を出した。家族と離れ療養所に行くときどんな気持ちだったかと問いかける。「目の色変えて聞くよ」。

入所して「解剖承諾書を書いたときの気持ちを考えてみろ」「家族は見舞いに行きたいという友人たちに詰め寄られた」。内容の重みに高校生は息をつめて聞き入った。

　2011年4月には朝日新聞社の新人記者に講演をした。全療協の会長として自治会をなくさないよう説得し、将来構想等の相談にのるため全国の療養所を飛び歩きながら、だいたい1か月に3〜5回講演をしてきた。

　熊本県の菊池恵楓園と東京都の多磨全生園には保育所がある。高齢化がすすみ年々在園者が減少しているハンセン病療養所の将来構想の一環で、いずれも2012年に開設し地域の子どもたちが通っている。「高齢者が置き去りになっている療養所で共生」することは「有効な地域開発」である。かつては黒髪小学校事件⁽²⁶⁾などハンセン病に対する正しい知識がないため、子どもへの感染が恐れられた時代があった。療養所の敷地に保育所ができた事実は「社会に（これまでの認識の）誤りを正す」ことになり、「大きな転換」である。多磨全生園は入所者らによって丹精こめて育てられた「人権の森」があるほど自然に恵まれ、「交通事故の心配はない」。子どもが育つ絶好の場所として「保育所をアピール」したい。

　「将来構想を若い者だけで考えればよいというのは厚労省の思うつぼ」。生活に著しい不足がなく「腹がふくれたら今までどんなことをされてきたか」忘れるのは「全然懲りていない」証拠。

　全療協の活動は入所者だけでなく、外に向けても行っている。「私の行動は種まきに例えて話すことがある」「芽が見えるように、大きくなっている実感がある」。「無理をしてきて良かった。お土産をもらった気分。ギブアンドテイク」。

4．全療協の今後

　「全療協が一部の人の運動になったら絶対成功しない」。「全療協

の活動が（全国の療養所入所者である）会員に信頼されていないことが外に伝わるかと思うと居ても立っても居られない」。「肩の上につぶれるほどの重みを背負っている。内憂外患」の状態である。

「僕がダメになったら全療協は終わり、と皆言っている」。「個人と全療協の死に始末を考えている」。普段は世間話にも入らず「ハンセンばかと呼ばれている」。全療協の本部はいつも電気がついていると言われると困るので、家で仕事をしている。「ご飯を食べながらでも考えている」とおつれあいには不評で「チャンネル権を持つ女房が寝る9時以降」を仕事の時間に充てている。父親が晩年、難聴になったこともあり「補聴器つけてまで仕事はしたくないな」。

療養所にいると入所者の認知症の深刻さをひしひしと感じる。「あの人があんなになったか。80過ぎると1年1年変わる」。「さびしい。そういう人たちの意思を継がなければならないが難しい」。感染症であるために強制隔離をされ続けたが、職員の感染者は未だかつておらず、新患者もいない。「悔しいから死ぬまで抵抗してやろう」。

療養所を負の遺産とする将来構想の参考にするため、2011年9月にアウシュビッツを訪れた。年間の見学者は日本人が5千人であるのに対して韓国人は5万人が訪ねている。植民地政策をしたことは歴史的事実であるのに「日本は戦争責任を正面から認めていない」。「弾圧された側の怒り」がこの10倍の訪問者数の違いに現れていると考える。

毎年10月に行う厚労省との交渉に5つの園の代表が来られなかった。「肉体条件の悪化」が理由で、運動が成り立たなくなってきた。会長としては論理的に話すしかなく、具体的な要求を支部から出すのが難しい状況になりつつある。「いくら吠えても足元は寒々している」「相手はじっと見ている」。支部にいると厚生労働省や国会の動きに疎くなるが、中央と「共通の意識を持てないと運動

は徒労に終わる」。「要求は自分たちが動いて初めて手に入れるもの」。全療協が本部だけの運動になっていくことへの危機意識は強く、2年任期であった各園の自治会長職を単年度にしてつないでいくしかない。「総合的に考えると全療協はあと3年かな」。

　毎月1日発行の「全療協ニュース」には「事務局日誌」が掲載されている。インタビューをした2年後の2013年11月中旬の神のスケジュール[27]は以下の通り。

　11月11日予算獲得統一行動と「中曾根議懇」の総会に備え、各支部代表および本部員が愛宕山東急インに集結。12日午前、愛宕山弁護士ビルにおいて、厚労省交渉に向けての戦術会議。同日午後、厚労省19階第9会議室において全療協・作業部会とともに国立病院課交渉、疾病対策課交渉。衆議院第一議員会館においてハンセン病対策議員懇談会の総会開催。愛宕山弁護士ビルで総括会議。13日愛宕山東急インで行動参加者は朝食後解散。14日午前、厚労省国立病院課課長とハンセン病療養所管理室室長補佐が来訪、意見交換。16日創立70周年記念式典出席のため奄美和光園へ。17日式典でハンセン病の歴史を振り返り、園存続に向けての取り組みや地域交流の促進を誓い合った。

　「わずか2000人の組織に国会議員が何人も集まる。（全療協のように）こんなに大きな動きをする組織は他にはない」。「自分で選んだ道、自分で整理して進むしかない」。

　「仕方がない、こういう使命。闘いながら死んでいく」。

第5項　おわりに

　元気な理由は「激しい怒りがエネルギー」になっていることによる。

　20歳で自治会役員となり、20代で治癒し社会復帰を医師から提

156

案されて出した結論は「病友のため人生を懸けて運動をする」であった。それから約60年間「使命」を全うするため全身全霊で運動を担った。「生きていく支え、全療協があってこそ」という信念は生涯にわたって貫かれた。

多才な上、熟考を重ねての周到な行動は、大島での若き自治会役員の頃からで、市民への啓発のみならず入所者の生活の質の向上にも貢献した。

全療協の事務局長として上京した1995年以降、ハンセン病をめぐる状況はそれ以前と比較すると激変している。1996年の「らい予防法」廃止、2001年の国家賠償請求訴訟勝訴、2008年の「ハンセン病問題基本法」の制定が主な出来事で、市民やメディアにハンセン病療養所で暮らす人々のことが知られるようになっていった。市民とメディアに最も注目されたのは2001年の国賠訴訟直後であろう。神は個人的な立場を殺して、全療協を率いて常に最前線に立って入所者と市民に語り続けた。

数十年、人によっては幼少期からの人生全てをハンセン病療養所で過ごすことを強いられた代償として国から支払われた賠償金は、個人の人生の重みからすれば不十分な額である。ほとんどの入所者が老年期を迎え、「社会復帰」をしようにも「患者作業」によって重度化した障害や老化にともなう疾患を抱え、受け入れる家族はほぼいない。長期にわたる強制隔離の弊害はあまりに大きく、住み慣れた環境で経済的に心配のない現状に適応し、無理せず静かに暮したい、という入所者の思いは至極当然だ。

神の言動が市民を動かしていく一方で、入所者のなかには「腹がふくれた」と意識的にあるいは加齢による心身の状況でやむを得ず全療協運動から距離をとる者が顕著になったのも国賠訴訟以降であろう。かつての「病友」と距離ができ、全療協が一握りの「希有な存在」による運動となっている実感と全国の入所者代表としての立

場は絶え間ない内部葛藤をもたらしてきた。毎年2回の統一行動に「10年もでてきていない所（園）がある」と厳しい眼差しを向ける。外からは分からなくても「現実に友達が次から次へと倒れている」、「死んでも誰かが私たちの思いを受け止めてくれる保障はない」という現状がさらに苦悩に追い打ちをかける。可能性に満ちていた人生を、家族や友人、故郷から強制的に断ち切られてハンセン病療養所に閉じ込めれらたことは、法が廃止されようと賠償金が支払われようと受け入れられない。この思いを持続している入所者が徐々に減っている現実、弾劾が終わるのを静かに待つ国、このような構図が日に日にはっきりしていくなかでの闘いであった。

療養所で亡くなった25,500人（インタビュー当時）のうち63％の人が故郷の家族のお墓ではなく所内の納骨堂に合祀されている。そして自分の「遺骨は瀬戸内海の海に流してほしい」と続けた。「死んでまで隔離施設にいたくない」。2014年7月1日の全療協ニュース（第998号）の「事務局日誌」によると5月29日付で遺骨の一部が40年以上過ごした大島青松園に戻り、28日に遺言に従って瀬戸内海にまかれたとの記載がある。残りは多磨全生園の納骨堂に納められると毎日新聞（香川）が伝えた。

インタビュー最後の話題は翌月の帰省のことだった。これまでの帰省では兄が自宅の布団を整え、心づくしの料理で迎えてくれていたが、高齢の兄夫婦の体調を気遣った甥から「黒川温泉の宿をとった」との連絡があり、「同じ広い部屋で4人で一緒に過ごす」ことになった。「そういう方法を選んだよ。墓参りにも行かないと」。

インタビューを終えて筆者と全療協の事務所に戻った際に、一園を除く各園・地域の「将来構想の概要について」A4横書きの書類を頂いた。策定者は自治会のみの園もあれば園当局、療養所所在の市町・自治体、弁護団、医師会・医労連・全医労などの医療関係組織、MSW協会、薬剤師会などで会を立ち上げ組織的に検討してい

る園もある。策定時期は2004年1月から2011年3月まで園によって異なる。神は各自治会が持つ社会資源の差や状況に目を配りながら、全国の療養所の将来を次の世代につなげられるよう最後まで奔走した。療養所の公務員定員削減問題も最重要課題として尽力した。

　アウシュビッツのようにハンセン病療養所を国の負の遺産として残し、人権尊重を実現する未来に向けて恒久利用する構想はインタビューから時を経て、2013年10月に長島愛生園関係者によって準備会ができた。2014年5月には大島のある高松市内で講演会が開催された。今後は全国13療養所に運動を広げていく[28]。

第5節　患者運動と政策の関係
──ハンセン病、結核の比較を通して

第1項　はじめに

　日本が医療システムの制度化を行ったのは近代国家形成が始まった明治初期にさかのぼる。1873（明治6）年に内務省が設置され、ハンセン病、結核について1904（明治37）年に「結核予防に関する件」（「肺結核予防令」）、1907（明治40）年には「癩予防ニ関スル件」が相次いで成立した。どちらも慢性疾患で長期の療養を必要とするが、国、地方自治体あらゆるレベルで強制隔離が徹底・実施されたハンセン病と必ずしも隔離をされなかった結核は、死因になるかならないかという点においても対照的である。

　とはいえ、結核患者の生存権を争点とした「人間裁判」と称される朝日訴訟はハンセン病療養所入所者の自治会活動やその全国組織の運動の展開に多大な影響を与えた。

本節ではハンセン病と結核について比較分析を行う。具体的には、明治期から現在までの医療制度・政策を概観し、患者運動と制度、社会に与えた影響についての相互作用を分析する。

第2項　ハンセン病政策と患者運動

1．予防法の成立から第二次世界大戦まで

　1900（明治33）年12月の内務省調査によれば、ハンセン病患者は3万359人と報告されている。1907（明治40）年3月11日、放浪患者・資力のない患者を対象とする法律第十一号「癩予防ニ関スル件」が成立した。この法律は2年後の1909（明治42）年4月1日より施行され、全国を5区に分け、第一区・全生病院（東京・定員350名）、第二区・北部保養院（青森・定員100名）、第三区・外島保養院（大阪・定員300名）、第四区療養所（1910年に大島療養所と改称、香川・定員170名）、第五区・九州癩療養所（1911年に九州療養所と改称、熊本・定員180名）の5療養所が開設された。この5療養所の定員の合計は1100名、当時のハンセン病患者総数の3.7％である。療養所は国立ではなく地方の連合府県立で、軍拡を進める国は財政負担を道府県に押しつけた（藤野 2001：45-51）。

　1920（大正9）年9月、保健衛生調査会総会[29]で次のような「根本的癩予防策要項」が決定した。

一．府県立・療養所の増設、拡張。

一．浮浪癖・逃走癖のある患者等のため国立療養所の設立。

一．国家又は公共団体による有資格者のための自由療養区の設置。

一．行政官庁は患者、保護者への伝染防止に関する必要事項を命じうる。

一．行政官庁の行いうる行為

イ．患者への病毒伝播のおそれのある職業への従事禁止。

　　ロ．汚染された、もしくはその疑いのある物件の売買、授受
　　　　の制限、禁止。その物件の消毒、廃棄をなさしめ、もしく
　　　　は廃業をなす。

一．従業禁止、もしくは療養所入所による生活不能者への国費、
　　公費の生活費補助。

一．患者の請求があれば療養所医長は生殖中絶方法を施行しう
　　る。

　この総会の場で、10年間で１万人の患者を隔離するという方針
も決定した（藤野 2001：82-83）。1931（昭和６）年２月、浜口内閣
は第五十九回帝国議会に法律「癩予防ニ関スル件」の大幅な改正案
を提出、可決のうえ名称を「癩予防法」とあらため同年８月１日
より施行した。目的は全患者の隔離収容である。

　このような動きに抗議して、いくつかの療養所に自衛組織として
の患者自治会が結成されていった。最初の自治組織は九州療養所
（現在の菊池恵楓園）の患者自治会で1925（大正15）年に結成し、日
本で最初の患者自治組織といわれる。1927（昭和２）年に大阪の外
島保養院（現在の邑久光明園（1909年に患者慰籍会、1918年に自治会が
できたが、完全には患者主体ではない））、1931（昭和６）年に香川の
大島療養所に自治会が結成された。1932（昭和７）年、外島保養院
には「日本プロレタリアらい者解放同盟準備会」がつくられた。こ
れは準備会で終わったが、国是としての富国強兵・健民健兵政策下
で、患者にとって頼るものは患者自身の団結しかなかった（日本患
者同盟四十年史編集委員会編 1991：9 -11）。

　最初の国立ハンセン病療養所、長島愛生園（岡山県長島）は1930
（昭和５）年11月に開園し、翌年３月から全国を対象とした患者の
隔離収容が始まった。ハンセン病療養所は「刑法」にもとづかず、
「癩予防法」により、所長に患者に対する懲戒検束権が与えられて

いた。愛生園は開園当初から定員オーバーの状況が続き、患者の医療・生活条件は悪化していったため、懲戒権は有効に機能した。

　ハンセン病療養所では職員不足を補うため患者作業という名目で入所者が低賃金で働かされていた。1936（昭和11）年、長島愛生園で患者作業のボイコットが発生する。「長島事件」として知られているが、警官27名が出動し入所者はハンガーストライキに突入、2週間の後、園側は自治会を「自助会」として認め、患者側も作業ストライキを中止した。事件の直接の原因は園側の患者作業の不正摘発であったが、遠因となったのは定員超過への不満であった。1935（昭和10）年で定員890名に対して1163名が収容されていた。内務省の治療費や食費の予算は定員分しか用意されていないから当然、患者の医療・生活条件は悪化した。長島事件は療養所の定員を無視して行われた隔離の強化の結果である（藤野 2001：192-193）。

　全国で2番目の国立ハンセン病療養所として1932（昭和7）年12月、群馬県草津町に栗生楽泉園が開設した。楽泉園は草津温泉の湯乃沢地区のいわゆる「癩村」の人々を収容するためにつくられた。1938（昭和13）年に楽泉園に「特別病室」という名の監房が造られ、全国の療養所で当局が問題視した患者が送られ監禁された。1947（昭和22）年に廃止されるまでに22名の患者が餓死、凍死、衰弱死、自殺に追い込まれている。

　1940（昭和15）年には「国民優生法」「国民体力法」が成立し、国民の生命・健康・体力の国家管理が進められた。1941年以降、精神病院やハンセン病療養所における死亡率は急激に上昇する（藤野 2001：446）。

　「癩予防法」公布により「無らい県運動」が進展した。地域性を問わず対象者を収容可能にするため、1941（昭和16）年7月1日、公立療養所はすべて国立に移管された。これにより国立ハンセン病療養所は、それまでの長島愛生園、栗生楽泉園、星塚敬愛園、東北

新生園に加えて、松丘保養園、多磨全生園、邑久光明園、大島青松園、菊池恵楓園、宮古南静園、国頭愛楽園の11園となった。奄美和光園（1943年設立）、駿河療養所（1944年設立）、私立療養所3か所を加えた1945（昭和20）年の16園の定員は9025人で、入所者は9840人である（全国ハンセン氏病患者協議会編 1977：246）。

　1945（昭和20）年12月、「衆議院議員選挙法」が改正され、二十歳以上の男女に選挙権が認められた。しかし、公私の扶助を受ける者、一定の住居を持たない者は排除されていた。排除規定が撤回されたのは1947（昭和22）年5月のことである。このとき、ハンセン病療養所入所者の多くは初めて参政権を手にした。同年8月、群馬県で参議院議員の補欠選挙の投票が行われた。その選挙運動で共産党の遊説隊が栗生楽泉園に入り、患者労働の実態や「特別病室」の存在を目にした。入所者と共産党の懇談会で職員の不正や「特別病室」の問題が入所者から次々に訴えられ、8月15日には患者大会が開かれた。これを契機に共産党の支援のもと「特別病室」廃止などを求める療養所当局に対する人権闘争が開始した（藤野 2001：455-461）。

2．特効薬の登場と治療方法の確立

　近世以来、治療薬として大風子油が使用されていたが、効果は一時的に症状が軽快するだけだった。1941（昭和16）年、アメリカでハンセン病に効果を発揮するプロミンが開発され、2年後にその効果が認められた。プロミンは結核の治療薬として作られたが結核には効果がなく、ハンセン病の特効薬となった。1947（昭和22）年以降、日本でもプロミンのハンセン病に対する画期的な効果が発表され、「不治の病」ではなく「完治する病」となった。しかし、プロミンは患者の需要を満たすほど十分には用意されていなかった。

　戦後、患者の自治活動が復活した多磨全生園では1948（昭和23）

年10月28日、自治会が中心となりプロミン獲得促進委員会が結成
され、連合国軍最高司令官総司令部（GHQ/SCAP）・大蔵省・経済
安定対策本部・厚生省、それに国会議員らにプロミン獲得の嘆願書
を提出した。しかし、厚生省が大蔵省に要求した1949（昭和24）年
度予算のプロミン治療費6000万円が6分の1の1000万に削減され
たため、1949年2月、患者5人がハンストに入るなど全生園内は
騒然とした。患者代表は共産党代議士の伊藤憲一により第三次吉田
茂内閣の大蔵大臣池田勇人に直接陳情もした。3月、患者側の要求
は通り、プロミン治療費5000万円が認められた。薬価が下げられ
たので事実上、6000万円の要求額と同じことになった。こうして
1949（昭和24）年からプロミン治療は本格化し、ハンセン病の完治
が現実のものとなった。一方で、隔離政策は強化された。1953（昭
和28）年3月には廃止された「特別病室」の代わるものとして熊本
の菊池恵楓園内に「菊池医療刑務支所」として「癩刑務所」が開設
された。同時期に厚生省が第十五回国会に提出した法案は、患者と
その家族に対する差別を禁止しつつ、患者を診察した医師の届け出
を義務付け、強制収容や30日以内の謹慎を含む懲戒の規定を明記
し、患者の外出を療養所長の許可制にしたものの、退園規定はない
という内容であった。全癩患協（現在の全国ハンセン病療養所入所者
協議会）傘下の各療養所の自治会では、抗議行動を起こし、患者作
業のストライキやハンガーストライキなどの闘いを展開していた。
第十六回国会の衆議院で「らい予防法」法案が可決されると、陳情
団は厚生省前で座り込みを開始した。7月31日には多磨全生園か
ら350人の入所者が国会へ向けてデモ行進を始め、警官隊ともみあ
うに至った。参議院厚生委員会では7月6日から8月1日まで審
議し、原案通り可決、8月6日参議院本会議でも可決、法案は成
立した[30]。藤野は戦後、基本的人権の尊重をうたった日本国憲法
が施行され、プロミンが登場したなかで隔離が強化されたことにつ

いて、人権意識とプロミンを武器に患者が隔離に応じなくなったり、療養所当局に反抗的になったりすることを想定していたと考えている（藤野 2001：494-506）。

　栗生楽泉園の「特別病室」問題の追及、プロミン獲得運動を通して各療養所の自治会運動は復活・新生した。1951（昭和26）年1月11日には全国国立癩療養所患者協議会（全癩患協）が結成され、日本国憲法、ハンセン病治癒の時代に沿う「癩予防法改正」運動に取り組んだ。全癩患協が求める法案は「予防管理と療養管理と、さらに患者及び家族の社会保障の三者を総合する社会法」であり「『癩』という何千年来の迷信的な恐怖と嫌悪の通年のまつわった名称」に変えて「ハンゼン氏病」という呼称を採用すること、強制収容や患者懲戒検束規定を撤廃すること、患者の社会復帰に備えた職業補導機関を療養所内に設置することを盛り込んでいた。こうした全癩患協の改正案を反映するのが左派社会党代議士長谷川保の「ハンゼン氏病法案」であったが、社会党は講和問題で分裂し、左右両派を足しても111議席で、過半数の234議席には遠く及ばなかった。これに対し自由党は240議席を獲得、長谷川の法案がたとえ議会に上程されても成立する可能性は低かった（藤野 2001：500-501）。

　ハンセン病の患者数と対1万人の有病率の推移は以下の通り。1887（明治30）年患者数23660人、有病率5.5、1890（明治33）年患者数、30359人、有病率6.7と最も高い。大正時代、戦中は有病率は2を超えていたが、1950（昭和25）年患者数13805人、有病率は1.65となった。1974（昭和49）年には患者数10429人、有病率は0.95と1を下回った。入所者数が最も多かったのは「らい予防法」成立後の1955（昭和33）年で定員13861人に対して12148人が入所していた（全国ハンセン氏病患者協議会編 1977：191, 246）。

3.「らい予防法」廃止

　1996（平成8）年3月31日をもって90年に及んだ「らい予防法」
は廃止された。第一次橋本龍太郎内閣のときで、自由民主党・日本
社会党・新党さきがけによるいわゆる自・社・さ連立政権のもと、
厚生大臣はさきがけ所属の菅直人であった。厚生省はエイズ薬害訴
訟をめぐり世論の批判の渦中にあり、厚生省の責任の徹底解明の姿
勢を示す菅と、これに難色を示す厚生官僚との間には大きな溝が生
じていた。同年3月25日、衆議院厚生委員会で「らい予防法の廃
止に関する法律案」の説明に立った菅は隔離政策のみならず、「か
つて感染防止の観点から優生手術を受けた患者の方々が多大なる身
体的・精神的苦痛を受けたこと」についても謝罪した。菅は衆議院
法務委員会でも1907（明治40）年以降ではなく1953（昭和28）年以
降という限界はあるものの、「らい予防法」の誤りと厚生行政の人
権意識の欠落を認め、法に反対した全患協の運動の正しさを高く評
価する発言をした（藤野 2001：663-672）。

　附帯決議は後から追加され、①患者給与金を将来にわたり継続
し、その他の医療、福祉等処遇も確保、②社会復帰と社会生活への
支援策の充実、③通院・在宅医療のための医療体制の整備、④一般
市民に対して、また学校教育のなかで正しい知識の普及啓発に努
め、差別や偏見の解消に一層努力する、などの4件であった。廃止
に関する法律および附帯決議とも、具体的な水準について明示して
いない分、今後の予算折衝にあたり、強力な論拠となるはずのもの
であった。全療協は次のような声明を出した。「（戦後）改正された
予防法においても強制隔離の基本理念は踏襲され、人間の尊厳を踏
みにじられたまま今日に至り」「『法の存在は国家の恥』とまで言わ
れた差別法の廃止は四十五年のながきに亘り、組織の総力を結集し
て闘い取った成果であり、五千八百会員の喜びとするところであり
ます。同時に明治以来、無念の思いを残し、この世を去った二万二

千六百余人の先輩各位の霊に対し謹んで悲願達成を報告し、あらためてご冥福をお祈りする次第であります」。

一方で予防法廃止の際、国と全療協は立場の違いが明確になった。法廃止に到る動きのなかで厚生省側の反省とお詫びは、廃止が遅れたとする範囲においてであり「らい予防法」制定の1953（昭和28）年および「癩予防ニ関スル件」の施行された1909（明治42）年までは到底及ばず、遅れたとする時期より以前の強制隔離と撲滅政策については関知しない、ということであった。法を廃止するには理由がなければならず、廃止に当たっては、廃止せざるを得ない法律を制定、存続させてきたことへの責任が伴い、被害に対する部分的なお詫びではなく、あらゆる責任とその責任の所在をはっきりさせたうえでの「反省」「謝罪」が何より大切であった。あいまいさのない謝罪こそが偏見差別への啓発であり、療養所の医療と処遇の継続、充実は政府の責任と反省と謝罪に付随する問題であった（全療協編 2001：114-128）。

国家賠償請求訴訟は、1998年に九州弁護士連合会に島比呂志（星塚敬愛園入所者）が手紙で「人権に最も深い関係を持つはずの法曹界が（らい予防法に）何ら見解も示せず、傍観の姿勢を続けている」と、その責任を厳しく問うたことに始まる（全療協編 2001：131-168）。約90年に及ぶハンセン病政策を問う国家賠償請求訴訟が熊本地裁に提訴された。その後、東京、岡山地裁でも提訴が相次いだ。訴訟の最大の争点は「予防法による強制隔離で入所者の人権が侵害されたか」にあるが、原告は「国は戦前の早い時期からハンセン病の感染力が極めて弱く、強制隔離や断種中絶手術が不要であることを熟知していた」と指摘。そのうえで「基本的人権の尊重をうたう新憲法施行後にらい予防法を制定（1953年）したのは違憲」と主張した。国は20年たつと、賠償請求権が消滅する民法の規定を基に「1978年以前は賠償責任はない。また、78年の相当前から隔離政策から実質的な

解放政策に転換し、具体的な人権侵害はなかった」と反論した。

　2001年5月11日、熊本地裁で国や国会議員の立法不作為についての責任を認める画期的な判決が下された（川上編 2002：81-82）。判決で杉山正士裁判長は、今日に至るまでのハンセン病に対する差別と偏見の原点は、戦前の政府による「らい根絶策」の策定と「無らい県運動」の推進にあるとしたうえで、遅くとも1960年には、強制隔離政策とその根拠となった「らい予防法」は、日本国憲法に違反することが明白となったとして、厚生大臣の責任を断罪し、更に遅くとも1965年には「らい予防法」を廃止しなかった国会の「立法不作為」は違法となったとして、二重の意味で国の国家賠償責任を認めた。その後、控訴阻止のため原告団、弁護団と全療協は全面的な協力体制を組み、5月23日小泉首相への直訴が実現して、控訴断念を勝ち取ることができた。西日本訴訟弁護団の徳田靖之は、国がこれ程までに完敗した訴訟について、控訴断念に追い込まれて判決を確定させたのは日本の裁判史上に残る快挙とし、その要因を3点あげている。第一は、原告団と全療協、多くの支援者による首相官邸包囲をはじめとする直接行動が世論の大きな支持を得て、小泉首相や政府を追いつめた。第二は、判決後の5月21日になされた900名を超える一括追加提訴である。第三は、超党派の「ハンセン病問題の最終解決を目指す国会議員の会」をはじめ、多くの国民が原告の行動を圧倒的に支持したということである（全療協編 2001：131-168）。

　2008年6月、隔離政策による被害の回復を基本理念とする「ハンセン病問題基本法」（ハンセン病問題の解決の促進に関する法律）が制定され、翌2009年4月に施行された。全療協が同法制定運動を進めるにあたり強調したのは、入所者の在園保障を確実にすることである。厚生労働省は「最後の1人まで」在園を保障すると述べたが、その方法は明確にされていない（森川 2012：15-21）。

４．現在

　菊池恵楓園入所者自治会機関誌『菊池野』2020年8月号によると2020年5月1日現在の国立ハンセン病療養所入所者数は1090名、うち男性は500名、女性は590名で、平均年齢は86.3歳となっている。入所者が最も多いのは菊池恵楓園の170名で、多磨全生園144名、長島愛生園139名と続く。東北新生園、宮古南静園の平均年齢は88.4、88.2歳で療養所のなかで最も高い。

　2015年5月9日から10日にかけて開催された第11回ハンセン病市民学会総会・交流集会in東京・駿河の全体テーマは「バトンをつなごう〜当事者運動と市民のかかわり〜」であった[31]。前年の第10回市民学会総会の前夜に全療協会長の神美知宏、国賠訴訟を率いた谺雄二（全原協会長）が学会2日目の早朝に逝去した。神は亡くなる直前まで厚生労働省と入所者の生活を守るための交渉を続け、2014年8月15日に現・森和男全療協会長によって調印された。その主要な論点は①療養所職員の定員を削減しないこと、②平成30年度までに介護員・看護師数を入所者1人に対して1.5倍程度に拡充する、というものであった。当事者運動の巨星2人を失い、バトンは市民に向けられている。

　全療協の第76回臨時支部長会議は「宣言文」の末尾をこう結んでいる。「組織の先細りはやむを得ないとしても、私たちは伝統に恥じないたたかいを進めていく決意であり、今後も両議懇（衆参議員懇談会）をはじめ、統一交渉団、ハンセン病療養所の将来構想をすすめる会、ハンセン病市民学会の支援を得ながら、全療協神会長の遺言ともいうべき『刀折れ矢尽きるまでたたかい抜く』ことを宣言する」[32]。

　菊池恵楓園（熊本）、多磨全生園（東京）には保育所があり、子どもと入所者、療養所と地域の交流が徐々に定着している。また、行政をまきこんで長島愛生園（岡山）を中心とする施設を世界遺産に登録する運動が始まっている。

第3項　結核政策と患者運動

1．予防法の成立から第二次世界大戦まで

　結核は、先史時代から人類を苦しめてきた感染症で、二十世紀半ばに抗結核剤が発見されるまでは死病として恐れられてきた。明治期の近代化の過程で、労働者や農民の過酷な生活と不衛生な住環境は感染から発病の流れを加速させ、感染は拡大し「国民病」となった。衛生学者石原修は1913（大正2）年、『衛生学上ヨリ見タル女工之現況』を著し、結核と当時日本の基幹産業であった繊維工業との関係を科学的に明示し、工場法の施行を促進した（新村編 2007：261-263）。

　国の動きとしては1904（明治37）年、内務省は肺結核予防令を公布した。1914（大正3）年に肺結核療養所設置及び国庫補助に関する法律を公布、翌年内務大臣は東京・大阪・神戸に私立肺結核療養所設置命令を出し、1917（大正6）年に大阪に最初の公立結核療養所が設立され、以後東京市など各地に設置された。それらに先がけ1916（大正5）年に救世軍結核療養所が開院している。1919（大正8）年、結核予防法が公布・施行された。

　1937（大正12）年、国立結核療養所官制公布、茨城県の晴嵐荘が最初の国立結核療養所となった（新村 2007：年表34-37）。

　藤野は厚生省の新設の背景には青壮年層の結核死亡率の上昇があるとしている。1933（昭和8）年、それまで10万人当たり180人台まで下がっていた結核死亡率は再び上昇に転じ、1935（昭和10）年には190.8人に達した。死亡者数は13万2千人を数え、患者数は120万人に上ると見られた。特に15歳から30歳にかけての青壮年層の死亡率は平均値の4倍以上となった。こうした青壮年人口の減少と国民体力の低下は国家総力戦に備えファシズム体制の構築を目指す軍部にとって黙視することはできず、早急な対策を講じる必要が

あった（藤野 2001：259-261）。

　1939（昭和14）年5月に発刊された『戦争と国民保健』には①母性と乳幼児問題、②栄養の話、③結核の話、④性病と国民の純潔というテーマあげられた。結核の項目では、15万人の結核死亡者、150万人の結核患者があり、結核病の蔓延は保健の最大欠陥だと説き、諸外国に比べて日本は予防事業が不振で、予防施設も不備であることを認めている。同年3月時点での公立療養所の病床6457床、建設中の公立療養所5903床、民間の病床を合わせても3万の結核病床しかなかった。結核予防策の原則は、結核死亡者と同数の結核病床を必要としていたので、現状では5分の1程度の病床で著しく不足していた。

　結核予防相談所[33]は1932（昭和7）年以来、日本放送協会の納付金を財源として公立健康相談所が開設され、1937（昭和12）年以降は保健所法による公立保健所が逐次設置されていった。1939（昭和14）年には厚生省予防局に結核課が新設され、一段と結核予防行政が強化された（川上 1990：471）。同年、結核予防相談所は約200か所となり、大都市には40カ所の「小児結核予防所」が開設し、少しずつ結核予防体制が整っていった（小松 2000：304-305）。

　1940（昭和15）年に制定された「国民体力法」では結核に重点がおかれ、ツベルクリン反応検査やX線検査（間接）を中心とした集団検診が大規模に行われた。1935（昭和10）年以降結核死亡者数は増加の一途をたどり、1939（昭和14）年には人口10万人に対し216人、1943（昭和18）年には225.9人と最多を記録した。徴兵検査時に実施したレントゲン間接撮影によると、1941（昭和16）年には検査人員に対して有所見者が前年比で22.5％も増加していた。しかし、当面の兵員不足を補うため弱体者も入隊させ、結核対策は戦時体制の強化によりなおざりになった（川上 1990：470-473）。

　1942（昭和17）年に国立結核療養所を傷痍軍人療養所とし、150施

設のなかで傷痍軍人療養所は全国で33か所となった。翌1943年、結核死亡率は最高となった。とはいえハンセン病、精神病、結核、急性伝染病などの療養所患者の摂取栄養量が1400〜1500カロリーにまで低下していた時期に、傷痍軍人療養所は2500〜3000カロリーを維持していた。ハンセン病患者と傷痍軍人では、医療・看護の基本となる食事、生命維持をめぐる環境が大きく異なっていた（新村編2007：278-282, 年表37）。

2．特効薬の登場と治療法の確立

　敗戦後、政府は経済復興を急ぎ、結核対策は放置された。1950年5月29日付『朝日新聞』の「天声人語」では、当時の状況を「広島の死者は七万八千人余だった。結核死亡者は昨年（1949年）だけでも十三万八千数百人あった。A爆弾による死者の約二倍が年々歳々結核で死んでいるのだ。つまり毎年二発ずつの原爆が日本に投下されているのと同様である。現在百五十万人の結核患者がいる。五十人に一人、十世帯に一人である。しかも療養所に入っているのはわずか五パーセントである。あとの九十五％は自宅で何の保護もなく、病状は日々悪化し、周囲の健康者にも病菌をうつしつつある」と紹介された。

　1947（昭和22）年11月、衆議院厚生委員会に結核専門委員会が結成された。これが結核予防法改正の契機となった。日患同盟は結核ベッド9千床の増床とストレプトマイシン（ストマイ）をアメリカから輸入することを厚生省に要求し、1949（昭和24）年に輸入した。しかしアメリカ占領軍民生部はその使途を脳膜炎患者、血行性粟粒結核のみに制限したため、日患同盟は国会請願を続けた。また全医労と協議して国の責任の明確化について申し入れを行った結果、結核薬パスの使用を1951（昭和26）年4月1日から生活保護患者に認めさせた。これは前日の3月31日付で改正結核予防法が成

立し、4月1日より実施されたことによる。1919年に制定された結核患者を刑事事件の被疑者扱いし、警察的性格をもった「結核予防法」から33年ぶりの全面改正であった（日本患者同盟四十年史編集委員会編 1991：169-172）。

　同法の内容は、①健康診断の対象者の範囲を拡大して、事業所、学校および施設において集団生活をしている者、および厚生大臣が指定する結核蔓延地区に居住する一般民とし、これらの者に毎年定期に健康診断を行うこと。②従来予防接種法に規定されていたBCG接種を結核予防法に移し、満30歳以下の全国民に行うこと。③医師による結核患者の届け出に基づき保健所は登録票を作成し、これに基づき保健婦の家庭訪問などを行うこと。④化学療法、および手術等の新しい結核治療法を普及させるため、すべての結核患者の医療費の一部を公費負担とすること。⑤地方公共団体に結核療養所の設置、拡充を勧告し、また公立および非営利法人立療養所の設置、拡充、および運営に要する経費について国庫が補助をおこなうことにした、などである（小松 2000：346-347）。

　結核病院が700施設を超えたのは1949（昭和24）年の749施設、1956（昭和31）年の713施設の2年のみである。ストレプトマイシンの国内製造は1950（昭和25）年から許可された（新村編 2007：274-275, 年表38）。

　1951（昭和26）年に「脳血管疾患」が死亡原因の1位となるまで「全結核」は死因順位のトップであった。同年結核予防法が施行され、結核患者の医療費の一部が公費負担となり、結核死亡者数は戦前の3分の1となったが患者の実態は不明であった。そこで1953（昭和28）年結核実態調査が行われ、結核が日本中に広がっていること、市部が郡部よりツ反陽性率、全結核所見率、有病率ともに高いことが判明した。この調査により病人数とベッド数の格差が認識され、徐々にベッド数も充実していったが、社会病としての結核、

結核患者の人権、その困窮の原因の追究はなかった（川上 2002：63-64）。

　結核蔓延のほぼピークであった1953（昭和28）年当時の病床数は21万床、死亡率は人口10万対62.4人であった。この頃、国庫補助による公立アフターケア施設が設置されたが、結核回復者に身体障害者福祉法が適応されるのは14年後のことである。1955（昭和30）年に長期化化学療法が事実上無制限となり、病床は増加、翌年の病床は25万床を超え、1958（昭和33）年には26万3000床と世界最大の数字となった。第2回の実態調査では死亡率は5年前の66.5から39.4に減少したのに比べ、患者数は304万人、全国民の3.3％でやや減ったが、まだ多い。そこで患者管理制度が強化され、翌年、全保健所に結核患者登録カードが装備された。1961（昭和36）年の結核予防法改正により、排菌あるいは有空洞患者の入院治療費の公費負担が大幅に改善された。健保・国保・生保に優先して、結核医療費は結核予防法から支出されることになり、公費負担による入院期間も「将来再発または悪化のおそれの少ない状態に達するまでの期間」と規定された。生保からの肩代わりでこの年、国庫支出の結核医療費は前年度の26億から161億余に増加した。

　1958（昭和33）年から施行されていた国民健康保険が1962（昭和37）年になって全国化し、国民皆保険制が実現した。1963（昭和38）年の第3回実態調査では、患者数が100万人減って、203万人、人口対率も2.1％に低下し、病床数の減少が始まった。入院減に対応して、一般病床や精神科病床への転換がなされ、1968（昭和43）年の第4回実態調査で、結核の斜陽化が確定的となった。患者数153万人、人口対率1.5％、死亡者数も年間2万人を割り、結核患者の約18％は結核以外の死因で死亡している（小松 2000：349-351）。

3．患者運動と朝日訴訟

　旧軍隊の療養所の実態は、職員による患者の食料や医療品の横流しが横行し食料の確保は患者にとって生死にかかわる問題であった。自治会結成の動きは1945年の暮れから東京、京都、岡山、愛媛、等々各地で始まり、翌1946年になると東京で患者生活擁護同盟が組織されるなど質的な発展が見られた。1948年3月31日、日本患者同盟が結成された。結成以後、病院の民主化と結核対策に全力をあげて取り組んだ。この年の結核死亡者は厚生省の発表によると14万3090人であった（日本患者同盟四十年史編集委員会編 1991：169-170）。

　結核の患者運動は高度経済成長時代の公害、薬害などの社会病の患者運動に影響を与えた。1948（昭和23）年に日本患者同盟が創設後、10種類を超える結核の新薬を健康保険法あるいは生活保護法その他の医療保障に適用させた運動が先駆けとなった。1952（昭和27）年に国立病院60か所の地方移譲問題や療養権の問題であるとともに療養所の所在地にとっては地域の再生にも関連した問題であった国立病院・療養所の統廃合反対運動がなされた。1954（昭和29）年の足りない結核病床に軽快した生保患者がいつまでも医療扶助をうけて占居すべきでないという発想に対して闘った入退所基準反対の闘い、1958（昭和33）年暮れ、結核患者の図書購入費や映画上映などの文化生活費に代金があてられた給食闘争があった。1966（昭和41）年、県費のなかで支出の多い結核対策費や福祉予算の削減に反対した高知県患者同盟への弾圧がきっかけとなった三柏園闘争、1968（昭和43）年、特別会計制に対して国の責任放棄と医療営利化の布石ととらえた日患同盟による反対運動。1986（昭和61）年の社会保障や福祉の将来に対する危惧のため連帯を目指したJPC「日本患者・家族団体協議会」の結成運動、1980年代後半から90年代なかばにかけての行革断行下の国立病院・療養所の統廃合、移譲計画

に反対する運動ほか多くの患者運動が展開された（川上 2002：65）。

　なかでも「人間裁判」と呼ばれる朝日訴訟は、その後の公害・薬害・福祉年金訴訟をめぐる裁判に影響を与えた。1956（昭和31）年、福祉事務所は岡山療養所に医療保護で入院していた朝日茂に対して、実兄から1500円送金させるようにしたことを盾に、日用品費600円（当時）を引いた900円を医療扶助の一部負担として国に納めるよう指示した。朝日は日用品費600円で生きていくのは困難であるため県・厚生大臣に「指示取り消し」の申請をしたが却下され、訴訟となった。最大の争点は憲法二十五条に保障されている生存権が国民生活上ではどのように実現される必要があるか、という点にあった。第一審では朝日は勝訴し、生活保護基準の引き上げにつながったが、1963年の高裁判決は「すこぶる低額ではあるが違憲とはいえない」というもので第二審敗訴。朝日は上告後51歳で「こみあげる無念はいわず解放の道ひとすじを歩まんとぞ思う」という歌を残して亡くなった。その後養子夫婦が訴訟を継承したが、最高裁は保護を受ける権利は相続できないとして訴訟は終了となった。国の最高裁での答弁書では、日用品の基準引き上げが日雇い労働者の賃金・社会保障全般のレベルアップを引き起こす可能性に言及されており、この裁判結果による広汎な影響を恐れる国の姿が浮かび上がっている。朝日訴訟の十年の成果として、生活保護基準が大幅に引上げられ、関連して生活保護制度全般の手直しや最低賃金・失対賃金・公務員給与等の改善がはかられた。また広く国民に憲法二十五条の存在を改めて認識させ、権利意識も自覚させた（川上 2002：66）。

　患者運動は朝日訴訟から以下の三つの教訓を得た。第一に、病人といえども闘わぬ限り、人として生きる権利は得られない、という運動の原理を明らかにしたこと。第二に、要求に根ざした運動の展開、つまり闘いは常に科学的で妥当な要求にもとづかねばならな

い、という運動の基調を理論化したこと。第三には、法と制度を活用し、同時にその改善を追求していく、という連鎖的でかつ現実的道理ある運動を推進する為の理論水準の向上を示唆したこと、である（日本患者同盟四十年史編集委員会編 1991：216-217）。

4．「結核予防法」廃止

国民皆保険施行前後から医療供給の構造は大きく変化している。結核病床は1960（昭和35）年の25万床から1990年には4万床と激減する一方、一般病床は急増した（島崎 2012：88）。

過去の病気になっていた結核は近年新たに高齢者の結核などが問題となった。1999年に厚生省（現厚労省）は新規患者の発生増加を懸念して「緊急事態宣言」を発令した。2007年には「結核予防法」が廃止され、「感染症法」（1999年成立）に統合し、現在に至っている。厚生労働省の結核登録者情報調査によると2013年の罹患率（10万人対の新登録結核患者数）16.1、20495人。米国3.1の5.2倍、ドイツ4.9の3.3倍、オーストラリア5.7の2.8倍で、日本は先進国のなかで罹患率は高い。新登録者を年代別でみると60歳以上が71.2％を占め、うち70歳以上57.4％、80歳代以上が36.1％となっている。

2013年度の結核による死亡数は2084人で死亡率1.7、死因順位は26位である。

第4項　ハンセン病と結核の患者運動と政策の比較

1．患者数の推移と政策

1900年の内務省による調査ではハンセン病患者は3万359人で、1907年に「癩予防ニ関スル件」制定後、1909年に開設された5療養所の総定員は1100人であった。全患者の終生隔離収容を目的とした「癩予防法」が施行したのは1931年で、「無らい県運動」によって地

域から締め出され、各療養所では定員超過の状況が続いた。内務省の治療費や食費の予算は定員分しかなく、患者の医療・生活条件は悪化した。加えて療養所の拡張のための土木、建築工事も「患者作業」で担わされたため、症状が悪化し、のちにハンセン病が全快しても重い身体障害を残すことになった。1949年以降、プロミンによる治療は本格化し、ハンセン病が完治した入所者が増えていった。しかし、国会でのハンセン病療養所3園長の発言などがあり1953年に隔離を強化し退所規定のない「らい予防法」が制定された。人権意識の向上とプロミンにより、療養所関係者は患者が隔離に応じなくなったり入所者を都合よく統制できなくなることを恐れたことが背景にある。「らい予防法」の廃止は1996年で、当時は約5800人の入所者がいた。1998年に始まった国家賠償請求訴訟は2001年に国や国会議員の立法不作為の責任を認める判決を下した。2020年5月1日現在のハンセン病療養所入所者は1090人である。

　結核は先史から死病として人類が苦しんできた感染症であるが、明治の急速な近代化の過程で感染が拡大し「国民病」となった。内務省は1904年に「肺結核予防令」、1914年に「肺結核療養所設置及び国庫補助に関する法律」を公布した。これにより大阪や東京、各地に結核療養所が設置された。1919年には結核患者を刑事事件の被疑者扱いし、警察的性格をもった「結核予防法」が公布・施行された。1935年、それまで10万人あたり180人台に下がっていた結核死亡率は再び上昇、190.8人に達し死亡者は13万2千人となった。1939年に約150万人の結核患者がいたが公立・民間あわせて3万の結核病床しかなかった。死亡率が最多となったのは1943年の10万人あたり225.9人である。1945年のハンセン病療養所16園の定員は9025人、入所者は9840人で、定員を超過していた。

　1951年4月1日に施行した「改正結核予防法」は1919年法から

の全面改正となった。

　結核蔓延のピークの1953年当時の病床数は21万床、死亡率は10万対62.4人まで減った。同年の全国ハンセン病療養所の定員は12906人で入所者は11654人である。プロミンの効果もあり1952年以降入所者数は定員を下回り、その差は徐々に開いていった（全国ハンセン氏病患者協議会編 1977：246）。

　一方、結核は1968年には患者数153万人、死亡率は人口対比1.5％となり、結核患者の約18％は結核以外の死因で死亡している。1961年の結核予防法改正により結核医療費は結核予防法から支出されることになり、前年度の6倍強に増加した。

　有病率と死亡率を並べると、ハンセン病の有病率が最も高かったのは1890年の6.7（対1万人）、結核の死亡率が最も高かったのは1943年の225.9（対10万人）である。

2．治療薬の登場

　ハンセン病の治療薬が日本で使用可能となったのは1947年で、画期的な効果が認められると患者自治会によってGHQ・大蔵省・経済安定対策本部・厚生省・国会議員らにプロミン獲得の嘆願書が提出された。患者代表は大蔵大臣にも直接陳情し、プロミン治療費の予算が計上され、1949年には治療が本格化し「完治する病」となった。治療薬獲得闘争を経て治療方法の確立が患者運動の弾みになった。

　史前より結核は死病と恐れられていたが、1949年よりストレプトマイシンのアメリカからの輸入が始まった。同薬の国内製造は1950年より許可され、翌1951年には「脳血管疾患」が「全結核」を抜いて死因のトップになった。

3．患者運動の影響

　国が強制隔離政策をすすめるなか、1925年、自衛組織として九州療養所に自治会が結成された。他の療養所でも頼りは患者自身の団結しかなく、結成が相次いだ。1936年国立の長島愛生園で定員超過への不満から患者作業のボイコットがあった。園当局は事態を鎮静化するため自治会を「自助会」として認めた。栗生楽泉園に「特別病室」が置かれていた1938年から1947年までは脅し効果と療養所は所外より一層生死が逼迫した状況で自治活動は下火となった。戦後、日本国憲法が制定され、治療薬プロミンの効果が明らかになると自治会が中心となってプロミン獲得闘争を展開した。選挙権を手にした入所者らの票を得るため参議院選の候補者が所内に入ったことで、職員の不正や「特別病室」の問題が表面化し、1947年に「特別病室」は廃止された。自治会の全国組織化は1951年で、以後予防法廃止に力を注いだ。

　旧軍隊の結核療養所では不正が横行し、死活問題であるため1945年暮れから自治会結成の動きが各地で見られた。1948年に日本患者同盟が創設され、病院の民主化と結核の新薬を医療保障に適用する運動を牽引した。日患同盟は活動初期に結核ベッド9千床の増床を要求しているが、ハンセン病の場合、増床は常に政策としてなされた。1956年に始まった朝日訴訟は国民の権利意識を目覚めさせ、生活保護制度の手直しや最低賃金・失対賃金・公務員給与などの改善がはかられた。

　前全療協会長の神は「3年先輩の日患同盟（現在は活動中止）に運動のやり方を教わった」と述べている。戦後に全国組織となったハンセン病療養所の自治会は1953年制定の「らい予防法」に反対するため役員以外の会員も国会への座り込みやハンストなどを行ったが、法の趣旨を変えることができなかった。朝日訴訟からは闘わない限り人として生きる権利は得られないことを自治会関係者らは学

んだ。1996年と「らい予防法」廃止が遅れた理由を神は「国民は（国の政策に）批判ではなく迎合してきた。法が続いてきたのは市民の無関心。全療協（の運動）は力が及ばなかった」と言う。国家賠償請求訴訟開始の初期には全国のハンセン病療養所自治会の支部長のうち5人が反対で、全療協として足並みが揃うよう神は説得を続けた。

2001年5月に「らい予防法」違憲判決が下され原告側が勝訴、国に控訴断念をさせるため首相官邸を取り巻いた人々の半分は市民だった。その後9か月という短期間に93万人の署名を集めて国会を動かし2008年に「ハンセン病問題基本法」が制定された。神は「運動の成功、不成功は市民の動向にかかっている」。「50年かけて学んできた」。市民とメディアが動かなければ問題の解決は難しい（川﨑2014b：49-51）。

4．現在

ハンセン病療養所入所者の平均年齢は80代後半になり、入所者同士が家族の代理をする世話人制度の成立が困難になっている。今後、入所者の人権を守るしくみとして、自治会を補う人権擁護委員会、世話人制度を補う「エンド・オブ・ライフケアチーム」がより重要となり、複数の療養所で取り組みがなされている[34]。

結核は毎年新患が2万人以上、2千人が命を落としており、特に高齢の患者の早期発見、治療が課題である。

第5項　おわりに

ハンセン病と結核の最大の違いは、患者数と死因になるかどうかである。

ハンセン病の有病率が最も高かったのは1890年の1万人対6.7、結核は1943年に死亡率が最高の10万人対225.9となった。結核の有

病率を死亡率の10倍とすると結核はハンセン病の34倍の有病率である。有病率が最高値となる時期は53年ハンセン病が早い。

政策によって療養所以外での治療が困難なハンセン病療養所の入所者数は1955年の1万2千人台のピーク時でさえ定員を下回っているが、結核は患者数に見合う病床が大幅に不足する状況が長く続いた。

ハンセン病は感染症であっても感染力は弱く、これまで医師・看護師・介護員などの職員に感染したことはない。治療薬がなかった時期の障害、患者作業の後遺症はあるにせよ死因にはならない。一方、結核は治療薬が開発され、治療方法も確立しているにもかかわらず現在でも亡くなる方がいる。

戦前戦中のファシズム体制下、戦後の経済復興の時期に国は死因第一位の結核への対策は等閑だった。結核と比較して患者数が少なく全患者の「強制隔離」が可能であったハンセン病は国、都道府県、世論をあげて強制収容が遂行された。療養所とはいえ、所長が懲戒検束権を持ち医師・看護師は少なく、軽症者が重病者の世話をしているので国の財政的な負担は結核と比較すれば僅かであったであろう。定員増に対応するため患者作業は強化され、治療はほとんどなく入所者にとって療養所は隔離されての強制労働の場であった。

日患同盟や朝日訴訟に学んだハンセン病療養所入所者は、治療法が確立し完治しても退所できない実態と合わない法律に矛盾を感じ、個人や自治会活動などの組織で活動しながら、人生の大半を療養所で過ごすことになった。半世紀を超える全療協の運動は「わずか2000人の組織に国会議員が何人も集まる」（川﨑 2014b；53）他に類を見ない影響力を持つ組織に成長を遂げた。長く当事者運動に懸けてきた先人たちの思いや成果が、当事者なきあとどのように引き継がれていくか注視が必要である。

注

（１）　邑久光明園の患者数は「年度末現在入所者数」である。

（２）　1998年 8 月27日　S.K さんより邑久光明園の自室にて筆者が聞き取り

（３）　1998年 8 月27日　K.K さん、 8 月28日　E.T さんより邑久光明園の自室
にて筆者が聞き取り

（４）　1997年 8 月27日、1998年 8 月28日　S.I さんより邑久光明園の自室にて筆
者が聞き取り

（５）　患者の家族が経済的に受療を支援することが可能であり、主治医が治療
を継続してカービルに報告を行うこと、患者居住地の州衛生局が同意する
こと、患者が戻る家族に子どもが含まれず少数の成人のみであることな
ど。日弁連法務研究財団（2005）『ハンセン病問題に関する検証会議　最
終報告書（要約版）』81頁

（６）　前掲書 5 、80-82頁
佐藤元、Janet E.Frantz（2005）「米国におけるハンセン病政策の変遷」
『日本ハンセン病学会雑誌』Vol.74、No 1 、23-41頁

（７）　スタンレー・スタイン著、ローレンス・G・ブロックマン協力、勝山京
子監訳（2007）『アメリカのハンセン病　カーヴィル発「もはや一人では
ない」』明石書店、21-31頁

（８）　ダミアン・ダットン賞とは、ハワイ州モロカイ島でハンセン病患者への
ケアに尽力したダミアン神父（ベルギー人のカトリック司祭）と彼に仕え
たジョゼフ・ダットンにちなんで毎年、個人、団体に授与している。母体
は1944年に設立したハンセン病制圧のための非営利組織「ダミアン・ダッ
トン協会」で、賞は1953年に始まり、スタンレー・スタインが初代受賞
者。日本人や日本の団体もこれまで受賞している。

（９）　前掲書 7 の日本語版への序文（ウイリアム・キクチ、2004〜2006『スター』
編集長）によると退役軍人の組織「フォーティ・アンド・エイト」の後援
を得て、『スター』は国際紙として名声をはくし、一時は 9 万部を発行し
た。11-12頁

（10）　全国ハンセン氏病患者協議会編（1977）『全患協運動史』一光社、57-62頁

（11）　法学者である内田（2006：429）は「らい予防法」下の人権侵害が看過
され続けたこと、差別・偏見の放置も責任の多くは司法や法律家が負うべ
き、としている。

（12）　熊田（宮内・好井編 2010：17）による、社会のいかなる成員も差別の加
害者に加担しているという中西・上野の当事者についての説明。

（13）　邑久光明園元自治会長の望月は、村田を院長に迎えて一気に自治会の運
営が軌道にのったとしている。「自由」な、しかし「自ら治める自治」を

奨励した村田は後年「家族主義」の光田や定員を超えると入院を拒否したので大阪府とも衝突することになった（ハンセン病市民学会編 2011：170-203）。

（14）　前掲書10。

　　　　戦前、戦中の邑久光明園や栗生楽泉園については、第2章第1節を参照のこと

　　　　初出、川﨑愛（2000）「第二次世界大戦下のハンセン病療養所における患者作業と団体活動」『社会福祉』第40号

（15）　前掲書13、40-41頁。世界的にめずらしい患者の全国組織としての「患者運動」を以下のように定義している。「患者運動とは、病気を治すために、その障害となっている問題や、病気を治すために必要な要求を個々にではなく、個人個人の努力を結合した組織の力によって解決し、患者の生存権、医療権を守ろうとするものである。」

（16）　全国ハンセン病療養所入所者協議会編（2001）『復権への日月』光陽出版社には、1977年から国賠訴訟で勝訴して全国各地で原告と国の和解が成立する2001年8月までの年表がある。本文は年表の352-353頁を参考にした。

（17）　前掲書13、41-45頁。三園長の国会証言（抄録）は235-237頁。

（18）　前掲書13、57-62頁。

（19）　森川恭剛（2005）『ハンセン病差別被害の法的研究』法律文化社。

　　　　森川は「らい予防法」の成立を療養所で治療を受けた者が退所する道をあらためて原則的に閉じて「療養所の社会」を完成させ存続させるために制定された、と考えている。28-43頁。

（20）　抗議の文書の内容は次の通り。「療養所の中で終生生きることをよぎなくしている大多数の入所者は、数限りない人権侵害と被差別の体験者であり、生き証人である。国が歴史的事実を黙殺し、責任回避の態度をとり続けるならば全療協として立ち上がらざるを得ない。われわれは、国に対して直ちに、真摯に、誠実に歴史を検証し、その結果を開示することを要求する」（全療協編 2001：144）

（21）　東村山身患連は結核の回復者、結核の患者、精神、視覚、身体障害者、ハンセン病療養所入所者などが、一人の悩みをみんなのものとして解決しようという全国的にも稀な運動団体である。「新幹線は超特急、身患連（シンカンレン）は各駅停車の鈍行列車でみんなを乗せて走ろうということをテーマにして活動を続けてまいりました。」（平沢 1997：84-89）

（22）　全療協会長神美知宏の名でA4、3頁にしたためられている。①強制隔離絶滅政策と無らい県運動、②生存権が脅かされているハンセン病療養所

の実態、③ハンセン病療養所の実態の三構成で、文章の最後は「ハンセン病対策議員懇談会をはじめ、弁護団、支援団体、および多くの市民各位のさらなるご支援を得ながら、全療協は刀折れ矢尽きるまでたたかい抜くことを決意しています」と結んでいる。

　　②に関しては長年の職員定数削減により看護・介護サービス低下の現状への危機を喚起している。近年の療養所内の死因で最も多いのは誤嚥性肺炎であり、人手不足から入所者の食事介助が不十分になっていることを指摘している。③では入所者数（1850人）、50代から90代までの年齢構成（80代が936人で過半数以上）、認知症（26.5％）、要・食事介助（31％）、寝たきり（9.4％）、失禁・おむつ使用者（30.5％）他、人数と割合を示して厳しい現実を直視させ、看護・介護サービス改善を促している。

(23)　インタビューの前に川﨑愛（2011）「『らい予防法』に当事者団体はどう向き合ってきたか―制定、廃止、国賠訴訟における闘い―」流通経済大学『社会学部論叢』第22巻第1号と質問項目を郵送している。インタビュー中は許可を得てICレコーダーによる録音とメモをとっており、それらによって本稿は構成されている。本人のチェックがかなわないため、内容の誤りはすべて筆者にある。

(24)　全国ハンセン氏病患者協議会編（1977）『全患協運動史』一光社、205頁

(25)　無らい県運動は自治体によって行われた「狩り込み」によるハンセン病者の強制隔離。患者を連れ去った後、その住居を真っ白になるほど消毒することもあった。

(26)　1954年に熊本県で起きた。菊池恵楓園に入所する親をもつ子どもの地元小学校への通学に対してPTA、地元有力者らによる反対運動があり数十日間休校になった。ハンセン病の感染を恐れる非科学的なビラが撒かれ、誤った情報が拡散し療養所入所者の子どもたちの施設（竜田寮）が解散させられた事件。

　　川﨑愛（2003a）「ハンセン病『未感染児』通学拒否事件に関する研究―『子どもの権利』の視点から」『平安女学院大学研究年報』第3号、川﨑愛（2003b）「ハンセン病『未感染児』通学拒否事件と新聞報道」『大阪私立短期大学協会研究報告集』第40集

(27)　全国ハンセン病療養所入所者協議会『全療協ニュース』2014年1月1日、第992号

(28)　全国ハンセン病療養所入所者協議会『全療協ニュース』2014年7月1日、第998号

(29)　保健衛生調査会とは、第一次世界大戦下、将来の総力戦体制を想定してそれまでの急性感染症対策に追われていた衛生行政を、国民の健康と衛生

状態の改善を目的としたそれに転換させることを目的に設けられた。第一部は乳幼児・学童・青年の保健・衛生、第二部で結核、第三部で花柳病（性病）、第四部でハンセン病、第五部で精神病を対象としていた（藤野2001；74）。

（30）　「らい予防法」が改悪された際に、患者家族の生活援護や入所患者の自由権の保護、強制診断、強制入所の措置について人権尊重をすることなど10項目からなる参議院の付帯決議がなされた。患者運動の結果、厚生省も患者の要求に耳を傾けることを約束したので、近々に患者の求める方向での法改正が期待された。しかし、1996（平成8）年に方が廃止されるまでの43年間、厚生省は参議院の決議も無視し、全患協との約束も反古にし続けた（藤野2001；512-519）。

（31）　森川はハンセン病市民学会の意義を、ハンセン病差別は被差別の直接的な当事者性の継承がなく、当事者とその家族とのつながりも弱いという固有の状況があると指摘した上で、市民学会は全療協の当事者運動のバトンを託されていると述べている（森川2012；23）。

（32）　全国ハンセン病療養所入所者協議会（2015）『全療協ニュース縮刷版第901号〜1000号』大竹章による「あとがき」より

（33）　結核患者を早期診断し、患者および家族に対して、療養並びに同居者への伝染予防に関する指導を与える相談所（小松2000；306）。

（34）　楓編集委員会『楓』2015年5・6月号青木美憲新園長による就任挨拶より。なお、邑久光明園の人権擁護委員会の構成は療養所の医療職、看護職、介護職、福祉職から各1名、自治会から1名、その他ハンセン病問題に理解があり人権意識に秀でた外部の有識者、法律家、医療、宗教関係者など4名程度としている。

第三章　ハンセン病療養所での生活

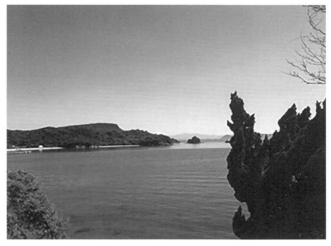

大島の丘から船着き場を臨む（大島青松園）

第1節　「社会浄化」と教育

　先行研究でも明らかにされているが、ハンセン病を発症すると子どもは学校から排除された。時代や地域によって違いはあるが、学校からの連絡を受け、ハンセン病療養所への入所を保健所などから強制された。子どもは学校、家庭、地域での居場所を失い、最終的に療養所にたどり着く。学校に行かれず、家にこもっていた期間が長いため、年齢に応じた教育を受けられなかった子どももいた。

　樋渡は療養所内の教育の歴史を3つの時期に分けた。第一期は「癩予防ニ関スル件」によって療養所が開設された当初、校舎はなく、礼拝堂などを使って教育経験のある入所者が教師となった寺子屋期。第二期は1930年代の無らい県運動によって療養所が拡張し、子どもの入所者も増加し独自の校舎が立てられ、「全生学園」、「愛生学園」と呼ばれた時期。第三期は1941年に「国民学校令」の就学免除規定の変更により、地域の公立学校の分校・分教室へと位置づけが変わり、敗戦を経て本校からの派遣教員による教育が始まった時期。患者教師は「補助教師」となるが、大きな役割を果たした。多磨全生園の全生分教室が公教育化されたのは1953年である（樋渡 2013：47）。

　佐久間は、戦前の療養所内の教育を「寺子屋的教育期」と「学園教育期」に区分した。戦後は療養所内の教育も地域の公立学校の分校（あるいは分教室）として認可されたため、「分校・分教室教育期」という時期に分けられる。従来の「学園」は戦後3年から9年経過した時期に、ようやく「学校教育法」にもとづく公立小中学校の「分校」「分教室」へと変わり、本校に籍をおく「派遣教員」（正式な教員）を中心とした教育が始まった。それまで療養所内の教育を担っていた「患者教師」は補助教師として、本校からの派遣教

員の補佐を行う立場になった。しかし、実際は補助教師が教育の中心となった場合も多く、「患者の教師は補助教師として依然、児童の教育に当たり、不足をカバーせざるを得ない状況が園によっては閉校の時期まで続いた」。多磨全生園で補助教師をつとめた野上寛次は「全生学園（戦後は全生分教室）70年の歴史の中で、50年は患者だけで、その後も半分以上は患者の力で支えてきたんです。そのことはやはり評価しても良いことだと思います」と述べている（佐久間 2014：128-129）。

　派遣教師には、医師や看護師など療養所職員と同様に24%（当初は16%）の危険手当がついた。これにより、恐ろしい病気という観念を職員、教師、市民に植え付け、偏見を煽った。同時に危険手当正当化のためには、ハンセン病は恐ろしい病気だと言い続けなければならなかった（樋渡 2013：116）。

第2節　ハンセン病「未感染児」通学拒否事件

第1項　はじめに

　1954年4月に熊本県の黒髪小学校で起こった、ハンセン病療養所に入所している親を持つ保育所（竜田寮）児童の通学拒否事件についてはいくつかの先行研究がある。

　本節ではこれらの研究を踏まえて、「子どもの権利」の視点から論じる[1]。この事件は保育所児童だけでなく当該小学校児童の教育を受ける権利を奪い、保護者や地方公共団体の責任放棄によって問題の終結は、先送りとなった。事件の前年に成立した「らい予防法」は国民に誤った知識を植え付け、日本国憲法、教育基本法、児童福祉法、児童憲章に定められた、人として権利や「子どもの権

利」を奪う結果をもたらした。

　この節では、事件を報じた新聞記事から事件の経緯を明らかにするとともに各新聞社の社説やコラム、投稿欄などから世論の流れを概観し「らい予防法」の規定が通学賛成派・反対派にどのように影響したか提示することを目的とする。

第2項　事件と新聞報道

　日本のマスコミュニケーションには新聞・放送・出版・映画・広告などがあり、それぞれ特徴を持っている。戦時中に放映された映画「小島の春」がハンセン病療養所への強制隔離の推進力となったことは一定の年代以上の人にとっては周知のことである。また、古くから療養所入所者による「ハンセン病文学」と分類される文芸作品が出版され、現在も自分の半生を綴った記録が次々に発行されている。

　しかし数あるメディアの中で、過去に起こった事件の経過とその詳細を調べるには当時の新聞記事を読むことが有効である。コミュニケーションには送り手と受け手が存在するが、送り手（新聞社、記者）の立場が見えること、雑誌や本より読者層が広いこと、別の送り手（別の新聞社、記者）と比較できることの3点において新聞記事を用いることは有益であると考える。以下で事件当時の新聞業界の状況を簡単に見ておきたい。

　戦後しばらく新聞は戦時中と同様に用紙は割り当て制で購読料も統制されていたが1951年にこの統制が廃止された。事件発生当時、各新聞社はページを増やして販売競争を繰り広げていたが総発行部数の伸びは中だるみの様相をみせている。各新聞社はそれまで別立てであった朝夕刊のセット販売を実施し、増ページを競い合った。この時期は読者を拡大することなく、激しい販売・増ページ競

争が行われた時代である(2)。

　事件の経過は地元の熊本日日新聞はもちろん朝日新聞、読売新聞、毎日新聞、西日本新聞などの各紙に随時掲載された。

第3項　「らい予防法」から見るハンセン病

　1953年に成立した「らい予防法」は全国ハンセン病患者協議会（現：全国ハンセン病療養所入所者協議会）の熾烈な反対運動にもかかわらず、「三園長発言」に押し切られ現況と乖離したまま制定された。3園長の1人が事件のあった熊本の菊池恵楓園の園長宮崎松記である。

　1947年に治験開始となったプロミンは、全国の療養所からプロミン予算獲得闘争委員会を組織させ、委員会はプロミンの予算化を求める運動を展開した。政府は1949年にプロミン使用を予算化し、1951年には全療養所で35人が「軽快退所者」となった(3)。

　しかし、治療薬が用いられ、「完治」する病になったにもかかわらず、3園長（光田健輔長島愛生園長・林芳信多磨全生園長・宮崎松記菊池恵楓園長）は隔離が必要であるとの発言を国会で行った。厚生省はこうした発言に沿って「らい予防法」成立を進めていき、全国ハンセン病患者協議会（全患協）は改正試案を提示し運動を繰り広げたが、1953年に「らい予防法」は制定された。

　新法の内容は、患者とその家族に対する差別を禁止し（第三条）、患者の外出を所長の許可制（第十五条）としたが、これまでと同様に強制収容（第六条）や所長の懲戒規定（第二十八条）を明記し、退所規定がなかった。

　当然、実態と合わない新法制定は入所者の反発を招いた。3園長の1人、菊池恵楓園長宮崎松記はその後、園の保育所竜田寮児童の地元小学校への通学願いの届けを熊本地方法務局に提出してい

る。このような宮崎の行動を、国会発言によって失った入所者の信頼を取り戻すための行為であったとの見方もある⁽⁴⁾。

第4項　当時の新聞は事件をどのように伝えたか

　新聞記事は菊池恵楓園の自治会が所蔵する切り抜きと黒髪小学校が保管していたもののコピーを使用する。期間は宮崎が熊本地方法務局に竜田寮児童を通学させるよう訴えた1953年12月5日から、延期されていた入学式が行われた1955年4月19日までを対象とし、報道を時系列的に示す。その際、各新聞社の竜田寮児童の呼称にも注目したい。なお、新聞は前述の5紙を用いて、2紙以上が掲載した出来事を取り上げる。

　菊池恵楓園自治会が所蔵する事件関係の新聞記事の切り抜きは、宮崎が「教育をひとしく受ける権利を持ちながら未感染児童という理由のもとに、街の小学校に入れぬのは人権侵害である」との訴えを熊本地方法務局に出した1953年12月5日の記事から始まる。

　12月10日には黒髪校区PTA総会での意見を市教育委員会に提出、竜田寮児童の入学の可否は市教委に委ねられた。

　1月10日、熊本地方法務局が同じケースの星塚敬愛園（鹿児島）を調査した結果、共学が行われているとの報告があり、市教委に実情を訴える一方、九州大学に依頼して共学について医学的立場からの見解を求め問題解決に乗り出した。1月28日は九大医学部皮膚科教授樋口から「本学通学は差し支えない」との回答が寄せられた。

　2月9日、竜田寮と同様の保育所のある松丘保養園（青森）、東北新生園（宮城）、栗生楽泉園（群馬）、大島青松園（香川）、長島愛生園（岡山）、星塚敬愛園（鹿児島）の一般小学校への通学状況の結果が報告された。松丘保養園が分教場教育を行っているのを除いて5園の児童は共学している。

12日、黒髪小学校に入学させず、特別教育を実施している熊本のケースについて法務、文部、厚生省の関係者で会議を開くことになり出席招請を受けた宮崎は上京した。

　18日の記事では3省協議会の「感染の恐れなし、就学させるべきである」との結論を報じた。20日、宮崎は帰熊談で、協議を受けて市民への理解を求めた。

　3月1日の記事では前日の町民大会での「竜田寮即時廃止」と「関係当局への入学反対陳述」という2項目の決議が載った。8日、6日に開かれたPTA約80名の会で共学反対派は竜田寮児童が入学したらPTA解散も辞さないとした。

　12日の「市教委は入学を許可すべしとの結論に達した」との委員長談を受けて13日、14日にはPTA総会の「児童相互の幸福のため通学は拒否する。市教委会が校区住民大多数の総意を無視してあえて竜田寮児童の黒髪校通学を許可するなら同校PTAは即時解散、就学児童の一斉休校を行う」との決議を報じた。16日、15日に住民約500人が市教委会に通学反対デモ陳情を行ったことを取り上げた。19日には熊本地方法務局の「反対運動は人権侵犯のおそれがある」との警告とともに、ハンセン病患者と思われる者が市内のパチンコ店、喫茶店に出入りしている事実に対して市署は衛生部に取締を要請したとの記事が載った。

　4月7日に市教委の「新入学する4名を8日から黒髪小学校に通学させる」との決定に対して約800名の反対派が町民大会を開き、市教委の決定を撤回するよう決議し委員長に申し入れた。8日から同盟休校となり、9日に出席した竜田寮児童を含む276名の児童に平常通り授業を行ったが、10日の新聞には市教委による学童の登校を呼びかける声明書が発表された。13日、黒髪小学校校区では黒髪小学校で312名の生徒が授業を受けたが、親が反対派の児童は神社や工場、民家など16か所の自習場（10名前後から320名まで）に分か

れての勉強を余儀なくされた。定員55名の教室に出席 5 名の本校の教室、反対派の「足が痛い」銭湯教室の様子も写真つきで記事になっている。

14日には事の重大性に驚いた市教委は市議会文教委員会に問題解決のあっせんを依頼した。翌15日市議会文教委は「医学界の権威の診察を受けるまで」竜田寮の 4 名の登校を停止させ、反対派は本校に戻って学習するとの仲裁案を示した。16日、「再診まで登校停止」の仲裁案に竜田寮側は拒否すると回答した。18日、「権威の診察」は熊大の威信を傷つけると学生が声明文を発表、21日にも熊大医学部自治会が校区の住民に「非らい児に愛情を」と呼びかけた。22日、市議会文教委員会は「22日から 8 日間黒髪校を臨時休校とすることを市教委会から指令すること、この間恵楓園から申し出のあった健康診察を行い、必要な処置を講ずること」を満場一致で可決し、市教委会に通告した。

5 月 4 日、恵楓園入所者1600名が大会を開き「熊大の診断書に疑義が持たれるとするならばことは重大である。もし決裂をみるなら患者一同は重大決議をすべきものと思う」との声明書を市教委長に渡した。7 日、市教委は「3 名は黒髪小学校本校に、(要観察と診断された) 1 名は竜田寮分校に」との調停案を受諾した旨を公表すると同時に 6 日をもって臨休措置を停止、7 日から開校するよう黒髪校に指令を行った。これに対して熊本地方法務局は「同決定は矛盾したものであり、4 名とも通学させるべきである」との正式見解を発表、市教委に対し通告した。8 日の記事には、前日から再開した授業の様子や新任校長の「日本一の仲良し学校になるよう心がけましょう」との挨拶が載った。

10月 5 日、7 日から参議院文部委員会で黒髪校問題が審議されるため証人として恵楓園長、市教育委委員長、通学賛成派PTAの代表者と、関係方面へ陳情する反対派 4 名の上京が記事になっ

た。結局結論は出ず「現地において自主的解決に努力する」旨の賛成派、反対派の覚え書きが発表され、11日には園長らの帰熊談が載った。18日、市教委員長は「委員会としては発病しなければ感染しないとの基本線をもって新入学児童は毎年入学させる。新三年生以上は竜田寮分校教室の内容を充実して教育する」との案を厚生省医務局長、文部省局長ともに了承したので、これにそって県、市教育委員会に勧告をすることを発表した。しかし、23日に臨時総会を開いたPTAは、市教委の回答を全面的に否決した。

　2月2日からは反対派3名が市教委庁舎前に座り込んで無期限のハンストを始めた。

　5日、ハンストが続けられる中、入園者代表は「市教委の決定を堅持してもらいたい」との陳述書を提出した。8日、ハンスト中の1名の様態が悪化し、PTA会長は解決案を示した。

　9日の記事には事態を憂慮した高橋熊本商大学長と鰐淵熊大学長があっせんに乗り出し、関係者との折衝の結果、解決の見通しがつくことになったとの報告が載っている。ハンストも155時間目に打ち切られた。

　23日、両学長のあっせんによって開かれた解決促進委員会で「竜田寮の新入学児4名は高橋熊商大学長が責任をもって引き受け、（黒髪小へ）通学させることになった」との声明発表を報道した。

　しかし、4月10日には反対派PTA側から入学延期の要望があり、市教委は18日まで入学式を延期することを決定した。17日の記事にはPTAの18日から新入学生を含む全学年の同盟休校の決議が掲載された。

　竜田寮で暮らす子どもたちの呼称は各新聞社によって異なる。

　熊本日日新聞と西日本新聞は「ライ未感染児童」、毎日新聞は「ライ非感染児童」、朝日新聞は「非ライ児童」と呼んでいる。竜田寮についても立田寮、龍田寮との記載がある。

第5項　掲載記事と執筆者

　ここでは事件について最も多く報道した地元の熊本日日新聞の社説を中心に投稿記事「読者の広場」などにも注目して世論の動きをみる。

　宮崎が通学許可を地方法務局に願い出た後、社説では「立田寮児童の問題」（12月10日）というタイトルで、宮崎の主張は正しいとしながらも「社会のライに対する考え方なり感情がまだすっかり改まっているとはいえない」ので一般児童との共学に賛成出来ないとしている。「立田寮児童の通学問題」（2月10日）では、熊本地方法務局の一般通学差し支え無しとの資料が出来たのだから、もしそれに反対するのであれば相応の反対資料を用意する必要があると述べた。2月28日には、黒髪校に通学している子どもの母親の「ライが恐ろしい病気であればあるほど、危険性の少しでもある人を隔離してその病気の根絶に邁進するのこそ、人類愛ではないでしょうか」という投稿記事が載った。これに対して宮崎は、竜田寮で発病した子どもは1人もおらず、一般と同じ教育が受けられるよう「特別の御理解御同情をお願いいたします」と応え（3月2日）、翌日の「読者の広場」には共学に賛成する医学生と医師の投稿が掲載された。

　「すべての立場に立って」（3月15日）では「立田寮児童」、「立田寮児童の父母」、「恵楓園長」、「熊本地方法務局」、「黒髪小学校教職員」、「一般通学児童」、「一般通学児童の父母（共学反対派）」、「一般通学児童の父母（共学賛成派）」、「市教育委員会」、「その他」の立場として10の立場を挙げて他の立場に立って歩み寄る道を考えなければならない、とした。

　「愛情の名において」（4月10日）共学に反対しているPTAのビラに憎しみがあることを指摘し、運動が「他の愛情を無下に拒否す

るものであるはずがない」とした。

　解決の見通しの立たない15日、他校のPTA会長5名の分教場教育での学力低下を憂う談話が載った。19日の「読者の広場」では、弟が分教場に通う黒髪町の中学生が「みんなが仲よく黒髪校にいけるように、ほかのお父さん、お母さんも考えて下さい」と訴えた。

　1か月ぶりに開校した翌日には「黒髪校の開校を喜びつつ」（5月8日）とのタイトルでなぜ熊本だけで問題になったのか、黒髪校の問題はその現われ方に、大きな偏執があったのではないか、として大方の一考を請いたいと結んでいる。

　「ライ予防デーに当って」（6月25日）では、他の病気と区別せずに無関心でいてほしいと望む恵楓園の人たちに「同情に裏づけられた見方」もいくらか満足しなければならない段階であると呼びかけた。

　9月5日の「読者の広場」には恵楓園の職員が、問題解決の道は「対ライ感情の上に人間としてのモラルと知性とによる反省」が行われなければならないと投稿した。

　「再燃した黒髪校問題」（9月30日）では、事件は理性と感情の問題であるとして「万に一の不安から来る感情を理性によって抑えるようにふるまう」ことはできぬか、と問うた。

　10月5日の「読者の広場」には、ハンセン病に関する正確な知識を体得するよう、巧妙な啓蒙運動を展開すべきであるとの主張が載った。

　高橋熊商大学長が4名の児童を引き取ることを発表した翌日、「黒髪校問題の解決を喜ぶ」（1955年2月24日）として「関係者の歩み寄りによって解決せられたということは、高橋学長のヒューマニティに触発せられた関係者のヒューマニティが発露されたこと」であり、「将来ふたたび同じ問題が繰り返されないであろうことを信じる」という社説が載った。また、「関係者のことば」として熊大

学長、県教委長、恵楓園長、PTA 会長、市教長の解決を喜ぶ談話が掲載された。

　しかし、解決には到らなかった。新学期を迎えて再度同盟休校を決議した PTA に対して西日本新聞の「県民の声」には「黒髪校PTA に猛省求む」との投稿があった。

第6項　まとめ

　「らい予防法」の第三条は患者や家族への差別禁止を掲げているが、竜田寮児童の通学拒否事件はまさに患者家族への差別によって起こったものである。

　発病しても外来治療が受けられないのでハンセン病療養所に入所する他なく、所長である園長に懲戒検束権が付与された療養所は極端に外出が制限されていた。「軽快退所者」は差別や偏見を恐れて療養所で暮らしたことを隠して「社会復帰」した。

　そのため、ハンセン病療養所入所者は療養所の外で暮らす人々にとって、法によってイメージされる遠い存在であった。無知は恐怖を増幅する。

　この事件は「らい予防法」制定によって作られた、ハンセン病への誤解が共学反対派の根底にあり、賛成派は医学的な根拠を示すものの最終的には「らい予防法」の矛盾に突きあたってしまった。

　事件は二度目の春の同盟休校後、竜田寮児童は児童養護施設に分散して引き取られ竜田寮は閉鎖されて「終結」となった。

第3節　教員からみた療養所の子どもたち

　通学拒否事件があった1954年に熊本県教職員組合（県教組）は、「定期大会で憲法と教育を守り抜く方針を決定」した。大会方針では「憲法に保障された基本的人権をとりもどすために、農市民とともに広範な運動を展開する」「憲法と教育基本法に基づいた民主的教育を確立する」ことが採択された。

　通学反対派と賛成派が激しく対立するなか、傍観者的態度を保った熊本教組と教師たちは、被害児童の救済に立ち上がらなかっただけでなく、ハンセン病への差別偏見を温存して「後世に残した」点は歴史的に批判される。しかし、この批判は熊本という一地域の教師たちのみに向けるべきではない。民主教育の理想を掲げ、「児童は人として尊ばれる」（児童憲章）ために運動した全国の「民主的教師」でさえも、ハンセン病「未感染」児童は「守るべき存在」ではなかったことが露呈した。さらなる問題は、戦後教育史に残る教育差別事件であるにもかかわらず、教育運動団体、教育研究団体、教職員組合、教育学会、教育行政などのいずれもが、通学拒否事件を反省・総括しないまま今日に至っていることにある（佐久間 2014：189-196）。

　通学拒否事件のあった合志小学校恵楓園分校に1962年から1971年まで勤務した藤本フサコは『忘れえぬ子どもたち─ハンセン病療養所のかたすみで』を著した。

　分校は小中併設で、本校からの派遣教師は、小学校は藤本1人で中学校は男女合わせて4人いた。卒業、入学、始業式、終業式などには両方の校長が来て、本校の大きい行事や職員会議などには分校の教師5人も出席した。分校に着任当時、教員を辞めて16年のブランクがあった藤本を待っていたのは、6年生3名（男1女2）と2

年生1名（女1）で、中学生は17、18名いた。

　着任当時、小学2年生の女の子は幼いときの股関節脱臼の処置が不適切で、病棟に入院中だった。職員室の裏から2メートルくらい離れた場所にコンクリートの高くて長い塀があり、その向こうに病棟があった。女の子を見舞った帰り、門衛が詰めていた園の入口前で主任教師が「この塀からこちら側はセイジョウチタイ」と言った。職員室も恵楓園の本館も、その部分にあった。藤本は初めて聞くその言葉の意味を測りかねたが、妙に心に残った。着任の翌日は小中合同の春の遠足が行われた。園所有のバスに乗って、阿蘇へ行ったが、子どもたちは人目を憚る感じで、昼食時も子どもたちは教師から離れて座を占めた（藤本 1997：16-20）。

　分校に赴任した日に、主任教師から「ここの子どもたちはみんな病気の症状は軽いので体さえよくなればいつでもまた社会の学校に復帰できる。将来の進路は開かれている」と言われた。藤本は子どもたちの将来を考え、いつ社会に復帰しても堂々と歩けるだけの心構えと実力を育てておかねばならない、毎日の授業だって決しておろそかにはできないと考えていた。しかし、少人数であっても学年や進度の異なる子どもへの指導は難しく疲弊した。

　各時間にどの学年に主力を注ぐとしても、自習している他の子どもたちにも気配りをしていると、あと一息というところで時間切れになることがよくあった。すると子どもたちはもう根気が続かず、続きはまた次の時間になる。また、藤本の力が他の学年の方に注がれていると残りの子らが感じているときは教室全体に活気がなくなった。教室全体の雰囲気と各学年への指導のかね合いをどうするかが藤本の毎日の悩みであり、苦労するところであった。子どもたちがもっと楽しく生き生きと学習することができないか、そのためにはどうすればいいのかが、藤本の最大のテーマであった（藤本 1997：174-181）。

藤本は女子師範学校を卒業後、第二次世界大戦をはさんで1946
年3月に29歳で退職するまで村の小学校の教員をしていた。当時
は銃後の国民すべてがそうであったように食料増産に励み、空襲下
児童を引率して草取りに精を出し、「撃ちてし止まん」の軍国精神
を鼓吹した。敗戦後、崩れるような虚脱感にさいなまれ、時が経つ
と幾多の尊い生命を奪った戦争の残酷さ、空しさ、それに戦争の遂
行に教師が果たした役割の大きさを痛感し、耐え難い思いにかられ
た。外地派遣教員として出向し現地召集されていた夫が帰国したタ
イミングで退職した。その後、食糧事情が落ち着くまで農作業を
し、一家の主婦として3人の子育てに追われた。上の子ども2人
が大学生、高校進学を控える二女を残して夫は病を得て還らぬ人と
なった。藤本は16年もの空白を持つ身であったが、周囲のはからい
もあり、夫の死後1ヶ月と経たないうちに教壇に立つことになった
（藤本1997：13-15）。

　非常な吸収力をもって自分のものに取り込もうとする子どものた
め、伸びて止まぬ子どものために、大きな影響力を持つ藤本はもっ
と勉強がしたかったし、しなければならなかった。他方で働きかけ
の如何によって彼らをどうとでも変えてしまうことになるので、決
して指針を誤ってはならないと思った。何の分別もない幼い頃から
繰り返し吹き込まれた国の主義主張は、子どもが成長するに従って
やがて確固たる信念となり行動へと発展していくだろう。そのよう
な教育は国作りにはきわめて有効かもしれないが、人間形成という
教育本来の目的からはずいぶん外れたものになるのではないかと危
惧した。それは記憶に生々しく拭い去ることのできない、かつて藤
本自身が歩いた軍国主義教育の果てを思えば明白であった。子ども
たちが大人になる頃、殺し合う戦争のない共存共栄できる平和な世
界であるようにと、願わずにはいられなかった（藤本1997：140-143）。

　藤本が赴任した1962年当時は学校から5、60メートル離れた西に

少年少女舎と呼ばれる子どもだけの寮があり、子どもたちから「お父さん・お母さん」と呼ばれる入所者が一緒に起居して一切の面倒をみていた。2年後の1964年8月末に子どもたちは職員室の近くの、もと新患者用の建物に移って恵楓園の職員の管理下におかれることになった。入所者の待遇改善のストライキがきっかけで、昼間は医事係の女性職員が寮全般の世話にあたり、夜は男性職員が宿直した。子どもたちは職員への遠慮があり、教師も児童寮が近くにあって日常の様子がわかるようになると子どもたちの生活に無関心ではいられなくなった（藤本 1997：134-135）。

1966年3月16日の卒業式の卒業生は小学生1人、中学生4人であったが盛大に挙行された。参列者は、園側は園長、医務部長、事務部長、庶務課長、医事主任、園の自治会長、文教委員、保護者有志、町側は町長、教育長、教育委員、そして学校からは小中学校長並びに両教頭であった。卒業式の式次第は会場に取り付けられたマイクを通して園内に流された。中学を卒業する女子生徒の母親は卒業式が想像以上に盛大に行われている様子をつぶさに目にして感激したようだった。4月に新年度となり、中学の入学生は1人で、式は盛大であったが、在校生は8人だった。かつては70余名いたと聞いた子どもたちは1966年には小中合わせて9名となった（藤本 1997：218-219）。

第4節　ハンセン病療養所入所者が描いた過去・現在

第1項　はじめに

日本の約90年に及ぶハンセン病療養所への隔離政策は、退所規定がなく、入所は長期化し、強制的に隔離された当事者は多種多様

な活動を現出させ、強化していった。その代表例を2つ挙げると全国的な自治組織と小説、詩、短歌、俳句などの文芸活動である。

　ソジャとルフェーブルによる第三空間論において自治活動は第三空間（生きられる空間）、文芸活動は第二空間（思考される空間）に該当する。戦後、全国のハンセン病療養所が団結し国政に影響を与えるようになる一方、国は隔離政策を一層強化した。日本国憲法の制定や治療薬プロミンの効果は自治活動を促進させ、社会運動の盛り上がりを恐れた国は入所者の権利要求を封じ込めるために世界の趨勢に反して、抑圧を強めた。

　本節では、第二空間の権力や監視のもとで描かれる「創造的な想像力の重要な空間」とされる側面に焦点をあてる。隔離政策が確立する1930年代からの療養生活を入所者はどのように記しているかを過去と現在の作品から提示し、政策や療養生活、自己に対する評価の違いを分析する。

第2項　入所者の文芸活動

1.　隔離政策時代の作品

　荒井裕樹の『隔離の文学』（2012）は1930年代から1950年代までの入所者による文学作品について「自己表現史」として考察している。隔離され、阻害され、抑圧されたなかで綴られた言葉にこそ、患者たちに隔離と抑圧を強いた「日本」の「近代」という問題を照らし出すとともに、「人間にとって表現とは何か」という普遍的な問いを読み解き、「文学」の概念を豊穣化させるのではないか（荒井 2012：16-17）。ハンセン病の隔離政策は、療養所のなかで患者たちは撲滅されるべき生命を生き続けるという残酷なパラドクスを強いられた。療養所という特異な医療・生活空間のなかで生み出された文学表現に、文壇・医療・公衆衛生・軍事・天皇制・民主主義と

いった社会規範や政治力学がいかに作用してきたのか。隔離政策のなかで生み出された文学を問うことは、文学という表現行為自体が孕む普遍的な問題を考えることになる（荒井 2012：23-24）。

隔離政策に多大な影響を及ぼした「財団法人癩予防協会」（1931年成立）が企画した作品募集では、患者自身が隔離政策の最大の理解者、賛同者、宣伝者となる作品が応募された。精神を「去勢」された患者が刷り込まれた自己否定の言説を曝け出す文学であり、隔離政策を根底から支える、まさに隔離する文学だった（荒井 2012：25、57-61）。

ハンセン病の発症と隔離の経験を描くことで文壇に輝いた北條民雄の人物像と文学観は彼の日記から次のように捉えられる。当時の療養所の文学は、自己同一性の再起を図ろうと入れ込めば、隔離政策の「御用文学」へと陥る危険性を持つ。そうでない文学を模索しようとすれば、慰安としての短文芸程度しか用意されていない、極めて限定された範囲での営みであったと北條の眼には映じた。徹底した検閲制度が敷かれていた当時の療養所にあって、患者側に自由な表現など許される余地はなく、完全監視体制のなかで、自己同一性の危機に陥った人々に残された選択肢が、施設管理者側にとって都合のよい優等生的患者という虚像を演じてみせることだったのである（荒井 2012：102-110）。

日本の総戦力体制下で、被差別部落をはじめとする被抑圧者たちは国家奉仕という形を通じて、過酷な境遇からの解放を幻視していた（させられていた）。厳格に隔離されたハンセン病患者たちは、女性や被差別部落民のように、労働力や戦闘力の一齣として総力体制に組み込まれることはなかった。隔離された空間で自給自足の労働を担いながら、療養することを使命とされたハンセン病患者たちは「銃後」とも言い難い特異な空間を生きていた。戦局の悪化に伴う物資不足や食糧不足など、戦時下の不都合を被ることはあっても、

当時の国民の義務であり存在価値の源泉とされた国家奉仕には参加できなかった患者たちは、前線への負い目ばかりか、「銃後」への負い目という複雑な葛藤のなかで生きることを強いられた。戦局の悪化と物資統制の煽りを受けて、「全国癩療養所々長会議」（1944年6月25-26日）は各園発行の機関誌を、1944年7月号をもって一斉に休刊することを決定した。この後、療養所の文学を担ってきたハンセン病患者たちは、先の見えない沈黙の期間に入った。なお、多磨全生園の機関誌『山櫻』は敗戦後の1946年4月に復刊した。（荒井 2012：254-262）

　敗戦後の療養所で起こった人権闘争の発生要因として、荒井はGHQが進めた民主化政策の影響、特に新憲法の成立や「福祉三法」の制定が大きく関与していると指摘している。

　また、患者運動の動機の象徴性を基準にすると「傷痍軍人」と「結核・ハンセン病」とに分けられる、としている。傷痍軍人は戦時期に認められていた権利・恩典・名誉が敗戦とともに消滅し、その反発が運動へと繋がっていった。対して、結核患者やハンセン病患者たちは、新薬を含めた治療技術の向上と新憲法に保障された生存権をよりどころに、兵力や労働力となり得ないがために虐げられた戦時期の記憶を乗り越えることを運動の動機とした。その意味で患者運動とは、現実に生存していくための生活・医療環境改善のための闘いであると同時に、自己の尊厳の象徴性を獲得するための闘いでもあったのだが、ハンセン病患者たちは、戦前の記憶を否定することの中に新たな自画像を見出そうと試みた。

　この患者運動の季節は、同時に「療養文芸（文学）」の季節でもあった。患者たちは闘うだけでなく、自身の心情や生活環境を文学に託して表現し始めた。この時期には、多くの患者たちが自身の療養生活を主題とした俳句・短歌・詩・小説を生み出し、患者団体が創刊した機関誌の文芸欄や療養所内の同人誌、またNHKラジオの

「療養の時間」などを舞台に、それぞれの厳しい生活状況を描いていた。機関誌や同人誌のなかには文壇・詩壇・俳壇から選者を迎え、作品を競わせ、文学技法を切磋琢磨し合っていくような事例も見られる（荒井 2012：268-274）。

2．「らい予防法」廃止前後の作品

1907年の「癩予防ニ関スル件」、1931年の「癩予防法」、1953年の「らい予防法」へと引き継がれた隔離を強制する日本のハンセン病政策は、1996年4月1日の「らい予防法の廃止に関する法律」施行によって終止符が打たれた。

「らい予防法」改正・廃止に向けての取り組みと法廃止後の課題を整理した「当事者及び関係者から見た『らい予防法』の問題点と今後の課題[5]」から当事者（ジャーナリストによる聞き書きを含む）の作品の該当部分を提示する。

1996年から2000年にかけて出版された当事者による文献は10冊、9名が著した。出版当時の著者の年齢は50歳代から80歳代まで開きがあるが、戦前・戦中期に入所したのは『無菌地帯』（1996）の大竹章、『忘れられた命の詩：ハンセン病を生きて』（1997）の谺雄二、『人生に絶望はない：ハンセン病100年のたたかい』（1997）の平沢保治、『生きて、ふたたび』（2000）の国本衛の4名である。4名とも各園の自治会の委員や会長として長年にわたって自治活動に関与してきた。

9人中最高齢の島比呂志『片居からの解放』（1996）と最年少の森元美恵子（夫・美代治との共作）『証言・日本人の過ち』（1996）、『証言・自分が変わる社会を変える』（1999）は入所前に一般就労をしていた。柴田良平『六十八歳の春』（1997）、森元美代治『証言・日本人の過ち』（1996）、『証言・自分が変わる社会を変える』（1999）、伊波敏男『花に逢はん』（1997）、『夏椿、そして』（1998）の3名は療

養所を退所して一般就職の経験がある。柴田と伊波は法廃止以前から「社会復帰」している。森元と伊波は奄美、沖縄の療養所から転所して長島に開設していた邑久高校新良田教室を卒業しているが、移動に通常の倍近い36時間を要し、乗車していた郵便貨車の窓に「伝染病患者輸送中」との張り紙を貼られた。出迎えの職員や駅員、高校の教師も白い帽子、マスク、予防着に長靴の重装備で、生徒との人間的なつながりは偏見の壁に阻まれてなかった（藤田編 1996：94-98）。療養所職員の重装備は、自分はそれほど恐ろしい病気なのだと思い込まされた（伊波 1997：111）。断種と隔離は一体のもので患者撲滅政策を進める上で重要であった（柴田 1997：32）。ハンセン病療養所は治外法権的で医療でミスがあっても、裁判に訴えることができなかった（藤田編 1996：347-352）。

　伊波は「らい予防法」の最大の罪を、罹病者とその家族を「特別な疾病観」で追いつめ、この世に生を得た意味さえ奪ったこと（伊波 1997：184）とし、平沢は法改正にあたっての一番の難問は患者自身が持つ病気への偏見をどうなくすかということだ、と述べている（平沢 1997：99-102）。

　法廃止後の入所者の処遇は「法によって受けた被害は、法によって補償する」という精神を基底に据えたものが望ましい（国本 2000：223）。谺は「社会全体の責任」による「救済」でなく、国のおかした犯罪の賠償責任として「国家補償」の名で行わなければならず、長年入所者は「患者作業」に従事させられてきたので「給付金」の基準を「国立病院を定年退職した者の平均的年金額」とすべきとしている（谺 1977：244-245）。従来から専門医のいない科は療養所で「無医村」となっていて（大竹 1996：303-309）、高齢化している入所者がどこの医療機関でも、ハンセン病（後遺症）を診療でき、入所者が外来治療を受けられるようになるための啓発活動が必要である（平沢 1997：104）と主張してきた。

著者のなかには、国賠訴訟のきっかけをつくった者、いち早く国賠訴訟の原告になった者もいる。ハンセン病回復者の心境を大竹は「法の廃止はハンセン病問題に終止符を打つものではなく、療養所の再編、統廃合の問題が現実として迫り、後遺症を"らいの烙印"として顔や手足に残しながらこれからも偏見と差別に立ち向かっていくべき立場に変わりはない。ただ、入所者の心境は一つ、今後はそちらの番だ、社会がどれだけ変われるか、固唾を呑んで見守っている」（大竹 1996：358）と述べている。

3．国家賠償請求訴訟後の作品

　2001年5月11日に「らい予防法違憲国家賠償請求訴訟（以下国賠訴訟）」判決で原告が全面勝訴した後、当事者による著書、聞き取りによる著書など、ハンセン病療養所での生活を描いた作品が訴訟前と比べると数多く出版された。

　『ハンセン病違憲国賠裁判全史』（皓星社）には、裁判で明らかになった被害の実相について、西日本訴訟、東日本訴訟、瀬戸内訴訟の陳述書と本人調書が記載されている。

　朝日訴訟に衝撃を受け、戦後の患者自治会を再建し、多磨全生園の緑化運動やハンセン病資料館の建設、「らい予防法」の廃止、地域の身体障害者運動など様々な活動をしてきた平沢保治[6]は国賠訴訟以前に3冊、訴訟後に2冊の本を出版した。そのうち2013年出版の対話集は自ら『苦しみは歓びをつくる』と命名した。社会のハンセン病への偏見、療養所入所後の職員からの扱いによって自分自身もハンセン病への認識を歪めることになった。人としての尊厳を決定的に貶めたのは断種である。自身を偏見から解放していくのは1993年のハンセン病資料館のオープンであり、「らい予防法」廃止運動である。資料館ができたことで法廃止や国賠訴訟の勝利につながり、自身も歴史を生き抜いてきた語り部として、「ハンセン病

であってもわたしは人間なんだ、という自信と自覚を取り戻すことができ」た（川﨑 2014a：165-166）。

　ハンセン病政策による被害が明らかにされる一方、ハンセン病になったことを「幸せ」という当事者もいる。筆者は1920年代、30年代、40年代生まれの3人の語りの背景にある個別性、共通点、相違点を探った（川﨑 2012：69-80）。入所の時期が戦前と戦後の違いはあっても、いずれも治療の効果があり、ハンセン病の症状は早期に軽くなり回復した。三人の療養所入所前と後との生活を比較すると、食事や教育の面では入所後の水準の方が高かった。年長の二人は10代で療養所に来て以来、療養所で暮らし続けた。したがって、「外の世界」での差別や恐怖の体験を別の記憶に塗り替えていく機会はなかった。「ハンセン病になって幸せだった」という言葉は、子ども時代に全力で自分を守ってくれる存在を持たずとも生き延びたこと、人生における選択の幅や生きがいを著しく制限された環境においても、自分への信頼を失うことなく生き抜いてきた誇り、そして周りへの感謝の思いが込められている。

第3項　現在の入所者による近年に出版された著書

1．宮﨑かづゑ

　宮﨑かづゑは10歳のときに長島愛生園（岡山県）に入園し、以後約80年を長島で暮らしている。80歳頃から子ども時代の思い出や暮らし、日々の出来事をワープロで書き始めた。『愛生』（長島愛生園機関誌）に発表し、親友の看取りの記録「あの温かさがあったから生きてこられたんだよ」をきっかけに、料理研究家・辰巳芳子との交友が始まった。2人のはじめての出会いの場面はドキュメンタリー映画『天のしずく辰巳芳子"いのちのスープ"』（2012年）で紹介された。以下からは宮﨑による「長い道」（みすず書房、2012年）、

「私は一本の木」（みすず書房、2016年）をもとに人生をたどる。

　（1）　生い立ち
　宮﨑かづゑは岡山県の山間の村で農業と養蚕を営んでいた両親の
もと1928年に生まれた。祖父母と両親の愛情を受け、ハンセン病
の症状が現れはじめてからは身体が虚弱になり、きょうだいのよう
に学校には行かれなかったが、家族に守られて深い自然のなかで暮
らしていた。生家の庭の隅には大きな井戸があり、向こう2、3
軒との共同で朝昼晩賑やかに、井戸端でお米を研いだり、洗濯用の
水を担いで帰ったり、1日中人の声のする場所だった。ある日気
づくと人気がなく話し声もしないので、妹に聞くと近所の人は坂の
下や上のよその井戸の水を使っていることが分かった。「心底（え
らいことになった）と思った」。風呂はどこかへ借りに行くとして
も、毎日の炊事や洗濯の水を何回も運ぶのはどんなに大変なこと
か。自宅の井戸を近所の人が避けていることを知った両親、祖父母
はどんなに傷ついたことだろう。宮﨑は長島行きを決心した。
　そのころから、夕食後に仏壇の前に祖父と父、間に宮﨑、後ろに
祖母と母が並び灯明と線香をあげ、父がお経を読んだ。とうとうあ
る夜に起こされて、着物を着せられ、以前に本人が希望していたう
どんが入ったお椀を持たされた。ちょっと味を見ただけで食べられ
ず、皆黙って、姉の家に行き、夜明けの迎えの自動車を待った。
1938年の暮れ、祖父に連れられて長島愛生園に向かった。初めて
乗った自動車に何の感慨もなく、ただただ母だけを見ていた（宮﨑
2012：25-37）。

　（2）　少年舎と乙女寮
　「島に行ったら学校に行ける」と聞いた言葉に惹かれて来たもの
の、大風子の注射から雑菌が入り（当時は注射針を使いまわしてい

た)、化膿して高熱が続き、足も立たず、大きな手術をすることに
なった。一層虚弱になり、病棟で長いこと寝たきりの生活を送っ
た。山ひとつ越えたところにある学校に行くには「少年舎」と言わ
れた寮に入らなくてはならなかったが、少年舎の寮の建設が間に合
わなかったこともあり、しばらく大人の寮に預けられた。

　入園して1年半後にようやく少年舎に入ることになった。8畳く
らいの部屋に女の子が5、6人いて、寮監のような役割の患者の女
性と男性がそれぞれ寮に住み込み、子どもたちは「おかあさん」
「おとうさん」と呼ぶ習わしだった。朝起きてから寝るまでの時間
割は全部決められ、炊事場まで食缶を取りに行く当番やお茶をわか
す当番、掃除やゴミ捨てなど、自分たちですることがたくさんあ
り、自由な時間はわずかだった。

　当時の学校は愛生学園と呼ばれ、先生は患者から選ばれた人たち
だった。「裳掛分教場」と書かれた愛生学園は、教室が2つしかな
く満員で、学年に関係なく1部屋で予習復習をしながら、1組だ
けが教わるという状況だった。やがて隣接した雑木林が取り払われ
新たに3教室がつくられた。雑木林の土を除く重労働を子どもた
ちが担った。宮﨑は当時12、13歳になっていたが、なるべく下の
学年に入れるようお願いして3年生になった。はじめて登校した
日、何も知らない、書けないと思っていたのに作文らしきものが書
けた。驚き、それからは夢中で勉強した。3年生が終わる修了式に
は努力賞と熨斗のかかった大きな包みを光田健輔園長から手渡さ
れ、中には立派な硯箱、墨何個かと筆何本かが並んで入っていた。

　面会は母が春と秋のお祭りの後、年によっては、もう1回、戦争
中も年に2、3回来てくれた。当時子どもは130人くらいいたが、家
族が会いに来ることは少なかった。県内に住んでいても面会は1日
がかりで、家族は来たくても来られるわけではなかった（宮﨑2012：
40-54、宮﨑2016：45-50）。

戦争中、同年代や少し上の世代で懸命に働いた子どもは亡くなった。ハンセン病の症状が出ていない健康そうな子どもほど作業で酷使され、大人になれなかった。死因は結核が多かった。食料や燃料不足を補うために、望ケ丘の松林を伐採する作業や畑の開墾に子どもたちが駆り出された。宮﨑は斜面を畑にするための草取りに通ったが、坂道を上下するたび、足がどんどん悪くなっていった。収穫した作物は中央炊事場に供出することになっていたが、保存方法を知る者はなく、その多くを腐らせ子どもたちのお腹を満たさなかった。夏、畑に行かれない足の悪い子どもたちは、じゃがいも小屋やかぼちゃ小屋に食べられるものと腐ったものの選別に通った。当時、少年舎のある望ケ丘を支配していた大人たちは、子どもたちを奴隷のようにこき使い、愛情を感じることはなかった。例外的に男子が「森おとっちゃん」と慕う寮父さんがいて、元気なときは細やかに愛情深く子どもたちの世話をし、具合が悪いときは寮の子どもたちが当番を決めて、おとっちゃんの面倒をみていた（宮﨑 2012：58-64）。

　戦後10年くらいたった頃、売店に珍しい高級な生菓子が売られていた。値段は高かったが、そのお菓子を買い、翌朝きれいに包み直して納骨堂へお参りに行った。戦争中に汚れたぼろの服を身にまとい、お腹をすかせて亡くなった子どもたち。亡くなったという知らせだけでお葬式すら行われていたか誰も知らない子どもたち。お菓子をお供えして、こんなお菓子が買えるような時代になったことを報告した。子ども時代に一緒だった人に出会うと彼らも、珍しいお菓子があったから納骨堂へお供えに行ってきたと言った。皆でお参りをすることになり、納骨堂に眠る子どもたちがかわいそうでならず、宮﨑は原稿用紙1枚の弔文を書き、当日亡くなった子どもたちに向けて語った。そのとき同席していた夫の友人は15年経っても、亡くなる間際の50年を経ても弔文を覚えていて「あれは、よ

かったなあ、あのお参りはよかったなあ」とお腹の底から言ってくれた（宮﨑 2016：168-172）。

　15歳の終わり頃、足の裏傷の治療のため学校へは行かず、遠い治療室に通っていた。ハンセン病の症状に感覚麻痺があるが、宮﨑の病型は手足の痛覚を失うものだった。戦時中、子どもたちも厳しい労働に駆り出され、足の裏の皮膚が破れて傷ができても、それを庇えず、足裏の傷は短期間に拡大し、骨にまで達した。質の悪い「裏傷」は治ることがなく、多くの人がこの傷を持っていた。敗戦後、18歳になった春、子どもたちの寮から離れて、医局に近い乙女寮に移った。足はどす黒くなり、しょっちゅう高熱が出て寝たり起きたりの毎日だった。医師が新たな注射液ペニシリンを試すと、熱が下がり、足の腫れがひき、足の裏傷もきれいになり、身体が爽やかになった。ただ、足はいびつになっていて、足の裏全体を地面につけて歩くのは不可能で、無理に歩けば、また高熱に苦しめられることは自分で知っていた。宮﨑はこれまで足切断の促しの言葉をかけていた医師に「心が決まりました。足をおとすことにいたします」と伝えた。当日、手術室の窓から見えた空の色は覚えているが、足を失ったのが何年の何月ということは今でも分からない（宮﨑 2016：68-75）。

（3）　長島での暮らし

　園内で編み機が流行ったことがあった。自分で計算して製図をつくらなければならず、邑久光明園から編み機の講師をしている入所者による講習会に長く通った。夫が編み機を毎回会場まで運んでくれ、講師に何度も質問して、模様編みができるようになったときはうれしかった。手が不自由でも「世のやり方を全部御破算にして、『私ならどうするか』というやり方があることを見つけた」（宮﨑 2012：101-102）。

島での生活が落ち着いてきた頃、どこでも土地を拓いて、畑をつくるために木を燃やし、煙草を吸うのが当たり前で、よく山火事が起きた。そこで、元気で働き盛りの人が園に責任をもって活動する消防団が結成された。夫も選ばれて入団した。団員は30人くらいで、団服、ヘルメットその他が渡され、消防車を動かし、ホースをつなぎ、放水する練習が行われた。大勢の消防団員は練習に明け暮れし、山火事と聞いたら飛んで帰って、ヘルメットと団服を身に着け出ていく。宮﨑は道のない崖で夫が怪我をしないか、手早い仕事ができるか無事に戻るまで気が気でなかった。消防団は長年大活躍をしたが、邑久長島大橋[7]ができて、火事が起きたら外から消防車が来ることになり、園の消防団は解散することになった。

　解散式は、たたんだ団服にヘルメットを載せて、園長、事務部長、看護部長、園職員らの並んでいるところをすすみ、一人ひとり手渡して握手をして「ごくろうさまでした」と言われたそうである。宮﨑は邑久長島大橋ができて一番うれしかったのは、消防団が解散になったことで、夫は60歳を超えたので、心から安堵した（宮﨑 2016：106-109）。

　10歳で長島愛生園に来て、愛生園の初代園長光田健輔に対しては「世間の風から守ってもらった」と思っている。両親の愛情はあっても、故郷にいたら家から出ることもできず、虚弱な身体でここまで生きられなかっただろう。母が亡くなって以降はきょうだいとは疎遠になったが、恨む気持ちは一切なく、自分が病気になったために迷惑をかけたと申し訳なく思う。懐かしいのは、両親と祖父母がいた家であって、それがなくなった故郷には何の興味もなく、帰りたいと思うことはなかった（宮﨑 2012：122-125）。

　『私は一本の木』のあとがきには2016年2月に88歳になると記している。自分の歩いてきた道とたどり着いた考え方を次のように述べる。「らいを患った、それを悩んだのではなく、いつのまにか受

け止めたのです。」「私には取り柄がない、いいところがない、それ
だけを追求して生きていたようなものでした。そして、やっとたど
り着いたのです。生まれてきてよかった、らい患者でよかった。だ
からこそ、私はほんとうの人間の姿を見つけることができました。」
「らい患者であろうが、世界一の大金持ちであろうが、何の隔たり
があるでしょうか。何もありません。私は自由そのものなんです。」
これからも「穏やかに、広い、深い、何ものかを見つめながら生き
ていきます。生きている地球が大好きです。」（宮﨑 2016：228-229）

２．崔南龍

　崔南龍は邑久光明園（岡山県）に入所後、園内の創作会「島陰ク
ラブ」に入り1948年の短編「黴（かび）」から執筆活動を開始した。
1957年頃から作家・木島始の指導を受け、園外でも「黒いみの虫」
が『文芸首都』で佳作として紹介された。2006年「大和高田から
天安へ―恨（ハン）百年」が第32回部落解放文学賞・記録文学部門
で佳作を受賞。著書『猫を喰った話―ハンセン病を生きて』（「崔龍
一」名義、2002年）、『崔南龍写真帖　島の65年―ハンセン病療養所
邑久光明園から』（2006年）、編著書『孤島―在日韓国・朝鮮人ハン
セン病療養者生活記録』（2007年）以上、解放出版社。2013年に視
力を失うが、かつてのハンセン病療養所の情景を口述筆記で記録す
る。
　以下では2017年に出版された『一枚の切符　あるハンセン病者
のいのちの綴り方』を中心に療養所での生活を記す。

（１）　生い立ち

　崔南龍（通称名、南龍一）は1931年２月に父・崔性栗、母・朴小
景の長男として神戸市に生まれた在日韓国人２世である。幼児のと
き、家庭の事情で父の韓国の実家に一時帰国するが、そのまま一家

離散した。仕事のため再び父は単身で渡日するが、１年後に５歳の南龍は父の再婚相手となる義母とともに、父が働く神戸を訪れ、新たな生活が始まった。神戸市立小学校３年生でハンセン病を発病し、その年に父が自死した。義母は家族協議の結果、離婚し祖国へ帰された。孤児となった南龍は1941年７月に10歳で岡山県のハンセン病療養所邑久光明園に入園し、南龍一と名付けられた。療養しながら無認可の光明学園で学び、1945年に岡山県知事によって光明学園は邑久町立裳掛小学校第三分教場として承認され、繰り上げ卒業した（崔 2017：15、52）。

（2） 光明学園と双葉寮

　1909年に設立された外島保養院（大阪府）は1934年９月の室戸台風によって壊滅的な被害を受けた。生存入所者は全国の療養所へ分散され、1938年４月に岡山県南東部の瀬戸内海に浮かぶ長島に外島保養院は邑久光明園として再建された。血縁者でない大人と子どもの同居について子どもの将来を案ずる声があり、子どもたち自身も学校に通うことを望んでいたので、園と患者自治会は1938年７月に光明学園（前身は外島学園）を開校し、翌年には校舎と、大人たちから離れて生活する少年少女舎「双葉寮」を、波静かな木尾湾の岸近くの一画に建てた。光明学園は60坪ほどの北向きの建物で、中央に玄関があり、入って右側の突き当たりにあるのが教室兼講堂、玄関の正面に教室、左にもう１つの教室、さらに左隣には教員室が設けられていた。教員室の左奥には、階段を降りたところに便所の別棟があった（崔 2017：44-45）。

　光明学園は療養所内の学校なので、先生も生徒も患者で、校長は療養所の所長、すなわち光明園の園長であった。卒業証書には光明園長の名と光明園の四角い判が押されていたが、これは社会一般では通用しない卒業証書であることが後に判明した。学園では、３人

の男性が先生をしていて、高学年と低学年に分かれた複式学級で、一方が授業をすると、片方は書き取りや計算などの自習をされられた。先生も生徒も治療や各科の診察があり、どちらも一人の欠席なしに授業が進められるのは珍しかった。

戦争が激しさを増すと、生徒は勤労奉仕や戦争にまつわる園の行事等に動員された。先生のうち2人が体調を崩し、1人になった時期もあったが、新しく工業学校と農学校出身の先生が来た。1943年から44年にわたって午後はすべて農業実習となり、空き地や崖にいたるまで建物の周りはすべて耕し、畑に作り変えた。年齢が16歳、光明学園の学業の高等科2年修了という条件に達した者は、一般舎へ移動した。普通は子どもの年齢と在籍学年は一致するが、光明学園の生徒は、病気を隠すため長期間、学校へ行けなかったり、隠れて家庭の仕事を手伝わされたりしたなどの事情で、歳と学年が一致しない場合が多かった。

病気が重い子どもたちは8歳から16歳までの男女が入る双葉寮で時間を過ごしていた。

双葉寮には、自治会から頼まれた養育係（寮父母、寮兄、寮姉）の四人がいて、家庭的だんらんのなかで規律や秩序を身に付けるよう育てられた。双葉寮は学園の東隣前にあり、90坪ほどの大きさで、食堂を含め男女六部屋のほか、共同の洗面所、トイレ、炊事場、物置などが備えられ、多いときは70〜80人の児童が暮らしていた。食糧難の時代にとりわけ厳しい状況におかれた農作業ができない子どもたちのために、光明学園の卒業生男子2、3人が「農業実習生」として双葉寮に居残った。高等科卒業の資格を得た男子たちは双葉寮の裏の山を開墾して作った段々畑を耕作し、収穫の最盛期には寮の子どもたちでは食べきれず、大人の病室に大きなトマトを持っていって、みんなに喜ばれた（崔 2017：44-52）。

著書のタイトルになっている『猫を喰った話』は1946年冬の出

来事である。寮の北側の桃畑に仕掛けた囮箱に犬ほどもある猫が捕まり、子どもたちは棍棒で叩いて殺し焼いて食べた（崔 2002：36-38）。

　崔は1960年に「双葉寮」という短文を書いた。そこには園内ラジオで聞いた支援者M氏の、双葉寮にここ数年のうちに入所者がいないと閉鎖されるだろうという一入所者からの便りを読み、M氏は涙が出るほど嬉しかったという手紙への違和感が記されている。双葉寮が閉鎖されるかもしれないということは、発病する少年少女がいないことであり、療養所入所者の平均年齢が高くなり、やがて老衰や寿命で療養所全体が閉鎖されることになるだろう。双葉寮がなくなるかもしれないことは、社会的、または国家財政的には喜ばしいであろうが、社会から隔離された孤独のなかで、老齢化、老衰の途中におかれている人間を無視して、こんにち生きている場の消滅を他者に嬉しがられるのは納得がいかない。本来、双葉寮が閉鎖されるかもしれないという知らせに、まず涙を流して喜ぶべきは、ここに生きてきた者たちである。多くの苦しみを味わってきたからこそ、自分たちのような少年少女時代を誰にも過ごさせまい、この病が未来永劫、なくなってほしいと感じるのでなければ、真の大義名分とはならない。ハンセン病撲滅を、涙を流して喜ぶのもよいが、その病気を背負って死滅しなければならない人間にも、一べつの想いを忘れてほしくない（崔 2017：260-261）。

　「双葉寮」が記された1960年は、治療効果により退所する者がいる一方で、日本の経済状況や衛生状態の向上もあり新規の患者は大幅に減少していた。入所者はハンセン病が治癒し患者でなくなっても「らい予防法」のもと社会から隔離され、職員不足を補うための「作業」を退所した軽症者の分まで担うことになった。

（3）　患者作業と優生手術

　日本が隔離政策のもと療養所を開設したのは1909年だが、完治しない感染性の病気として恐れられ、療養所に従事する医師・看護婦（当時）らは患者に直接、接触するのを嫌った。治療、看護および介護から日常生活援助、食料の調達全般、さらに不幸にして死亡した患者の遺体の焼却、埋葬まで、その種類は40以上にのぼり、その作業すべてが患者の手によって行われていた。作業に対しては、自治会の管理のもと、働きに応じて月ごとに「作業賃」が支払われる。１日賃金の基準は1953年ごろだと、10円から20円、煙草１箱ほどで、支払いは貨幣ではなく、1955年まで邑久光明園では園内通貨である「駒」で支給された。作業賃は時代と作業内容によって細かく分けられていた。

　邑久光明園に将棋、囲碁クラブの会場となる娯楽会館ができたのは1954年で、そのときに代書係が作られた。病気の特徴として激しい神経痛に襲われ、末梢神経が侵されると指先の感覚がなくなり、筆や鉛筆を持てず、文字を書く力が失われてしまう。顔面神経痛から眼を痛めたり、視力を失ったりする者も少なくない。また、病気のために学校へ通うことができず、字を書けない者や在日韓国・朝鮮人のなかには、家庭の事情で日本語はおろか母国語の読み書きもままならない者がいた。とくに強制連行されて来た人たちは、うまく日本語を話すことさえできなかった。そのため患者作業の職種に、生活に不便のないように文字を書く仕事として「代書係」ができた。手紙にかぎらず、目の不自由な人たちの趣味のひとつとして、短歌、俳句、詩などの文芸作品の原稿書きの代筆を頼むこともあった。代書係は、ある程度字を知り、個人の秘密を守ることができ、物事をよくわきまえた年配の男性を自治会が「作業査定」で配分していた。代書作業は、他人に聞かれないように一対一で行われ、娯楽会館の管理室の小部屋で行われた（崔 2017：76-82）。

開園当時から医療従事者と職員の数が決定的に不足していた療養所を正常に機能させるには、入所者が生命を維持するために施設運営に必要な管理作業すべてを引き受けていた。邑久光明園でプロミン治療が始まったころ、当時の医務課長は、なぜ患者が危険なダイナマイトしかけや健康者であっても重労働である土木作業を行うのか疑念をもった。のちに医務課長は一医官として東京の多磨全生園に転出した。その後、患者の不自由度に沿った慰安金の支給を求めて獲得運動が進められ、給与金の支給改善に伴って、次々に患者作業が廃止された。同時に園への対応を求める作業返還委員会が発足し、崔は委員長を務めた。1970年にはほぼすべての作業が園に返還された。患者作業において特筆すべきは、外科交換助手という職種である。療養所では優生手術が行われており、堕胎、断種手術の付き添いや手伝いも患者作業の例外ではなかった（崔 2017：89-91）。

　1959年に国民年金法が施行、一級障害者に福祉年金（月額1500円）が支給されるようになったが、在日韓国・朝鮮人は年金支給対象から除外された。他園の同胞とも協力して、厚生省の担当者と交渉したが、埒が明かなかった。そこで文章にして、日本に連れてこられてからの言葉（読み書きも含む）の壁や計算ができないために人の嫌がる仕事をさせられ、苦労してきたことを綴った『孤島』を1961年6月と1962年5月に発行した。徴用で連行され、日本のために働いて、日本で病気になり、年金が出るときには対象外とされるのは差別だと訴えた。厚生年金の対象でありながら、働いていた会社の名前や場所がわからず、申請できなかった人も多くいた。在日韓国・朝鮮人が苦労に苦労を重ねてきた歴史と仲間への鎮魂の思いを込めて『孤島』は2007年に復刻版を発行した（崔 2007：259-262）。

　隔離されたハンセン病療養所では、世間一般の概念や言語では表現しきれない心情を語るために「園内語」が用いられた。優生手術

は次のように表現された。

「すじ切り」断種手術（ワゼクトミー）のこと。精管の一部を切除、または結ぶことによって生殖能力を失わせる。先祖代々の血筋、家筋を断つという意味から、患者たちは「すじ切り」と呼んだのかもしれない。

「盲腸の手術」人工妊娠中絶のこと。元気でいた女性が突然入院すると、周囲の者が勘ぐり噂になる。盲腸も急に手術が必要な病気なので、「あの人、盲腸の手術やったんやね」といえば、それと察して、みな口を閉ざした（崔 2017：92-97）。

（4）「菊池事件」

ハンセン病療養所内での盗難、暴行などの犯罪者や当局の意向に沿わない入所者は1939年から1947年までは栗生楽泉園内（群馬県）の重監房、「特別病室」に収容された。92名のうち22名が凍死、衰弱死、自死したことが露見し、重監房は廃止された。

1953年には菊池恵楓園（熊本県）に菊池医療刑務支所（定員75名）が開所した。その際自治会が、療養所内に刑務所が置かれるのは人間性を無視した行為であると反対し、隣接する敷地外に設置された（崔 2017：125-127）。

菊池事件は1951年に熊本県菊池郡で発生した爆破事件および殺人事件で、容疑者がハンセン病患者であったために、公正さの欠如した裁判がなされ、突如異例な処刑がなされた事件である。現在、容疑者とされた藤本松夫氏の冤罪を晴らすべく全療協（全国ハンセン病療養所入所者協議会）、支援者や弁護団によって再審請求がなされている。

1962年9月に再審請求が棄却された翌日に藤本氏は菊池医療刑務所を出発し福岡刑務所で死刑が執行された。この事件で、全患協（現・全療協）と各自治会は、藤本氏の無罪を訴えて、署名運動や裁

判の再審請求の嘆願書を提出したり裁判費用を募ったりと奔走した。

　崔は自治会事務所に出入りしていて、藤本氏と直接手紙のやりとりをしていた。死刑執行の抗議文を書き、のちに創作「壁をたたく」で事件を社会に訴えたが、力足らずであったと述懐している。菊池事件は人の罪を裁いているのではなく、「らい」という病を裁いた。判決は藤本氏だけでなく同病者すべてに下されたものであり、日本の司法権力による「らい」に対する死刑の宣告であった。「らい」は大昔から罪や悪業とすりかえられてきた。収めきれないことを成り立たせるため、患者は身代わりになり、幕をかぶせてしまえば、真実までもおおい隠せたのだろう（崔 2017：128-132）。

第4項　考察

　「癩予防法」成立によって隔離政策が強化される時期の当事者は、政策の理解者として自己の存在を否定し政策を支える患者を主題にした。療養所では検閲制度が敷かれ、完全監視体制のもと、自己同一性の危機的状況で残された選択肢は、管理者に都合のよい優等生的患者を演じるほかなかった。

　総戦力体制下で入所者は前線、「銃後」の両方への負い目が作品に反映され、物資不足から各園の機関誌は休刊、文学の担い手は沈黙した。戦後の患者運動は生活医療環境の改善と同時に自己の尊厳のための闘いであった。これまでの記憶を否定し新たな自己像の創出が機関誌や同人誌を通してなされた。

　1996年の予防法廃止前後には、戦前・戦中に入所し自治活動の萌芽期を牽引した者、入所前に一般就労をしていた者、療養所を退所して一般就職の経験のある者、法廃止以前に「社会復帰」した者が著書を出版し、社会にハンセン病政策について問うた。「らい予

防法」は本人や家族を「特別な疾病観」で追いつめ、長年にわたり本人自身を病気の偏見で縛り付けた。

　2011年の国賠訴訟判決を通して、政策の被害実態が明らかになった。人としての尊厳を貶めたのは断種・堕胎である。自身を病の偏見から解放した背景には、ハンセン病資料館のオープンや予防法廃止運動に尽力したことがある。「ハンセン病になって幸せ」という言葉には、迫害を生き延び、自分への信頼を失わず生き抜いてきた誇りが込められている。療養所は劣悪な医療・生活環境であったが、「世間の風から守ってもらった」との評価もある。ただし戦時中は子どもも農作業などに駆り出され、特に軽症の子どもは作業で酷使され、その多くが結核で命を失った。家族と離れて療養所で暮らす子どもたちに愛情をかける大人はまれで、自身が生きるのに追われていた。かつて重症者以外が従事した「患者作業」は、健康な者でも重労働な土木作業だけでなく、優生手術の付き添いや手伝いもあった。在日韓国・朝鮮人の入所者は日本語が不自由なため、きつい作業を割当てられ、当初は年金の支給対象から除外され、二重三重の差別の対象となった。菊池事件では公正な裁判がなされないままハンセン病療養所入所者の死刑が執行された。

　社会から隔絶した療養所の「無医村」での医療ミスは葬られてきた。

　当事者による司法や医療、国の政策への告発は、予防法廃止前後に出版され、療養所内の機関誌や文芸誌にとどまらず、社会にその問題を知らしめた。

第5項　おわりに

　作品から見る政策や療養生活、自己評価は、著者の入所の時期と年齢、執筆・発表の時期に影響される。戦前・戦中は小説の形態で

あっても表出は制限があり、ハンセン病患者としての自身を排除することで成り立っていた。戦後の患者運動が盛り上がりをみせるなか、「療養文芸（文学）」の季節を迎え、自身の心情や生活環境を文学に託すことが盛んに行われた。予防法廃止以降は、小説での表現は減り、経験をふまえた政策への直接的な発言が増え、社会にハンセン病政策の問題を啓発し続けることで、自身が持つ病の偏見から解放された。

近年出版された作品は、数十年後には入所者がいなくなるハンセン病療養所がどのような場所であったかを個人の体験を通してつぶさに描いている。「癩予防法」の時代に生を受け、地域社会から追われてハンセン病療養所で子ども期から終生を過ごし、ハンセン病政策の根源と「本当の人間の姿」を見据えた作品は将来への遺言となる。

詩、俳句、短歌、川柳は現在も各園の機関誌に専用のコーナーがあり、過去や現在の日々の暮らしや思いを伝えている。また、入所者の趣味としても長い歴史があり、特に、中山秋夫、塔和子、冾雄二らの作品は広く注目を集めてきた。これらの作品に対する検討は今後の課題としたい。

注
（1）　川﨑愛（2003a）「ハンセン病『未感染児』通学拒否事件に関する研究―『子どもの権利』の視点から―」『平安女学院大学研究年報』第 3 号
（2）　藤竹暁・山本明編（1996）『日本のマス・コミュニケーション』日本放送出版協会、19-22頁
（3）　「軽快退所者」は1951年以降増加して1960年の216人をピークに減少し、1968年からは 2 桁の数字となった。
　　　解放出版社編（2001）『ハンセン病国賠訴訟判決』解放出版社　325頁
　　　退所者が減った理由は、不景気になり就職が困難になったこと、高齢化、退所者の再入所が増えたことなどがある。

（4）　熊本日日新聞　2002年12月22日「検証ハンセン病史　102」を参照。

（5）　川﨑愛（2001）「当事者及び関係者から見た『らい予防法』の問題点と今後の課題—法廃止後の文献を通して」『社会福祉』第41号

　　　本稿では当事者（ジャーナリストによる聞き書きを含む）、関係者（医療従事者・研究者など）、その他（裁判関連、当事者・関係者による編著他）の三者に文献を分類し、法の問題点と法廃止後に残された課題を明らかにした。

（6）　「語り部」、「社会運動家」と呼ばれる平沢保治の社会運動家としての側面に焦点をあてた論文は次のものがある。川﨑愛（2014a）「自治会活動から障害者運動、まちづくりへ—平沢保治の仕事」流通経済大学『社会学部論叢』第24巻第2号

（7）　邑久長島大橋は「人間回復の橋」と呼ばれ1988年に開通した。それまで17年間に及ぶ全患協（現・全療協）の要求運動があった。隔離の必要のない証として、孤島だった長島が本土と接続された。橋は長さ185メートル、幅7メートルのアーチ型。1989年11月からは両備バスが長島（邑久光明園、長島愛生園）、西大寺（現在は邑久駅）間を一日三往復運行している。

第四章　ハンセン病療養所の
　　現在と将来に向けて

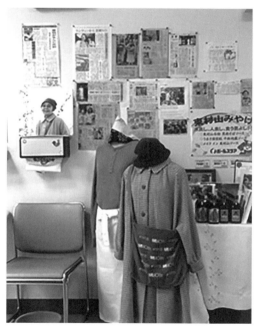

カフェにある映画『あん』の衣装と記事（多磨全生園）

第1節　将来構想の実現

　熊本地裁が「らい予防法」を違憲とする判決を下し、国は控訴を断念、判決が確定したのは2001年である。2008年に成立した「ハンセン病問題の解決の促進に関する法律（ハンセン病問題基本法）」は療養所の地域開放を可能にした。全療協の力添えもあり、全国の国立13療養所は将来構想の策定を本格化した。多磨全生園と菊池恵楓園は保育園、邑久光明園は特別養護老人ホームを誘致した。

　2018年度の全療協と運動体としての将来を補佐するために創設された有識者会議の議題は療養所の「将来構想」問題と「永続化」問題である。永続化問題とは、入所者がいなくなった後も療養所を全体として存在させていくという問題であり、将来構想との連続性が重視される。従来、統一交渉団（全療協・弁護団）と厚生労働省との間で、納骨堂といわゆる「歴史的建造物」については、永続化の確認がされてきた。また、社会交流会館として各療養所で建設が進められている資料館についても永続化が前提とされている。療養所の永続化問題はこうした療養所内の特定の施設だけでなく、療養所全体を人権を学ぶ場として永続化していこうとするものである（菊池恵楓園入所者自治会 2018：8 -16）。

　邑久光明園に2016年に岡山県と瀬戸内市の協力のもと開設した特別養護老人ホーム「せとの夢」は50年間の定期借地契約が結ばれている。入所者の少ない奄美和光園、宮古南静園の診療施設は年間5000ないし7000名の外来実績があり、地域の中核医療施設として存続が前提とされている。こうした将来構想を実現している諸施設や諸機能は、療養所の永続化の柱として位置づけられるべきだ（全療協ニュース：第1041号）。

　有識者会議において、「ハンセン病療養所の医療機関としての機

能に関する予測」について次のように分析された。奄美和光園、宮古南静園、沖縄愛楽園は、外来実績と沖縄在住病歴者数の多さから、入所者が少数になっても医療機関として存続できる展望はある。また、地域在住退所者や非入所者には希望すれば入所する権利があり、彼ら・彼女らの存在も療養所の存続を必要とする大きな理由となる。しかし、この場合でも医療機関としての稼働のほとんどが入所者以外の患者に対するものとなったとき、療養所機能の削減に向けた合理化圧力が加わってくるものと推測される。

「高齢者施設併設の課題」という点については次のように分析された。誘致の検討対象は特別養護老人ホームと介護老人保健施設が考えられる。特別養護老人ホームの併設誘致は介護保険事業計画に組み込む運動を開始しなければならない。そのためには、地元自治体だけでなく、県の理解と地域議員懇談会の支援が必要となる。邑久光明園では、将来構想に特養ホーム誘致を盛り込み、岡山県選出の超党派国会議員懇談会を組織し、その支援を受け、介護保険計画に組み込むことに成功した。50年という定期借地権の設定も含めて他園の参考になる（全療協ニュース：第1041号）。

第2節　保育所がハンセン病療養所にあること
―花さき保育園の取り組み

第1項　はじめに

国内に13か所あるハンセン病療養所の入所者の平均年齢は80代後半を迎えており、各園の自治会は地域の支援者や行政とともに将来構想の実施に向けて動いている。将来構想の項目にあげていた事柄を実現した園もある。東京の多磨全生園と熊本の菊池恵楓園では

既に敷地内に保育園が設置され約8年が経過した。本節では、全国で初めてハンセン病療養所・多磨全生園に花さき保育園が設置されるまでの経緯をハンセン病政策と入所者の生活、自治会・全療協、市の動きを通して概観し、保育園を療養所に設置した意味を考察する。

　また、交流を通して保育園から入所者や子ども、保護者、職員、地域に向けた発信の中身を吟味し、ハンセン病療養所と保育園、地域社会三者にとっての意義を明らかにしたい。

第2項　ハンセン病療養所における子どもという存在

1. 戦前からの優生手術

「癩予防ニ関スル件」（1907年）のもと、放浪するハンセン病患者は、全国5か所の道府県の連合立療養所に強制隔離された。関東・甲信越・東海の府県立の東京の全生病院で、患者への断種手術が開始されたのは1915（大正4）年のことである。断種手術を開始した院長光田健輔は、子どもへの感染防止や母親の病勢進行阻止、他の患者への影響配慮、養育上の困難等を実施の理由としていた。ハンセン病患者への断種の強行の背景には「体質遺伝」という認識もあったが、法的根拠を持たないまま、内務省の黙認のもと、生涯隔離の療養所の密室で断種は進められた。

　全生病院は1940（昭和15）年に国立に移管され、多磨全生園と改称された。その入園者自治会の調査によると、1915年から1938（昭和13）年までに同病院で断種手術を受けたのは346人に及び、それは志願者のみに行うのではなく強制的なものであったことや、独身の男性も対象にされたこと、手術を医師ではなく看護長に実施させることもあったこと、手術の結果、性交不能になったり腰痛などの後遺症に苦しむ者もあったことなどが明らかにされている（藤野

1998：63-67)。

2．優生保護法の規定

第二次世界大戦後、食料不足、住宅の欠乏という生活難から人口の抑制が緊急の課題となった。人口の増殖を前提とした「国民優生法」は改正する必要が生じた。1947（昭和22）年8月の第一回国会に「国民優生法」に代わる「優生保護法案」が議員立法案として提出された。「母体の生命健康を保護し、且つ、不良な子孫の出生を防ぎ、以って文化国家建設に寄与することを目的」に、断種・避妊・人工妊娠中絶を行うことを掲げていた。目的として母体の保護を第一に、優生政策を第二に位置付けている。強制断種の規定には、裁判所が「常習性犯罪者に対して、その者の犯罪的性格が子に伝わることを防ぎ、且つ不良な環境の影響によって子の不良化を防ぐことが公益上必要であると認めるとき」、精神病院長・「癩収容所」の所長が「その収容者に対して子孫への遺伝を防ぐために、その者の生殖を不能とする必要を認めたとき」をあげている。戦前の「国民優生法」に至る「断種法案」をめぐる論議のなかでもハンセン病は遺伝ではないので対象にはならないことが確認されていたことを考慮すると、「優生保護法案」の認識は暴論である。1948（昭和23）年6月第二回国会に「優生保護法」の修正法案が提出された。この法案は前法案と比べると、法案の目的の母体の保護と優生政策の順序が逆転した。ハンセン病患者の断種について強制から任意になり、断種の理由が「子孫への遺伝」ではなく子孫への「伝染の虞れ」に変更された。また、ハンセン病患者は遺伝性とみなされた疾患の患者とともに任意の人工妊娠中絶の対象とされた。法案は7月13日に「優生保護法」として成立、9月11日から施行した（藤野 2001：476-482）。

厚生省大臣官房統計調査部編『衛生年報』『優生保護統計報告』

によると、「優生保護法」にもとづくハンセン病を理由とした断種は、1952（昭和27）年の237人を最高に漸減し、1970年代後半以降はゼロとなる。しかし、1990（平成2）年には2人、1992（平成4）年には1人、1995（平成7）年にも1人が断種手術を受けている。また、ハンセン病を理由とした人工妊娠中絶は、1958（昭和33）年の315人を最高に漸減し、1980年代以降は、毎年1桁となるが、1990年には17人、1993（平成5）年には10人、1996（平成8）年にも5人を数えている。1996年3月31日、「らい予防法」の廃止により、「優生保護法」の対象からハンセン病が消え、同年6月14日、「優生保護法」から優生思想にもとづく部分は削除され、「母体保護法」となった（藤野 2001：492-493）。

3．被害の実態

　ここでは国家賠償請求訴訟の被害実態資料の東日本訴訟から3名の状況を記す。

　1920（大正9）年に金沢で生まれた浅井あいは1936（昭和11）年に16歳で栗生楽泉園（群馬）に入所した。園の男女比は3対1くらいで、若い女性が入所するとすぐ求婚された。浅井も例外でなく、その年の暮れには5歳年上の哲也と結婚した。断種手術を受けたことは知っていたが、夫は何も言わなかった。後に治療薬プロミンが出来て、らい菌が消えてから、ハンセン病は遺伝病ではなく菌によって起こる病気と知った。浅井はもともと学校の先生になりたくて、無菌になってからは、子どもが欲しかった、育てたかったと思うようになった（裁判全史 2006：第8巻266-273）。

　1924（大正13）年に韓国で生まれ、4歳のときに親に連れられて大阪に来た安逑壬は1941（昭和16）年に邑久光明園（岡山）に入所した。後に別れることになる夫から結婚前に強引に関係を迫られ、妊娠した。園からは子どもをおろすように言われ、夫は結婚と同時

に断種された。子どもの育てられる草津（群馬県）の自由療養地区に行くことを考えたが、光明園に入所し安が世話をしていた父が一緒に行かないと反対したため、実現できなかった。やむなく妊娠9か月で中絶をすることになった。手術は医師ではなく婦長が行い、無理やり子どもを引っ張り出した。子どもは男の子で声をあげて泣いていたが、婦長は男の子を安の目の前でうつぶせにし押さえつけて殺した。現在は多磨全生園に暮らす安は、子どもが殺されなかったら、子どもや孫や曾孫がいてこれまでの人生とは違う楽しい時があったのではないかと悔んでも悔やみきれない（裁判全史 2006：第8巻355-394）。

　1942（昭和17）年名古屋市生まれの西村時夫は1956（昭和31）年に駿河療養所（静岡）に入所した。1963（昭和38）年に星塚敬愛園（鹿児島）出身の高校の同級生と結婚した。社会復帰をして営業の仕事をしたが、忙しくて外来診療に通うことができず、過労もあって症状が悪化、駿河療養所に再入所した。症状が落ち着くと新車の配送の仕事し、その後療養所内の売店の業務を20年以上行った。1983（昭和58）年、子どもができた。夫も妻も年齢からして最後の機会だと思い、療養所長に相談したが「生むのであれば駿河を出ていきなさい。現在は（らい）予防法があり所内では認められない。」との返答で社会復帰の相談にものってもらえなかった。夫婦が所外で一から生活の基盤を築き子どもを生み育てる展望は全くなく、妻は御殿場市内の病院で中絶した。妻は何日も泣き続け、西村は自分を責め、詫びるばかりで、以後一切子どものことに触れないようにしていて、テレビに子どもの姿が映るとチャンネルを変える（裁判全史 2006：第8巻438-466）。

4．「未感染児童」と保育施設

　ハンセン病療養所に入所した親をもつ健康な子どもは、戦後も

「未感染児童」という特殊な呼び方をされた。この呼称は「今は感染していないが、そのうち感染発病するかもしれない」というニュアンスを聞いた者の心に引き起こした。公立療養所に初めて保育所が設立されたのは1931（昭和6）年、長島愛生園の「藤蔭寮」で、らい予防協会がその事業を担った。その後、無らい県運動で入所者が増加するのに伴って各園には保育所が付設され、学齢期の保育児童は所内の分校か所外の本校へ通学した。

　保育所の児童総数は栗生楽泉園（群馬）270人、長島愛生園（岡山）242人、菊池恵楓園（熊本）162人、松丘保養園（青森）97人と地域差はあるが、駿河療養所（静岡）の3人を最低に総計1000人に及んだ。保育所の経営は全てらい予防協会、救世軍など民間団体に任せていたが、1946（昭和21）年4月にすべて国に移管された。

　児童福祉法が制定した戦後も療養所に付設した保育所にいた児童は、ハンセン病への偏見から一般の養護施設（現在の児童養護施設）への受け入れを拒否された。

　1954年4月には熊本の竜田寮の児童の黒髪小学校（本校）通学をPTAが反対して、大きな社会問題と化す事件が起こった。竜田寮の児童は開設以来13年間寮内で、1人の教師による単級複式授業（1年から6年生まで）という劣悪な教育環境で過ごしてきた。しかし、反対派PTAらによる寮生に対する通学妨害によって竜田寮からの本校通学は叶わなかった。1955（昭和30）年4月、熊本市教育委員会の調停案にしたがって、竜田寮の児童3人（1954年度の新1年生）を熊本商科大学学長が引き取り、そこから通学させることで一応終結、他の竜田寮の児童は、各地の施設に分散させられた。

　1950（昭和25）年に78名の保育所児童がいた長島愛生園では、1955（昭和30）年11月には児童の一般養護施設への転出が完了し、保育所は閉鎖された。他の保育所も学校を卒業した児童が成人し、就職、結婚などでつぎつぎと社会へ巣立ち、1973（昭和48）年4月

の星塚敬愛園保育所（鹿児島）の閉鎖を最後に全施設の保育所が廃止された[1]。

第3項　現在のハンセン病療養所

1．ハンセン病問題基本法

「ハンセン病問題基本法」（ハンセン病問題の解決の促進に関する法律）は2008（平成20）年6月に制定、翌年4月に施行された。この法律は全国ハンセン病療養所入所者協議会（全療協）の療養所と入所者の将来への危機意識が発端で、運動が広がり結実したものである。

全国13の療養所長らによる2004年度厚生労働科学研究費特別研究事業「国立ハンセン病療養所における現状及び将来に関する対策の研究」は、療養所の将来像として①入所者減少に合わせた規模縮小、②他機能の取り入れによる現状維持、③療養所・入所者の他の場所への移転という3コースがありうるとした。③は療養所の統廃合を意味する。翌2005（平成17）年の「国立ハンセン病療養所の将来状況と対策の研究」は②を困難視し、③について「離島、山上、僻地に施設が在る場合は地理的条件が悪く、転居も選択肢である」と結論付けた。これに対し同年9月の対策協議会で統一交渉団（全療協、国賠訴訟原告団・弁護団）は「将来構想の策定にあたり、本協議会において統一交渉団が合意しない限り、①統廃合はしないこと、②将来構想の先取り実施はしないこと」を要求した。全療協は2006（平成18）年2月の臨時支部長会議で療養所将来構想問題を運動の中心に据え、同年12月には統一交渉団にハンセン病市民学会などが加わり「ハンセン病療養所の将来構想をすすめる会」を結成した。同会は、入所者の「終の住処」となった各療養所を維持するため、百万人署名運動を推進し、2008（平成20）年に議員立法に

より通称、「ハンセン病問題基本法」が制定された。

　基本法は隔離政策による被害の回復が基本理念であるとし（3条1項）、そのために「入所者が現に居住する国立ハンセン病療養所において、その生活環境が地域社会から孤立することなく、安心して豊かな生活を営むことができるように配慮されなければならない」とした（同条2項）。そしてこれを具体的に可能にするために、同法12条1項は「国立ハンセン病療養所の土地、建物、設備等を地方公共団体又は地域住民等の利用に供する等必要な措置を講ずることができる」と定め、同条2項は「国は前項の措置を講ずるに当たっては入所者の意見を尊重になければならない」と定めた。つまり、入所者の意思に基づいて、前述の②のハンセン病療養所への多機能の取り入れが推進されることになった[2]。

　また、入所者の「意思に反する退所及び転所の禁止」（第10条）、「医療及び介護に関する体制の整備」（第11条）が定められ、①入所者の状態や意向を無視した療養所の規模縮小や③療養所の統廃合は違法である。

2．療養所の将来構想

　2011（平成23）年11月に当時全療協の会長であった神美知宏から全国の療養所の将来構想の概要が書かれた文書を入手した。策定時期は平成16（2004）年1月から平成23（2011）年3月で、策定者は入所者自治会の他、療養所のある市や県、国賠訴訟弁護団、全医労、医師会、市議会、MSW協会などで構成した将来構想をすすめる会・検討委員会が加わった園もある。

　多磨全生園の将来構想は平成21（2009）年4月に入所者自治会によって作成された。大項目は①医療、看護、介護の確保と生活環境の改善、②人権の森構想、③療養所の地域への開放と共生である。②の中項目は多磨全生園全体をハンセン病記念公園「人権の森」と

して保存、小項目は山吹舎、望郷の丘、永代神社、旧図書館など歴史的にも価値のある史跡建造物の保存を行う。ハンセン病資料館、納骨堂、ハンセン病研究センターを含めた多磨全生園全体をハンセン病記念公園「人権の森」として保存する。③の中項目はハンセン病問題基本法に基づき療養所の土地を地方公共団体又は地域住民等の利用に供する措置、小項目は多磨全生園の土地の一部を保育所の運営事業者に貸し付ける、となっている。したがって多磨全生園内の保育園開設は、計画から3年数か月で実現した。地域の検討委員会の参加はなく、多磨全生園入所者自治会のみで策定したにもかかわらず東村山市からの要請もあり、比較的スムーズに構想が現実化したケースである。

3．子ども・孫のような存在

　前項で述べたように入所者は子どもを生み、育てることを法律によって阻まれた。そのため子どもがいるのは、療養所入所前に自身の子どもを産み、育て、入所後も親子関係を維持するか復縁した場合などの少数派である。子どもや親せきとの関係が続いていれば孫や自分のきょうだいの子どもや孫との交流もあるが、こちらも極めて少ない。

　ここでは養子縁組をして孫を授かった山内定・きみ江夫妻（多磨全生園）と外部との交流で多くの孫がいる藤田三四郎（栗生楽泉園）についてとりあげる。双方の共通点は話すぬいぐるみと暮らしている点である。故山内定はベッドにプーちゃん、柴ちゃん、ミーちゃんという名のぬいぐるみを並べ、話しかけていた。電池が切れると大騒ぎになった。山内夫妻の大事にしているのはプリモプエルという人形で、触れたり話しかけたりするとおしゃべりをする。オナラさえする。

　親になることをあきらめていた山内夫妻は、信仰する日蓮正宗の

僧侶の縁で2001（平成13）年に施設で生活していた高校生の真由美と知り合った。高校卒業後、真由美は山内夫妻の娘になった。2010（平成22）年には待望の初孫が生まれた。孫を見たきみ江の第一声は「きゃー、可愛い、どうしよう。目開けてみろ。指も五本ついている！　可愛いなー、これ。」だった。「これ」と言ったのはいつも一緒にいる人形のプーちゃんと重なって見えたらしい。定はリウマチの痛みで15分と同じ姿勢を保てないが、孫に会うと相好を崩し膝の上に乗せ、孫のほほを黙ってなでたまま1時間座っていた。

　多磨全生園には養子を育てるというケースは他にもある。理由は様々あるが、最期を看取ってほしい、という経済的な結びつきが多い(3)。

　国賠訴訟が大詰めを迎えた2000（平成12）年春、取材がうまくいかない新聞記者の高木に藤田三四郎は「うちにおいでよ」と声をかけた。部屋の柱には子どもの名前と年月日が数えきれないほど刻まれていた。どうしたのかと尋ねると「みんな、じいちゃんの孫だよ。職員さんの子どもさんとか、学生さんとか、親子2代にわたって可愛がっている子もいるよ。」「血のつながった自分の子はいないから、出会った子たちが、みんな孫なんだよ。」「孫はね、900人いるよ」。孫たちは三四郎の家に来ると、三四郎特製の花豆をほおばりながら、近況報告をする。「自分にはバトンタッチする子がいないから、心のつながりがある子たちに、私の生き方を伝えていくんだ。絶望があるから喜びが一層輝くんだよ」。孫たちが帰った後、部屋にひとり残った三四郎は、孫たちがプレゼントしてくれたおしゃべり人形、太郎とさくらと話をする。人権学習などで出会った高校生や大学生との交流が続き、2006（平成18）年には孫が1000人を超えた。孫の1人からは結婚式に招待され、東京・西新宿のホテルでこれまでの感謝の印にと、100人の招待客の前で新婦からウエ

ディングケーキを食べさせてもらうというサプライズもあった[4]。

第4項　花さき保育園

1．開園に向けて

　将来構想で保育園の設置を掲げていた多磨全生園入所者自治会は「かつて国の断種政策により子どもを持つことが許されなかった入所者にとって、保育園を設置することにより、子どもたちの元気な声に囲まれながら、良好かつ平穏な生活を過ごすことができる」としていた。また地元東村山市としても多数の待機児童を抱え、2009（平成21）年6月24日に多磨全生園内に保育園の設置を要請していた。

　多磨全生園の土地利用について、国有財産法の規定に基づく相当額の賃借料の調整を経て、2010（平成22）年12月厚生労働省は、開園事業者の公募を行った。2011（平成23）年1月13日の締切までに申し込みをした2事業者について、多磨全生園で選考を行い、同年4月に「社会福祉法人土の根会」に決定した。土の根会は、多磨全生園と同じ町内で「花さき保育園」を運営していて、これまでも交流があった。土の根会は2011（平成23）年10月6日に園舎建設工事に着手、2012（平成24）年7月1日に開園した[5]。

　花さき保育園はもともと品川区にある保育園の姉妹園として2005（平成17）年に東村山市青葉町二丁目に開園した。

　現在は1施設1法人で社会福祉法人土の根会が運営している。2012年に保育園舎を移転した青葉町四丁目（多磨全生園内）の花さき保育園園長に話を伺った[6]。

2．多磨全生園との交流のはじまり

　同じ町内の二丁目にあった花さき保育園の子どもたちは、自然豊

かで交通量が少なく安全な多磨全生園内は恰好の散歩コースで日常的に出かけていた。2008（平成20）年に保育園は正式に多磨全生園に交流を申し出た。早速その年の運動会（10月）は全生園の学園跡地で行った。

　また、食育の一環で全生園の梅林の管理も申し出て、普段の管理は保育園の職員が行うものの、子どもたちは花が咲き、実が大きくなるのを観察し、年長児は梅の実を収穫した。最初の収穫の時に前述の山内きみ江は友人の紹介で訪れて以来、保育園との交流の中心を担うようになった。梅は梅干漬や、ふりかけにして給食で提供される。

　11月の全生園祭りでは、園児が踊りを披露し、保育園職員は給食で人気のドライカレー店を出し、全生園の看護師らに好評であった。毎年出店していると、地域のお肉屋さん、お花屋さん、障害者団体、大学のボランティア団体などと横のつながりができてくる。

　2月の保育園のお楽しみ会（生活発表会）は全生園のコミュニティセンターで園児が劇や合唱を披露するが、入所者の参加は少ない。土曜日の開催で介護員が少なく、単独歩行が可能な人に限られるためである。その他、全生園に保育園児や職員が出向く行事としては、夏祭りや長寿を祝う会（9月）、全生園の中央集会所に入所者を招待しての卒園児によるお茶会（3月）がある。

　3．子どもと入所者
　花さき保育園の子どもたちは低年齢児を含めて、悪天候でない限り毎日全生園の敷地を散歩している。数十年にわたって入所者らによって大切に育てられた「人権の森」は草花や虫など生きものの宝庫であり、車や自転車の往来がほとんどなく、安全が担保された子どもたちにとって絶好の探索場所である。午前中、入所者は後遺症の日常的な手入れや治療、入浴などで居室を空けていることが多い

が、会えば挨拶をして次第に顔見知りになっていく。入所者が子どもたちの存在を温かく見守ってくれているのが伝わってくる。ただ、互いに強く求めあって交流にまで発展していくには至らない。入所者各自には長年培ってきた生活のペースがあり、子どもに慣れていないこと、高齢で自分の心身のことで精一杯である様子が伺える。

　自治会役員以外では、子どもと対等に会話を重ねて卒園後も親子で交流をもつ山内きみ江のほか、自宅前の畑でスイカ、なす、ジャガイモなどを栽培し、収穫時期になると電話があり、年長児が採りに行くお宅、陶芸が趣味で保育園の入り口におかれた自作のトトロ（映画のキャラクター）などをうれしそうになでる子どもを眺める人などがいるが、彼女や彼らは入所者のなかでは極めて少数派である。

　全生園での長寿を祝う会（89歳以上の入所者）には年長児が招かれて歌や踊りを披露する。舞台が離れていて視覚障害のある入所者が多いこともあり、整列して歌うよりは園児が跳んだり跳ねたりする演目の方が好評で「元気な印象」がいいと自治会からも期待されている。自治会は子どもたちへのお礼のお菓子を用意しているが、それ以外にも、会の出席者は自分たち用のお菓子を子どもたちに手渡す。出し物が終わると子どもたちは参加者全員のテーブルを蛇行してまわり、参加者から次々にお菓子を頂く。ハンセン病によって末梢神経が侵されたため、入所者は程度の差があるにしろ手足や顔に後遺症をもつ。子どもたちは参加者の見慣れない形をした手からお菓子を受け取り、相手の顔を見てお礼を言う。初めてだと驚くこともあるかもしれないが、年長児ともなると子どもは当たり前のこととして「病気だから仕方がないの」と認識している。

　年長児は卒園式を終えた3月下旬に全生園の中央集会所で入所者を招いてお茶会をする。保育士らは事前に自治会と打合せ、ポス

ターを貼り、入所者に声をかけて参加者を募り、名簿を作成し当日を迎える。子どもたちは揃いの着物を着て、お抹茶のお運びをしながら参加者とふれあう。前回はお抹茶のおかわりを所望された。会の最後には子どもたちが作った作品をお土産として参加者に渡す。部屋に飾るものが喜ばれるので、全生園に落ちていた小枝を組んで毛糸をまいたお守りを作った年もある。お茶会は3年目を迎え、入所者と会場に来る介護員も慣れてきた。入所者にとっておなじみの場所が会場だと気軽に参加し、楽しめる人が増える。

　園児らが全生園に行くのは歓迎されるが、入所者が全生園から保育園に来るのは難しい。行事の際には自治会役員ら全生園の誰かは出席するが、特に役割のない入所者が介護員を伴って保育園を自らの意思で訪れることは一部の人を除いてほぼない。

4．職員研修と入所者

　花さき保育園では人権研修として、自治会長や自著があったり、外部と積極的に交流している入所者を招いて話を聞き、職員全員が年に一度は必ずハンセン病資料館を見学している。

　2016（平成28）年7月1日には全生園の納骨堂とその周辺の清掃を行った。できることをやりたいという保育園理事長の意向があり、事前に全生園の福祉課と打ち合わせをして当日は理事長・評議員を含め総勢17名で納骨堂の内外を清め、最後に献花をした。

　理事長としては今後、年に何度か納骨堂の清掃をできたらいいと考えている。ハンセン病療養所の象徴ともいえる場所で長年入所者が大切に守ってきたが、高齢化し次第に手が回りにくくなってきたためである。

　職員には、ハンセン病療養所の入所者や療養所の歴史を自然と日常に取り込んでいくことを望んでいるが、入所者のありのままを受け入れるのは子どもの方が早い。

子どもの姿に学びながら保護者をまきこんで、職員も学んでい
き、できることを淡々と行っていかれるようになりたい。

　5．子ども、保護者、地域と全生園

　東村山市の待機児童は2015年と比べて2016年は増えた。保育を
望む家庭が市に提出する保育園欄には第10希望まで記入する欄が
あり、第1希望で入園した子どもの数以外の第何希望で花さき保
育園に入ったかや第1希望の子どもの名前などは園では把握して
いない。花さき保育園では「意外と長い」保育園生活をお互い楽し
く過ごしていきたいので、入園説明会を開いて特性のある保育園で
あることを伝えている。「ハンセン病療養所ってなんですか」と尋
ねた保護者には、素直に質問をしたことへの感謝と疑問を持つのは
特別でないことをふまえて、返答している。また、入園説明会では
「読んでみて下さい」と、ハンセン病や歴史について簡潔にまとめ
られたパンフレットのコピーを渡す。
　保育実習などで園を訪れた学生にも同様のものを渡す。
　保育園だよりには、全生園自治会長の地域のまちづくりの冊子に
掲載された自分史や前述の山内きみ江の自分史などを数回に分けて
掲載した。戦後まもなく治療薬ができて、完治する病気になっても
ハンセン病療養所は終生隔離の施設であった。所内でしか使用でき
ない園内通貨の話など、園だよりによって初めて知ったという保護
者の感想も届く。全生園と保育園の交流の中身を写真や園だよりで
伝えることは、行事とともに保護者や地域の人々への啓発につなが
る。
　保育園からは全生園やハンセン病について、発信しないよりは発
信して、無理のない形で保護者や地域に暮らす人々に広く現実を伝
えていきたい。

6．将来に向けて

　理事長は、親しい入所者が伝えたいことの聞き取りをして映像も撮っている。

　入所者191名、平均年齢84.7歳（2016年5月1日現在）の多磨全生園を花さき保育園が守っていきたいと比較的近い将来を見据えている。

　園長はわかったつもりになっているようで図々しいのではないかとの思いと同時に今後の保育園の使命として、全生園に暮らす人のことをもっと知りたいと思っている。浅くても広く入所者と仲良くなり、思いを教えて頂きたい、という。

　全生園の入所者のほとんどは高齢で障害がある。加齢によって何らかの疾患や障害があるのは珍しいことではないが、70年近く前に有効な治療方法が確立したハンセン病は、病気自体は完治していても、治療薬がなかった時代や療養所以外での治療が認められなかった時代の後遺症がある。手足、指や目、鼻など目立つ場所にある後遺症と長年にわたって家族と別れ隔離を強いられ、子を持つことが許されなかった事実は、入所者に「（人に）うつさないだろうか」という払拭できない強固な怖れを抱かせた。

　後遺症は治らないが、入所者のハンセン病は数十年前に完治していること、過去から現在までハンセン病療養所の職員が感染し発病した事例はないことを療養所職員が入所者に積極的に伝えたら、保育園児への入所者の過剰な遠慮も改善されるだろう。

第5項　おわりに

　花さき保育園の開園が決定していた2011（平成23）年11月、当時の全療協会長の神美知宏にインタビューをした際、保育園の話題になると表情をゆるめ、誇らしげな様子であった[7]。

神は2014（平成26）年5月のハンセン病市民学会の前夜祭に出席した夜に突然帰らぬ人となった。学会の最中に神の後を追うようにハンセン病国賠訴訟の原告団の要であった栗生楽泉園の谺雄二も亡くなった。学会参加者の衝撃は大きく、「巨星墜つ」の事実に一同茫然とした。

　花さき保育園では、全療協が本部を置く全生園の雰囲気が変わったことを間近に感じた。大きな後ろ盾をなくした入所者らの志気は明らかに低下した。

　理事長や園長は、花さき保育園があと10年早く全生園に移転していれば、ということを話す。毎年亡くなる人が増え、高齢にともなう病気で入院し、認知症を患い、自立度は上がることはない。開園が10年早ければ、国賠訴訟の勝訴直後で入所者は患者ではなく市民としての意識が高まり自身の思いを行動化する体力があったであろう。現在の入所者と園児の年齢差は孫ではなく、曾孫か玄孫ほどのひらきがある。

　ハンセン病について医学的に正確な知識を持つことと療養所の外の社会とつながることはハンセン病政策によって奪われた自身の尊厳を取り戻す契機となる。外とのつながりが断たれたままだと世界的に完治する病気となって久しいハンセン病への正しい認識をもつきっかけがつかめない。全生園に保育園ができたことを、両者にとって喜ばしいことで入所者の思いの一部が子どもたちに伝えられていくのだと単純に思っていた。しかし、現実には入所者の多くは数十年の隔離生活で自身の意思や希望を諦め続けて人生の最終期を迎えている。「らい予防法」廃止、国賠訴訟勝訴、「ハンセン病問題基本法」成立といった入所者自身が勝ち取ってきたともいえる大転換にさえ取り残されている。

　一方で、国賠訴訟で明らかになったように子どもという存在に複雑な思いを抱く者もいる。

保育園と全生園の交流は、活発な両方向の交流ではなく保育園児や職員が全生園に行くことで成立していた。全生園に新たな入所者はなく、加齢による心身機能の低下は止められないが、現に暮らしの営みは続いている。今後、入所者と園児の交流をはかるには療養所の医療職員や介護職員の積極的な関与が一層重要となろう。

2002（平成14）年に多磨全生園入所者自治会が掲げた「人権の森構想」は2009（平成21）年に100周年を迎えた多磨全生園の豊かな緑と人権の歴史を長く後世に伝えるため、東村山市によって「いのちとこころの人権の森宣言」に引き継がれた（平沢2013：69-70）。

252種3万本ともいわれる入所者が思いを込めて育ててきた園内の木々は成長を続けている。毎年卒園していく保育園児の心に、全生園の森と入所者の存在が撒いていく種はやがて芽を出していくに違いない。

第3節　ハンセン病療養所の地域開放と共生
　　　　—多磨全生園入所者自治会と保育園

第1項　はじめに

東京都東村山市にあるハンセン病療養所多磨全生園の一角に花さき保育園が開園したのは2012（平成24）年7月である。熊本県の菊池恵楓園にも保育園は開設されており、療養所の関係者ではなく地域の子どもたちを受け入れているハンセン病療養所内にある保育園は全国で2か所となっている。

2009（平成21）年4月1日に施行した「ハンセン病問題の解決の促進に関する法律（ハンセン病問題基本法）」には、療養所の地域開放を国・自治体・入所者が進めていく旨の文言がある。入所者の平

均年齢が80代後半に達し、5年後、10年後、20年後、療養所としての機能と場をいかに維持していくかが各園にとって喫緊の課題となっている。

多磨全生園入所者自治会が将来構想に盛り込まれた保育園の開設や「人権の森」の実現にあたり果たした役割、現在自治会が担っている役割と園の所在自治体との関係を明らかにする。

第2項　多磨全生園の将来構想

1．多磨全生園の概要

多磨全生園は公立第一区全生病院として1909（明治42）年9月に設立、定員は300名だった。第一区とは東京府、神奈川県、千葉県、埼玉県、茨城県、群馬県、栃木県、愛知県、静岡県、山梨県、長野県、新潟県の1府11県で開院式は9月28日に挙行された。

全生病院は、1907（明治40）年に成立した「癩予防ニ関スル件」に続く内務省令および勅令にもとづき設立されたが、開設は予定より遅れた。敷地の選定に難航し、現地調査の一行が襲われ、村民54名が拘禁された「療養所敷地反対騒擾事件」が起きたためである[8]。

1915（大正4）年に全生病院で初めて入所者の結婚条件として、優生手術（男性には断種手術、女性には中絶手術）を行い、以後法的根拠のないまま優生手術は他の療養所に広がった。

全国に5か所あった公立のハンセン病療養所は1941（昭和16）年にすべて厚生省に移管され、国立となった。多磨全生園で最も定員が多かった時期は「らい予防法」制定後、第二次無らい県運動の勃興した1950年代後半から60年代にかけてで1570名であった。

しかし、1946（昭和21）年以降は一度も入所者数が定員を超えていない[9]。

近年の入所者数の減少は顕著で、2011（平成23）年から2016（平成28）年の 5 年間で全国のハンセン病療養所入所者数は34％減った。多磨全生園も例外ではなく2011年 5 月に268名、平均年齢82.2歳だったのが、2016年 5 月には191名、平均年齢84.7歳となっている。全国13園で多磨全生園は入所者数が菊池恵楓園（熊本県：271名）、長島愛生園（岡山県：199名）につづいて 3 番目（2019年には 2 番目）に多く、入所者の年齢は全国の療養所入所者の平均年齢84.8歳とほぼ同じである。

　全国ハンセン病療養所入所者協議会（以下、全療協）によると2016年 6 月 1 日現在の各園の開園以来の物故者数は多磨全生園が最も多く4182名で、菊池恵楓園3729名、長島愛生園3673名と続く。多磨全生園の納骨堂合祀数は2652柱である。

2．構想の内容

　2004（平成16）年 1 月から2011（平成23）年 3 月までに全国13園の各自治会が策定したハンセン病療養所の将来構想は、全療協に提出された。多磨全生園の策定時期は2009（平成21）年 4 月で策定者は多磨全生園入所者自治会である。策定者が自治会単独なのは他に 1 園しかなく、残りの自治会は療養所のある市や県などの自治体や弁護団、園当局他が加わって策定している。

　多磨全生園入所者自治会の大項目は 3 つあり、それぞれ中項目、小項目で具体的な内容が示されている。大項目 1 は医療、看護、介護の確保と生活環境の改善、中項目は医療・看護・介護体制の充実と生活環境の改善、小項目は入所者が最後まで医療、看護、介護を十分受けられ、安心して生活できる環境の整備を行う。大項目 2 は人権の森構想で、中項目は多磨全生園全体をハンセン病記念公園「人権の森」として保存、小項目は山吹舎、望郷の丘、永代神社、旧図書館など歴史的にも価値のある史跡建造物の保存を行う。ハン

セン病資料館、納骨堂、ハンセン病研究センターを含めた多磨全生園全体をハンセン病記念公園「人権の森」として保存する。大項目3は療養所の地域への開放と共生、中項目は基本法に基づき療養所の土地を地方公共団体又は地域住民などの利用に供する措置、小項目では多磨全生園の土地の一部を保育所の運営事業者に貸し付ける。

　以上が2009年4月段階の多磨全生園入所者自治会の将来構想の全容である。

3．構想の現況

　2009（平成21）年4月1日に施行した「ハンセン病問題の解決の促進に関する法律」（通称：ハンセン病問題基本法）の前文には、「国の隔離政策に起因」した元患者の身体、財産、その他社会生活全般にわたる被害の回復には、「地域社会から孤立することなく、良好かつ平穏な生活を営むことができるようにするための基盤整備は喫緊の課題であり、適切な対策を講ずることが急がれて」いると書かれている。国及び地方公共団体の責務として第五条には「地方公共団体は、基本理念にのっとり、国と協力しつつ、その地域の実情を踏まえ、ハンセン病の患者であった者等の福祉の増進等を図るための施策を策定し、及び実施する責務を有する」と記されている。

　これを受けて、多磨全生園のある東村山市は市のホームページで全生園の大項目の3つを掲載している。大項目2の人権の森構想は植樹活動の沿革、歴史的価値を持つ建造物や史跡、普及啓発活動、グッズなど多くの情報がホームページから得られる。

　「ハンセン病問題基本法」の施行と同じ時期に、東村山市は「いのちとこころの人権の森宣言」を行った。入所者自治会の寄附を元手とした人権の森構想推進基金を創設し、基金を活用した普及啓発活動を開始した。啓発品として多磨全生園の四季や史跡を紹介した

園内散策マップ（50円）、ノート（90円）、ピンバッチ（200円）、バンダナ（400円）、エコバック（450円）などを制作、販売している。また、人権の森構想の推進のため2005（平成17）年より毎年市民団体（NPO）の協力のもと清掃活動を行っている。清掃するエリア内にある史跡や建造物の説明を受けながらの活動で近年では100名を超えるボランティアが集まった。

大項目3に関しては、保育園の設置（平成24（2012）年7月1日実現）とある。

第3項　保育園開園に向けて

1．自治会と保育園

全療協ニュース[10]第978号（2012年9月1日）には「子どもたちに未来の夢を託す」と題して、社会福祉法人土の根会・花さき保育園理事長の新保庄三が寄稿している。

新保は過去8回、ポーランドのアウシュビッツ強制収容所を訪れ、自国にとっては負の歴史、負の遺産であるアウシュビッツでドイツの高校生たちがトイレ掃除や草刈りをしているのを目撃した。過去に学び、今を大切に生きようとすることが未来に夢を託すと考え「日本人にとって負の歴史であり負の遺産であるこの（多磨）全生園を子どもたちに未来への希望へとつないでほしい」と思った。既に全生園と同じ町内の花さき保育園園長職にあり、2008（平成20）年7月に多磨全生園自治会長の佐川修に「将来構想の中に、この全生園の跡地を子どもの施設に残してほしい、できたら病院も子どもたちの難病の病院に特化してほしい」と依頼した。その後、全療協の神美知宏から「具体的な要求であること、自らの要求であること、そして口頭ではなく書面で」との助言を受けた。同年10月に新保は自治会長の佐川に要望書を提出、翌日には佐川の仲介で全

生園にも同じ要望書を提出した。新保の要望は、多磨全生園入所者自治会の要求として将来構想の計画に入れられた。保育園や全生園のある東村山市、様々な団体や個人の支援もあり、４年の歳月を経て花さき保育園は全生園の敷地の一角に新園舎を建て移転した。

２．東村山市と多磨全生園

　東村山市は東京都の北西部に位置し、北は狭山丘陵・柳瀬川によって埼玉県所沢市に、東から南東は清瀬市、東久留米市、南は小平市、西は東大和市に接している。

　1942（昭和17）年に人口１万852人で町制施行、1964（昭和39）年４月に人口６万6012人となり、東京都で13番目の市となった。総面積は17.14平方キロメートルで、そのうち多磨全生園の敷地は0.358平方キロメートルで市の総面積の約2.1％を有する。

　多磨全生園は東京都で唯一のハンセン病療養所で2009（平成21）年に開設100年を迎えた。東村山が町になってから、最も入所者が多かったのは、1945（昭和20）年の1221名だが他の療養所と同様、劣悪な食糧事情や衛生環境で敗戦直後には数十人の入所者が命を落とした。町制が施行して間もないころには、多磨全生園の入所者が町民の１割強を占めていたことになる。前述の通り2016（平成28）年５月現在の入所者数は191名である。東村山市の2016年10月１日現在の人口は15万116人で、東京都26市の平均人口密度（１km²あたり）5125人と比べて8783人と多い。多磨全生園の入所者が東村山市の人口に占める割合は0.13％にすぎない。

３．東村山市の保育ニーズ

　東村山市の人口は前述の通り現在15万人を超えているが、1980（昭和55）年には11万9363人と12万人に満たなかった。年少人口割合（14歳未満）は1980年が23.8％、2015（平成27）年には12.5％とお

よそ半減した。

　東村山市には公立保育園が第一保育園（1964年創設）から第七保育園の７園、私立保育園が15園あり、私立保育園は全て生後57日から受け入れている。他に保育所型認定こども園が１か所ある（2016年４月１日現在）。

　東村山市においても待機児童は存在し、2014（平成26）年１月に「東村山市保育施策の推進に関する基本方針」を策定、持続可能な保育環境の維持・向上を目指している。具体的には２つの公立保育所を民間に移管し、公立保育所と私立保育所の役割を整理して、公立保育所の役割を明確化した。公立保育所としての役割は以下の８つが挙げられている。

　「１．市内保育スタンダードの確立」で保育運営マニュアルの更新と情報提供、公平・中立な保育を維持、推進する。「２．市内保育環境のセーフティーネット確立」で公立保育園の複数運営体制を維持し、弾力的運用で緊急対応枠を確保する。「３．特別な配慮が必要な児童への対応」で、専門職員を加配置し障害児保育を充実させる、虐待予防、緊急保護、重篤なアレルギー疾患を持つ乳幼児への対応、都（児童相談所等の専門機関）と緊密な支援体制を構築する。「４．新規事業の研究・実践」で一時保育、延長（13時間）保育の充実、緊急一時保育を実施する。「５．緊急時において保育が必要な子どもの保護」、「６．保育環境の整備による安全・安心な保育の提供」、「７．公共施設・民間保育施設等との連携協力による双方の機能強化」、「８．地域及び子育て家庭に対する支援」である。

　厚生労働省の発表によると2016（平成28）年４月１日現在の東村山市の待機児童数は76人であった。「地方単独事業を利用している者」「育児休業中の者」「特定の保育園等のみ希望している者」「求職活動を休止している者」を合計した「隠れ」待機児童数は44人で、合計120人の待機児童がいる。隣接した自治体の「隠れ」も含

めた待機児童数を見ると小平市で345人、東久留米市で181人と多く、東大和市は78人、清瀬市は56人であった。

第4項　自治会役員へのインタビュー

1．現在の自治会の構成と業務

　多磨全生園入所者自治会役員は6人が定員であるが、全国の療養所のなかで3番目（2016年当時）に入所者が多くても欠員が生じている。会長、副会長のほか、会計、総務、医療、生活関係の担当があり、定員通り担当者がいれば役割を分担して負担を軽減できるが、現実には役員の選定は極めて困難になっている。

　ハンセン病療養所という名前の施設であっても、実際にハンセン病で亡くなる人は施設創設以来1人もいなかった。しかし入所者の平均年齢が84.7歳（2016年当時）となり、他の高齢者と同様に病気・寿命で毎月のように入所者が亡くなっている。外と異なるのは、亡くなった人と家族・親族との関係、弔う場所や人、遺骨を安置する場所である。療養所で亡くなった人がいると、連絡がつく家族・親族がいれば、そちらへ連絡がいくが、多くの人の場合はそうではない。たとえ、連絡がつく身内がいたとしても、誰あてにどのように名乗るか、例えば施設名を言うか言わないかなど、細心の注意が必要である。

　配偶者や所外に連絡がつく人などがいなければ真っ先に自治会の医療委員に連絡がいき、その後、遺骨を園内の納骨堂に安置するまでの一切を取り仕切ることになる。

　療養所である以上、医師、看護師、介護職員の充足は各自治会・全療協でも予算獲得を含めて最優先課題の1つである。しかし、全療養所の医師の充足率は2011（平成23）年に85％であったのが2016（平成28）年度は72％に低下している。

全療協ニュース（2016年11月1日第1024号）によると、多磨全生園の医師の定員は24名であるが常勤医師は15名となっている。他にパートの医師が17名、非常勤医師が2名、併任が1名いる。園内の医師だけでは診断・治療ができないため紹介状を持って、園外の専門医のもとに通院する人が増えている。ハンセン病の知覚麻痺などの後遺症により、眼科や整形外科への需要が多い。医療委員はこのような状況を把握して、全療協に示して、国との予算交渉へとつなげていく。

生活関係の委員は入所者の居室の掃除やリフォームに関すること、提供される食事の献立や味付けなど、一人ひとりの生活スタイルや嗜好によって寄せられるあらゆる要望や意見の内容を検討し、場合によっては園側と交渉する。

2016（平成28）年11月28日、多磨全生園自治会館の応接室にて、医療委員と生活委員のお2人から話を伺った[11]。

2．入所者にとっての保育園

将来構想に入れるにあたって、同じ町内で以前から交流[12]があり、園舎が手狭でより広い保育園用地を探していた花さき保育園が候補になった。自治会側は保育園理事長と面識があり、人望も厚く、保育園を運営する社会福祉法人の財政基盤がしっかりしていたことを評価した。国側は「ハンセン病問題基本法」を施行し、療養所の地域開放を推進する立場であり、かつ地方自治体である東村山市とともに待機児童を減らす方向で動いていた。東村山市としても保育園の整備・拡張は以前からの課題である。療養所の土地での保育園の開設に向けて、途中からは市会議員や国会議員の後押しもあり、多磨全生園の敷地の一角は、国から花さき保育園に貸し出されることが決定した。

保育園の開園が決まって以降、入所者からの反対意見はなかっ

た。待機児童の多い都市部で保育園の建設が決まると騒音や送迎時の車の出入りなどが問題となる。しかし全生園の場合は敷地が広く、居住地区やリハビリ・治療棟からは離れていて入所者の生活に特別な影響はないためだと思われる。ただ、療養所には数十年来子どもの入所者はおらず（戦後間もなく治療方法が確立）、入所者も子どもがいない（強制的に優生手術が行われてきた）人が大半なので、戸惑いはあった。保育園開園に対する入所者の多くの反応としては、ニュースとして知っているという程度であった。

　現在の保育園との関わりは、ごく一部であるが個人として保育園と関係を持っている人と全生園で行われる保育園の行事への参加を通してつながりを持っている人、自治会をはじめとする何らかの役員として行事などに出席する人、特に接点を持たない人に分かれる。最も多いのは、特に保育園との接点を持たない人である。

3．地域開放と自治会の役割

　療養所と地域との関係を形成していく際に、窓口となるのは自治会である。

　入所者の平均年齢が上がるにつれて亡くなる人が増え、それにともなって空き部屋も増えていく。また、日常生活に何らかのサポートや介護が必要になるにつれ、分散して各自が暮らしていた舎から、近年に建て替えられ敷地の中心部に位置する職員の目の届きやすい舎に移り住むことも増えてきた。かつては子どもや若者も含めて1000名以上が暮らしていたが、現在は200名に満たない高齢者が暮らす。全生園の周囲に張り巡らされた厳重な垣根は取り払われ、現在は近所の保育園や幼稚園の散歩や近隣住民がお花見をするなど四季折々の自然を楽しめる安全で静かな地域の憩い場になっている。一方、通勤・通学で自転車に乗った人が抜け道として利用したり、歓迎できない人々のたまり場になったり、菜の花や筍が旬のと

きにごっそり盗まれたり、と新たな問題が発生している。

　全療協の長年にわたる運動の成果もあり、後遺症に加えて介護が必要な人が増えている実態を考慮されてはいるものの、基本的に入所者の数に応じて職員の定数は決まるため、一時期に比べれば減っている。かつては入所者が管理していた場所のすべてを職員がカバーするのは難しい。入所者が居住していない敷地や、ハンセン病療養所の象徴かつ物故者が眠る納骨堂の周辺を以前と同じように整えるには、入所者、職員だけでは手が回らない。

　そこで、いくつかの東村山市内で活動するNPOが園内の樹木の管理や清掃を担っている。NPOのなかには人権講座の一環として参加者を募集し、園内の清掃活動をするなど啓発を行う団体もある。これらのNPOの窓口になるのは自治会であり、全生園側とNPOの橋渡しは極めて重要な役割となっている。また、敷地内にある花さき保育園や全生園で働く職員のためのあおば保育園の子どもたちが芋畑や花壇を作るのに協力している。ほかにも近隣の保育園、幼稚園に梅林の実の収穫期に声をかけたりしている。

　市の認可保育園である花さき保育園が多磨全生園に開設されて以降、自治会には障害者団体をはじめとする複数の団体から、土地を貸してもらえないかという依頼が入るようになった。自治会は土地を借り受けていく持続した財政基盤や資金力、事業内容、入所者を尊重し共存していかれるかなどの観点から、希望のあった団体について検討する。今のところ花さき保育園以外に国は土地を貸していない。

４．東村山市との関係

　前述の通り、東村山市は2009（平成21）年に「いのちとこころの人権の森宣言」を行った。宣言を記した石碑には、「園内の納骨堂、望郷の丘、史跡建造物、入所者が何十年にもわたって拓き、植

樹し、育てた豊かな土地、緑、歴史の全てを守り、国民共有の財産として未来に受け継ぐことを宣言する」と刻まれている。文末には「東京都　東村山市」とある。

　東村山市の2.1%を占める多磨全生園の人権の森は、戦前からの入所者の緑化活動によって育まれた樹木が成長したもので、現在は市民にも様々な恩恵がある。自治会は将来、高齢化がすすみ、広大な敷地にある建物や樹木の管理が入所者と職員のみでは手が足りなくなることを危惧していた。そのため、2002（平成14）年に自治会と東村山市当局が「人権の森構想」を厚生労働省へ要請した。2009年３月には東京の三弁護士会が、全生園の歴史的建造物などの施設、森林、緑地保全のための要望書を厚生労働省、東京都、東村山市に提出した。

　「いのちとこころの人権の森宣言」碑が建立されたのは2010（平成22）年３月である[13]。

　東村山市と自治会は花さき保育園や「人権の森」を通して、待機児童問題を軽減したい市と敷地を管理する人手が足りない自治会・全生園の利害が一致し、市の関係者のOB・OGなどによるNPOをも巻き込んで協力関係が築かれてきた。

　しかし、東村山市と比べると東京都の関与はうすい。舛添要一元都知事の時代には、彼がハンセン病療養所を管轄する元厚生労働大臣であったこともあり、「人権の森構想」への都の協力を求めに行った。舛添元都知事が多磨全生園を訪れる計画もあったようだが、結局都知事が訪れることはなく、現在に至っている（2016年現在）。多磨全生園には各ハンセン病療養所にある入所者自治会の他に全国の自治会を代表する全療協の事務局も置かれている。全療協の前身の組織が結成された1951（昭和26）年来、事務局は多磨全生園内にあり、各支部の代表や事務局が国・厚生労働省との交渉を行ってきた。本来、多磨全生園としての交渉は市、都、国の順であ

るはずが、長年の慣行によって、都を通り越して国に行っているのが現状である。都も国への直接的な交渉を歓迎していて、消極的な関与を改善する様子は見られない。

5．職員養成と自治会

　多磨全生園には2年制で正看護師の資格が取得できる附属看護学校がある。もともとは准看護師を養成していたが、1968（昭和43）年4月に附属高等看護学院として開校した[14]。

　入学の条件は准看護師の資格を持っていることで、社会人経験のある学生も少なくなく、年齢層は幅広い。1学年20名、全校で40名の小規模な学校である。校長は多磨全生園園長で、国が定めたカリキュラムは他校と同じであるが、多磨全生園の附属の看護学校であるため、入所者との関わりや入所者の見守りがあることが大きな特徴となっている。入所者のなかには職員の誰よりも長く全生園で生活し、自分の流儀を持っている人もいる。また、ハンセン病の後遺症による知覚麻痺や手足（指や足裏も含めて）、目などの障害へは特別な配慮を要する。皮膚感覚がない人が多いため厳密に温度の管理をしないと、すぐに火傷を負ってしまう。一人ひとりの入所者からしっかり身体状況を聞きながらでないと実習は難しい。

　看護学生は目の前の人の要望を取り入れつつ、手厚い看護・介護技術を身につけていく。ハンセン病政策やそれによって病歴者がどのような生活をしてきたのかも日常のふれあいや園の行事等を通して自ずと学んでいくことになる。

　自治会は常々職員確保を全生園や国に要求していて、看護師も例外ではない。入所者や自治会役員は全生園に若い看護職員が少ないこともあり、看護学生を大切に見守っている。

　看護学校の節目の行事には自治会役員も出席し門出を祝う。

第5項　おわりに

　1909（明治42）年に多磨全生園の前身、全生病院が設立された当初、現在の東村山市と面積は同じだが、人口は6100名ほどの村で松や杉の大森林におおわれていた。

　1942（昭和17）年に東村山町になっても、人口は現在の15分の1ほどで、多磨全生園の入所者が町民の1割強を占めていた。

　現在、東村山市は人口が増加し、15万人を超えていて都内の市のなかでも人口密度が高い。

　多磨全生園の敷地での保育園の開設は、前から交流があり広い敷地を探していた保育園にとっても、待機児童対策を迫られている市にとっても、将来構想を検討した自治会にとっても望まれたことであった。隔離政策によって違法な優生手術が行われ、戦後は優生保護法により子どもを産み育てることができなかった入所者にとって、子どもの存在は特別である。無らい県運動によって強制的に家族から引き離され、残された家族の住み家が真っ白になるほど消毒されるのを目の当たりにしている年配者ほど、ハンセン病に対する恐怖心や入所者への差別・偏見が強い。子どもたちを通して、親の世代、祖父母の世代、その上の世代にハンセン病に関する知識を広め、ハンセン病や入所者への差別・偏見を取り除いていくことが期待される。

　療養所には、入所者の過去の「人生被害」の過酷さと隔離された環境での生活スタイル、加齢に伴う後遺症や病気の併発、すべてを見守っている看護師や介護職員、医師がいる。

　ところが、療養所内の医師不足は、療養所で治療できないケースを増やし、療養所の外の病院に入院する入所者が増えることにつながる。そのような場合、療養所内の一人ひとりの心身の状況や背景を把握した上でのサポートとはかけ離れた入院生活になり、入所者

は非常に不自由な思いや経験をするのではないか、と危惧される(15)。全生園附属の看護学校はそのような入所者の不安を理解し、支援できる人材を養成している貴重な学校である。

ハンセン病療養所入所者自治会による運動は、常に国に対する権利獲得闘争であった。

「らい予防法」が廃止され、国賠訴訟は原告勝訴、「ハンセン病問題基本法」が施行された現在においての課題は、終の住処としての療養所の機能の維持と負の遺産、人権を考える場としてハンセン病療養所をいかに将来にわたって残していくかの大きく分けて2つである。

多磨全生園は国の中枢機関のある東京都に立地しているため、他の療養所と比較して地方自治体である都の関与が少ない。ハンセン病療養所の敷地の管理者は国であり、入所者が減少し、使用していない土地があれば転用する機会を虎視眈々と狙っている。

特に多磨全生園の場合は、他の不便な場所にある療養所とは比較にならないほど土地の利用価値が高い。そのため、最も療養所の敷地を他の用途に転用されていく危険がある。

2011（平成23）年3月11日に発生した東日本大震災の後、間を置かずに全療協は多磨全生園をはじめとする療養所への被災者の受け入れを発表した。実際の避難者はいなかったが、都内には今も少なくない被災者が生活をしている。多磨全生園の一角を都営住宅とするなど、国とは異なる立場で都が行えることはあるはずだ。

保育園を含めた「人権の森」は入所者・自治会と市民が先人の意志を守り、未来へとつなげ育んでいく。国と各自の歴史を背負う入所者が対峙する場面で、都は2600名以上が合祀される「人権の森」が都の財産でもあることを忘れてはならない。

第4節　ハンセン病療養所を世界遺産に

第1項　ナチズムの強制収容所と日本のハンセン病療養所

　藤野は『日本ファシズムと優生思想』でドイツと日本のファシズムと優生思想・優生政策にハンセン病対策を結びつけ、史資料に基づき詳細に実証した。優生政策と健民政策は表裏一体の関係にあり、民族の質的・量的向上を目指すうえで、いずれも不可欠とされた。(藤野 1998：344)。

　アーレントは『全体主義の起源』で、強制収容所という極限状態における人間の経験と現代大衆社会での孤立した人間が味わう自己の無用性との関連を指摘した。全体的支配は人間の人格の徹底的破壊を実現する。強制収容所に送られた人間は、家族・友人と引き離され、職業を奪われ、市民権を奪われ、行為はいっさい無意味になった。アーレントはこうした事態を法的人格の抹殺と呼んだ。法的人格が破壊された後には、道徳的人格が虐殺される。さらには、肉体的かつ精神的な極限状況において、それぞれの人間の特異性が破壊される。個々の人間の性格や自発性が破壊され、人間は交換可能な魂となる。自発性は予測不可能な人間の能力として全体的支配の最大の障碍になりうる。全体的支配はすべてが可能であると自負し、人間の本性を変え人間そのものへの全体的支配を遂行した。多様で唯一無二の人びとが地上に存在するという人間の複数性を否定することが、全体主義の悪だった。人間の複数性とは、共同体に属して権利をもつこと、交換可能な魂に還元されないことに加えて「複数である人間によって複数である人間について語られた物語のなかで真実性をもって記憶される権利、歴史から消されない権利」にも結びつく（矢野 2014：112-115）。

アウシュビッツは負の世界遺産として加害国のみならず世界から、歴史に学ぶために多くの人が訪れる。

第2項　世界遺産登録推進の背景

長島愛生園歴史館の田村朋久学芸員によると、ハンセン病療養所が世界遺産登録を目指すまでの経緯と意義は以下の通り。2005年に長島愛生園（岡山県）の旧事務本館（現在の歴史館）が岡山県の近代化遺産に登録された。他にもかつての隔離政策、人権侵害の歴史を物語る建造物があったが、どんどん老朽化が進んでいる状況に入所者・関係者も心を痛めていた。管轄の厚生労働省に建物の保存を依頼したが、予算を得ることができなかった。

2009年に「ハンセン病問題の解決の促進に関する法律」が施行し、療養所内の歴史的建造物の保存も文言に入れられたが、所有者である厚生労働省からの予算配分に建造物の保存は入れられなかった。その後、自治会から市民の方々へ協力を呼びかけたらどうか、と話があった。協力を求めるのなら、世界遺産という大きな旗を掲げて、地域の要望として国に建造物の保存を要請する方向に意見がまとまった。勉強会をし、近隣の自治体への情報収集を始め、2013年には邑久光明園（岡山県）も加わり、園長、事務部長、自治会長、田村学芸員らで申請に向けての準備会を発足させた。そのときにマスコミが大々的に報道し、大きな反響があった。報道後、岡山県と瀬戸内市との協議も開始した。

2014年3月には全療協（全国ハンセン病療養所入所者協議会）瀬戸内ブロック（長島愛生園、邑久光明園、大島青松園の入所者自治会）協議会において、瀬戸内3園が世界遺産登録を目指すことを決定し、ハンセン病療養所の将来構想をすすめる会・岡山もこれに協力すると了承した。全療協は長島愛生園の初代園長、光田健輔の扱いにつ

いて意見が分かれていたが、2015年4月に、世界遺産登録運動を支持する決議をした。翌5月には瀬戸内市長、瀬戸内市議会議長へ準備会メンバーとしての協力を要請した。

　世界遺産の対象は建物や遺構などの不動産で、世界記憶遺産は書物や文書などの動産を対象としている。

　田村学芸員は世界遺産登録の意義を次のように述べた。ハンセン病療養所が世界遺産となると、ハンセン病に対する偏見・差別、人権侵害の歴史を学ぶことによって、同じような悲劇を繰り返さないことに繋がる。また、入所者による処遇改善運動や文化活動が積み上げてきた歴史は、差別に立ち向かう力を示すことができる。登録の副産物としては、周囲の景観の保全、市民の関心の喚起、日本が政策の過ちを認められる成熟した国であることを世界にアピールし、証明することができる（ふれあい福祉協会 2016：13-25）。

第3項　将来に向けて

　長島愛生園、邑久光明園、大島青松園を中心にハンセン病療養所の世界文化遺産登録を目指すNPO法人「ハンセン病療養所世界遺産登録推進協議会」（瀬戸内市）が2018年1月末、岡山県の認証を受けて正式に発足した。療養所関係者だけでなく、地元のボランティア「ゆいの会」が長島愛生園の十坪（とっぽ）住宅の保存に向けて募金・署名活動を行い、武久顕也瀬戸内市長が文化庁の担当者に会うなど市民が参画してすすめている。協議会理事の大月敏雄東京大学教授は、この運動を「忘却との闘い」と位置づけた（ハンセン病市民学会ニュース：第24号）。

　ハンセン病療養所世界遺産登録推進協議会の事務所は邑久光明園旧入所者自治会館内に事務所があり、瀬戸内市から2018年4月から3年間、出向という形で釜井大資が派遣された。釜井らにとっ

て世界文化遺産と世界の記憶への登録はあくまで手段である。最終目的は「世界中にハンセン病回復者等の真の名誉回復を図り、もって人類の抱える様々な偏見・差別の解消に寄与すること」（法人定款第3条）である。ハンセン病に対する偏見と差別の歴史を言葉なくとも語る具体的な場所とモノが世界遺産として保存承継されれば、入所者亡き後も、人間の過ちに対する警鐘を鳴らし続けることができる（楓編集委員会 2018：36-42）。

　2018年4月に開催された全療協の第78回支部長会議では、結成当初から変わらず依然として「医師・看護師の充足対策と看護・介護の充実」が重点課題とされた。特に医師は定員（常勤）145人に対し、現員が105人で40人もの欠員があり、そのうち副園長の欠員が4施設あった。常勤医師が不在の診療科は、他施設との併任、パート、非常勤で凌いでおり、これらの原因は国家公務員となる療養所の医師待遇の劣悪さにある（全療協調査：2017年5月1日現在）。全療協は当事者として、問題解決に向けて議論をくり返してきたが、実情としては意見の集約が困難になってきた。そこで第三者を加えてより良い道筋をつけるために有識者会議を設置した。各療養所の自治会活動は入所者の高齢化によって、役員の選出が困難になり、活動に支障をきたす状況が生じている。自治会活動の一部を担うことが期待される人権擁護委員会が各園の全支部に設置された。しかし、その運用については当初考えられた形とは異なったものになっている園もあり、委員会が本来の形で運用されるよう意見交換等の努力が求められる。支部長会議では以下の事項が重点討議項目である。①医師・看護師の確保、充足対策、②療養所の将来構想、③有識者会議の設置、④全療協運動の再構築（全療協ニュース：第1039号）。

注

（１）　全国ハンセン氏病患者協議会編（1977）『全患協運動史』一光社、107-108、168-171頁

（２）　森川恭剛（2012）『ハンセン病と平等の法論』法律文化社、21-24頁
　　　「ハンセン病問題の解決の促進に関する法律」の最終改正は2014（平成26）年11月。ハンセン病問題基本法の附則以外の構成は第五章第二十四条となっている。
　　　入所者らの被害は「国の隔離政策に起因」していることを明記した前文に続く第一章、総則（第一条から第六条）、第二章国立ハンセン病療養所等の療養および生活の保障（第七条から第十三条）、第三章社会復帰の支援並びに日常生活及び社会生活の援助（第十四条から第十七条）、第四章名誉の回復及び死没者の追悼（第十八条）、第五章親族に対する援護（第十九条から第二十四条）に附則が続く。

（３）　片野田斉（2012）『生きるって、楽しくって　ハンセン病を生きた山内定・きみ江夫妻の愛情物語』クラッセ
　　　プリモプエルは1999年以来、バンダイが発売している人形。座高約30cm、単２電池４本で2000語程度のおしゃべりをする。SDカードで新しいおしゃべりの追加が可能で、赤外線通信でプリモプエル同士、会話ができたり、おでこをなでると喜んだりする。４段階の仲良し度によってプリモプエルの性格が変化し、放置するとすねる。ネット上にコミュニティがあり「病院」情報、洋服や雑貨も扱っている。

（４）　高木智子（2015）『隔離の記憶―ハンセン病といのちと希望と』彩流社、52-70頁
　　　藤田三四郎は21歳で同じく隔離されていた１歳年上のフサと結婚、断種手術を受けた。結婚の１年後に日本でも特効薬が開発され、しばらくすると治療の必要がなくなった。手術への悔いが残った。

（５）　東村山市「多磨全生園　将来構想　『保育園設置』の実現」平成24年６月１日
　　　東村山市は「待機児問題の解消を図り子育て環境を充実させるとともに、多磨全生園の地域開放、入所者と東村山市民との交流を活発化させたい」としていた。

（６）　2016年７月11日、花さき保育園で１時間ほど園長の森田紅先生に話を伺った。大まかな質問項目は事前にメールでお伝えし、半構造化面接を行った。許可を得て内容はICレコーダーに録音し、ノートに記入、面接終了後に録音をもとにノートの記述を補足した。

（７）　インタビューの詳細は、第２章第４節。初出、川﨑愛（2014b）「全療協

会長の『刀折れ矢尽きるまで』の闘い」流通経済大学『社会学部論叢』第
25巻第 1 号

（ 8 ） 全生病院の敷地選定は東京府荏原郡目黒村に決まりかけたが、村民に反
対され敷地を求めて転々、東村山村域内が候補地となった。敷地は相場の
3.6倍という法外な高値で取引された。多磨全生園患者自治会（1993）『倶
会一処』一光社、15-18頁

（ 9 ） 「らい予防法」の制定は1953（昭和28）年。定員と入所者数については
全国ハンセン氏病患者協議会編（1977）『全患協運動史』一光社、246-247
頁

（10） 全療協ニュースは、全国に13か所あるハンセン病療養所入所者自治会を
たばねる全国ハンセン病療養所入所者協議会によって毎月 1 回 1 日に発行
される。例年、年末年始は合併号となり、2016年11月 1 日発行は第1023号
である。

（11） 医療委員は山岡吉夫さんで、生活委員はＡさん。お 2 人とも30年以上療
養所の外で働いて生活し、多磨全生園には山岡さんが60代半ばの約 4 年
前、Ａさんが70代後半であった 5 年前に入所した。療養所外で働いていた
ときにはハンセン病であったことは隠していたため、再入所する際には外
の知人には誰ひとりとして知らせていない。自治会の全国組織である全国
ハンセン病療養所入所者協議会（全療協：かつては全患協）の法廃止運動
や国賠訴訟でマスコミが取り上げるたび、後遺症の重い入所者が前面に出
てくるのを複雑な気持ちで見ていた。

　インタビューは事前に質問項目を送付し、当日は山岡さんと途中退室さ
れたＡさんと半構造化面接形式で約 2 時間行った。面接内容はお 2 人の許
可を得た上で IC レコーダーに録音した。

　花さき保育園開設前から自治会長を務め、保育園設置・設置後の経緯を
よく知る佐川さんは、体調を崩し暫く業務から離れており、復帰が待たれ
る。

（12） 花さき保育園と多磨全生園との交流については前節を参照のこと。
　多磨全生園入所者自治会『正しく学ぼう！ハンセン病 Q & A』2016年 7
月、49頁

（13） 多磨全生園の前身の全生病院開設からの「緑化活動のあゆみ」がまとめ
られている。

（14） 全国のハンセン病療養所では今も昔も職員の確保には苦慮している。強
制隔離政策の時期に開設した療養所の立地条件はどこも一様に悪かった。
そのため職員も隔離されるような状況となり、各療養所は附属の准看護学
校を創設し、即戦力として准看護師を養成していた。

現在、ハンセン病療養所で看護師を養成しているのは長島愛生園附属高
　等看護学院と多磨全生園附属高等看護学院の2校である。
（15）　楓編集委員会（2016.11.12）『楓』国立療養所邑久光明園　通巻第572号、
　　18-19頁
　　　要介護4の障害者である好善社社員長尾文雄さんが、自分の入院体験を
　　入所者が外の病院に入院した場合に生じる困難と照らし合わせて寄稿し
　　た。

終　章

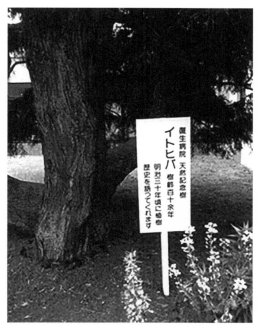

唯一の私立ハンセン病療養所「神山復生病院」（1889年設
立）のイトヒバ

ハンセン病政策の経年的推移の第1期、第2期は位相1のハンセン病の医学的解明、治療方法の確立の時期にあたる。公衆衛生の向上と新患患者の減少、感染力が極めて弱いことから世界では長期的な強制隔離ではなく、患者の地域生活の維持を主体とした治療が模索、実践されていた。日本では療養所への隔離を完遂するために、国、自治体、医療関係者が「遺伝する伝染病」と喧伝して人々の恐怖と嫌悪を煽り、患者は家庭・地域社会での居場所を失った。

　戦時体制下の優生政策、健民政策でハンセン病療養所の入所者は増加した。戦力にならず、撲滅の対象とされたハンセン病療養所や精神病院の戦中、戦後間もない時期の入所者の死亡率は国民全体の10倍だった。入所者の15％前後の死亡理由は食糧不足で、多くの子どもや重病者が犠牲となった。特に軽症な子どもは身を守るすべもなく強制労働で酷使され、亡くなった。

　位相2の世界のハンセン病政策の進展から日本の逆行が顕著になるのが第2期から第3期、らい予防法制定以降である。敗戦後、日本国憲法が交付され、思想信条の自由、結社の自由が基本的人権として保障された。療養所入所者は初めて参政権も得た。治療薬プロミンの試用が日本でも開始され、プロミン獲得闘争は自治会活動の全国組織化を促し、運動体として療養所内だけでなく、国に対しても影響力を増していった。基本的人権の獲得と治療薬の普及、入所者の組織化は療養所当局や国にとっては脅威であった。国は療養所園長らの意向に従い、患者が隔離に応じなくなることを想定し1953年にらい予防法を成立させ、隔離を強化させた。在宅治療、退所は想定されず、病歴者やその家族は地域社会から排除された。その結果、隔離後の発病者とその家族は人々の関心の外におかれた。

　1915年に全生病院で結婚とひきかえに強行されたハンセン病療養所入所者への優生手術は、1948年の優生保護法の施行により合

法となった。隔離された療養所では医師でない者が手術するなど違法行為が横行した。基本的人権の尊重より「公益」が優先された。優生保護法と絶対隔離政策を引き継いだらい予防法の廃止は1996年である。

　日本国憲法のもとでも「病者の撲滅」は、約半世紀にわたって絶対隔離政策と優生手術とで遂行された。

　全体的支配の最大の障碍が人間の自発性であるとのアーレントの指摘そのままに、本来社会にとって進歩であるはずの治療方法の確立や基本的人権の尊重は、ハンセン病療養所入所者への支配が一層強められる結果となった。

　癩予防法改正の際には、入所者は当時の治療方法や社会の状況を含んだ法案を提示して、国会への座り込み、ハンストなど全患協を中心に死闘を繰り広げた。しかし強制隔離継続で退所規定のない、らい予防法は制定され、当事者運動の盛り上がりは失速した。ハンセン病療養所入所者による運動に先行して活動をしていた結核患者による日患同盟も患者の急激な減少により1950年代中葉には組織は弱体化した。当事者運動への参加は、撲滅の対象となるのを拒み、他者と思いを分かち合い、行動していくなかで、社会的存在としての自己を意識化するきっかけとなった。

　「公権力による拉致」で入所したハンセン病療養所では、患者作業と優生手術が強制され続けた。医師でない者から家畜のように優生手術をされた経験は、人間の尊厳の否定にほかならない。産んだ子どもを目の前で殺された衝撃と苦悩は生涯続く。社会的存在としての自己は損なわれ、自分自身への排除が心に巣食った。

　海外では通院で完治する病気になっていたが、日本では療養所に入所しなければ治療できない療養所中心主義が維持された。公衆衛生の向上にともない新患者は激減、ハンセン病療養所は「回復者の収容施設」となった。第3期の当事者運動は予防法の附帯決議を

軸に療養所内の処遇改善へと運動の重点を移した。療養所の予算不足、職員不足を補うための患者作業は各園の実情をふまえて順次園当局へ返還された。

作業において療養所内の小中学校の補助教師（患者教師）は療養所外からの派遣教師とともに仕事を行ったという点で特筆される。1954年に起きた「未感染児」入学拒否事件では国民のハンセン病に対する差別・偏見が露呈した。子どもの入所者は一層厳しい状況に置かれた。派遣教師は「危険手当」を正当化するためにハンセン病は恐ろしい病気であると言い続けなければならず、隔離政策を支え、子どもに誤った病気認識を植え付けた。

第3期までの無らい県運動の実質的な担い手は地域住民だった。社会防衛という「公益」とハンセン病患者の「救済」のために、発病者をすすんで療養所へ送り、国策を下支えした。入学拒否事件では、少数の入学賛成派も「非らい児に愛情を」と入所者を親に持つ子どもは憐れみの対象でしかなく、個人の尊厳の尊重という視点は皆無であった。

ハンセン病の治療方法の確立、世界の標準的なハンセン病対策から半世紀以上遅れて、1996年にらい予防法は廃止された。第4期にあたるこの時期は、未だハンセン病療養所ごと社会から隔離された状態で人々の多くは入所者の存在を知らず、無関心であった。

官民一体となってハンセン病療養所に病者を隔離した政策は、病歴者の9割前後（収容率が最も高かったのは1970年の93.65％）を半世紀以上、入所させ続けた。社会のハンセン病と入所者への無知・無関心は、隔離に加担した国民の責任を放置し続けた。

ハンセン病療養所とそこで暮らす人々のことを知り、自ら動き出す人々が出現するのは第5期の国家賠償請求訴訟の原告の数が増えていくのと比例する。国賠訴訟では、発病者が療養所以外では生きていかれない社会をつくった官民の責任が問われた。

2001年の熊本地裁での原告勝訴判決が確定、2009年に施行した「ハンセン病問題の解決の促進に関する法律（ハンセン病問題基本法）」は市民の力がなければ成立しなかったと全療協の幹部は述懐した。予防法改正運動での挫折要因は、当事者だけの運動であったと分析し、国賠訴訟以降は、隔離政策について社会に訴え事実を知らせ、多方面から世論を盛り上げていくことを意識的に時間をかけて行った。

　位相3の市民社会の成熟が具体化するのはハンセン病問題基本法制定後である。当事者が晩年を迎えて、ようやく市民は登場した。市民は権利の主体であると同時に、権利獲得を推進する義務がある。各療養所の将来構想を実現するために地域住民や自治体が協力して、保育園や特別養護老人ホームを開設し、ハンセン病療養所が地域の社会資源となった自治体も存在する。

　日本は世界に類を見ない長期間にわたる隔離政策を実施した結果、生み出されて熟練し大きな力を発揮したことがある。その筆頭は自治活動、全療協という当事者運動である。

　療養所が設置されて以来、当事者運動は時代の制約を受け、中断を余儀なくされながらも活動を続けてきた。戦後は法的な権利を基盤にして、治療薬の獲得、法改正のために全国的な組織へと成長させ、国と対峙した。活動内容は全療協のニュースや各園の機関誌で報告された。1500人を下回る当事者の組織に超党派の国会議員で構成する懇談会を持つのは他に類を見ない。

　一方で、隔離政策は人生被害と呼ばれる甚大な被害を病歴者・家族に及ぼした。無らい県運動は行政官だけでなく地域住民も積極的に関与した。その結果、教育や仕事からの排除、地域からの排除は生きている限り病歴者や家族を脅かした。

　療養所の劣悪な医療、生活環境での強制労働は病状を悪化させ、手足の指の欠損、切断など生涯にわたる被害をおよぼした。

将来構想が実現して露呈したのは、入所者自身に対する自己差別である。文学・芸術活動、教育、当事者運動、社会啓発等でなんらかの役割を果たしたり、外との交流がないと自己差別からの解放は難しく、被害を被害として感じないまま生涯を終えた人もいる。当事者運動の最後の大きな役割のひとつは、いかに市民にバトンをつなぐか、である。

　当事者の多くが最晩年を迎えた現在、療養所は市民や地域、メディアとつながり、療養所という空間を歴史的遺産とともに将来へ遺す活動が始まった。

　多磨全生園の自治会は園とNPOの橋渡しをして人権講座、清掃活動を組み合わせた啓発、「人権の森」の保存活動を行っている。

　NPO法人ハンセン病療養所世界遺産登録推進協議会は2020年5月18日に次のように発信した。「未知の感染症を正確に知り、正しく行動すれば、それに伴う偏見、差別と人権蹂躙を生まない社会の創造に寄与できる。これがハンセン病回復者と私たちからのメッセージです」。

　コロナ禍において、アガンベンは、「イタリア人は病気になる危険を避けられるのなら、実質的にあらゆるものを犠牲にしてよいと思っている」と警告し「剥き出しの生」は、人々の目をくらませ分断するものであるとした。これに対してジジェクは物事はもっと曖昧で死の脅威は人々を団結させもする、と異議をとなえた（ジジェク 2020：71-78, 119-122）。

　自分の尊厳を取り戻す活動は、周りにも自身の尊厳に気づかせ、社会正義の実現へと市民を導く。市民が、現在のハンセン病問題から過去の過ちをたどり、ハンセン病と対峙していくのは、これからである。

あとがき

　本書は流通経済大学社会学部創設30周年叢書の一冊で、これまで発表したもののうち『社会学部論叢』に投稿したものを中心に構成した。初期の論文発表からは20年、聞き取りからは20年以上経過したものもある。多くの方のお顔や話を思い出しながら、新型コロナウイルスの収束が見えないなかで、感染者や関係者、市民の差別・偏見ついて、追体験をするような機会となった。

　本書の作成にあたって、次の方々に深く感謝している。
　第二章第4節の神美知宏さんの言葉は今も生き続けている。全療協を引き継いだ義弟の森和男さん、全療協本部の戸田さんには謝意と微力でもお役に立つ準備があることをお伝えしたい。第三章第2節の黒髪小学校通学拒否事件に関しては、当時菊池恵楓園自治会長（現在は副会長）の太田明さんに資料を見せていただき、お話を伺った。黒川温泉宿泊拒否事件の対応の後のご多忙な時期にもかかわらず、リデル・ライト両女史記念館や熊本城まで連れて行っていただいた。
　第四章では、山内きみ江さん、花さき保育園の森田紅先生、多磨全生園自治会の山岡吉夫さん（現在は会長）とＡさんに貴重なお時間とお話をいただいた。
　山本英郎さん、望月拓朗さん、竹村貴美子さんにも長いおつきあいにお礼を申し上げたい。
　沖縄との縁を下さったのは、1999年のハンセン病医学夏期大学講座の交流会で出会った今はなき迎里竹志さんである。沖縄愛楽園

自治会の代表として全療協に勤務され、宿舎で育てたゴーヤをいただいた。その後、自ら沖縄県ゆうな協会の会員になり、ハンセン病市民学会が沖縄で開催されると、数少ない本土会員ということで事務局の方が何度かお声がけくださった。

　京都で出会い、住まいを長野県から沖縄県へ戻された伊波敏男さんにも感謝している。

　2012年の松丘保養園でのハンセン病市民学会では、映画監督の宮崎信恵さんと知り合うことができた。そのときに、撮ってもらった映画『あん』のモデルとなった上野正子さん、宮崎さんとのスリーショットは大切にしている。

　本書は昨年度に発行するはずであったが、原稿が遅れ、社会学部学術研究委員、流通経済大学出版会、アベル社の依田さんをはじめ皆様にはご迷惑をおかけした。お詫びとともに感謝を申し上げる。

　とりわけ30周年叢書の企画以前の段階から、折に触れてお力添え下さった根橋正一先生に御礼申し上げる。

　最後に、学部学生のときからの様々な出会いと学ぶ機会をご提供頂いてきた多くの方に感謝の意を表したい。近年では学会に同行し、大島や長島、沖縄の海で石投げをしていた夫と息子にもありがとうの気持ちを伝えたい。

初出一覧

第1章第2節　川﨑愛（2004）「小笠原登とハンセン病政策」『平安女学院大学研究年報』第4号

第1章第3節　川﨑愛（2016）「戦前・戦後の無らい県運動とハンセン病療養所」流通経済大学『社会学部論叢』第26巻第2号

第1章第4節　川﨑愛（2019）「ハンセン病療養所における優生手術」流通経済大学『社会学部論叢』第29巻第2号

第2章第1節　川﨑愛（2000）「第二次世界大戦下のハンセン病療養所における患者作業と団体活動」日本女子大学『社会福祉』第40号

第2章第2節　川﨑愛（2012）「ハンセン病療養所におけるニュース発行―アメリカ・カービル『スター』と『全療協ニュース』」流通経済大学『社会学部論叢』第22巻第2号

第2章第3節　川﨑愛（2011）「『らい予防法』に当事者団体はどう向き合ったか―制定，廃止，国賠訴訟における闘い」流通経済大学『社会学部論叢』第22巻第1号

第2章第4節　川﨑愛（2014）「全療協会長の『刀折れ矢尽きるまで』の闘い」流通経済大学『社会学部論叢』第25巻第1号

第2章第5節　川﨑愛（2015）「患者運等と政策の関係―ハンセン病，結核の比較を通して」流通経済大学『社会学部論叢』第26巻第1号

第3章第2節　川﨑愛（2003）「ハンセン病『未感染児』通学拒否事件と新聞報道」大阪私立短期大学協会　研究報告集第40集

第3章第4節　川﨑愛（2018）「ハンセン病療養所入所者が描いた過去・現在」流通経済大学『社会学部論叢』第28巻第2号

第4章第2節　川﨑愛（2016）「保育園がハンセン病療養所にあること―花さき保育園の取り組み」流通経済大学『社会学部論叢』第27巻第1号

第4章第3節　川﨑愛（2017）「ハンセン病療養所の地域開放と共生―多磨全生園入所者自治会と保育園」流通経済大学『社会学部論叢』第27巻第2号

参考文献

青山陽子（2014）『病いの共同体　ハンセン病療養所における患者文化の生成と変容』新曜社

G・アガンベン、上村忠男・廣石正和訳（2018）『アウシュビッツの残りのもの』月曜社

G・アガンベン、高桑和己（2007）『ホモ・サケル―主権権力と剥き出しの生』以文社

G・アガンベン、高桑和己（2008）『人権の彼方に　政治哲学ノート』以文社

朝日新聞（2016）「あの隔離から」朝日新聞　オピニオン＆フォーラム 2016年6月10日

荒井裕樹（2012）『「隔離の文学」ハンセン病療養所と自己表現史』書肆アルス

有薗真代（2017）『ハンセン病療養所を生きる―隔離壁を砦に』世界思想社

蘭由岐子（2004）『「病いの経験」を聞き取る』皓星社

ハンナ・アーレント、大久保和郎（2017）『新版 全体主義の起源 1』みすず書房

伊波敏男（1997）『花に逢はん』日本放送出版会

伊波敏男（1998）『夏椿、そして』日本放送出版会

内田博文（2006）『ハンセン病検証会議の記録』明石書店

大竹章（1996）『無菌地帯』草土文化

大谷藤郎（1993a）『現代のスティグマ』勁草書房

大谷藤郎（1993b）『ハンセン病　資料館　小笠原登』藤楓協会

大谷藤郎（1996）『らい予防法廃止の歴史』勁草書房

岡田靖雄編（2019）『もうひとつの戦場―戦争のなかの精神障害者／市民』六花出版

邑久光明園（1988）『創立80周年記念誌』根間印刷株式会社

邑久光明園入園者自治会（1988）『海と風のなか―邑久光明園入園者八

十年の歩み』日本文教出版株式会社

解放出版社編（2001）『ハンセン病国賠訴訟判決熊本地裁［第一次〜第四次］』解放出版社

楓編集委員会『楓』国立療養所邑久光明園　通巻第572号（2016.11.12）

楓編集委員会『楓』国立療養所邑久光明園　第581号（2018年5・6月号）

片野田斉（2012）『生きるって、楽しくって　ハンセン病を生きた山内定・きみ江夫妻の愛情物語』クラッセ

片野田斉（2015）『きみ江さん　ハンセン病を生きて』偕成社

川上武（1990）『現代日本医療史』勁草書房

川上武編（2002）『戦後日本病人史』農文協

川﨑愛（2000）「第二次世界大戦下のハンセン病療養所における患者作業と団体活動」『社会福祉』第40号

川﨑愛（2001）「当事者及び関係者から見た『らい予防法』の問題点と今後の課題―法廃止後の文献を通して」『社会福祉』第41号

川﨑愛（2003a）「ハンセン病『未感染児』通学拒否事件に関する研究―『子どもの権利』の視点から―」『平安女学院大学研究年報』第3号

川﨑愛（2003b）「ハンセン病『未感染児』通学拒否事件と新聞報道」『大阪私立短期大学協会研究報告集』第40集

川﨑愛（2011）「『らい予防法』に当事者団体はどう向き合ってきたか―制定、廃止、国賠訴訟における闘い―」流通経済大学『社会学部論叢』第22巻第1号

川﨑愛（2012）「ハンセン病であったことは『幸せ』か―人生と病の経験をたどる」流通経済大学『社会学部論叢』第23巻第1号

川﨑愛（2014a）「自治会活動から障害者運動、まちづくりへ―平沢保治の仕事」流通経済大学『社会学部論叢』第24巻第2号

川﨑愛（2014b）「全療協会長の『刀折れ矢尽きるまで』の闘い」流通経済大学『社会学部論叢』第25巻第1号

菊池恵楓園入所者自治会機関誌（2018年5月号）『菊池野』第749号

菊池恵楓園入所者自治会機関誌（2020年8月号）『菊池野』第774号

京都大学医学部皮膚病特別研究室（1971）『小笠原登先生業績抄録』

国本衛（2000）『生きて、ふたたび―隔離55年ハンセン病者半生の軌跡』毎日新聞社

熊本日日新聞（2002）「検証ハンセン病史　102」12月22日

栗生楽泉園患者自治会（1982）『風雪の紋―栗生楽泉園患者50年史』朝

日印刷工業株式会社

黒坂愛衣（2015）『ハンセン病　家族たちの物語』世織書房

皓星社（2001）『証人調書②「らい予防法国賠訴訟」和泉眞蔵証言』皓星社

「神美知宏さんを偲ぶ会」実行委員会（2015）『神美知宏さんを偲ぶ』アント出版

谺雄二（1997）『忘れられた命の詩：ハンセン病を生きて』ポプラ社

E・ゴッフマン、石黒毅訳（2018）『アサイラム—施設被収容者の日常世界』誠信書房

小松良夫（2000）『結核　日本近代史の裏側』清風堂書店

埼玉新聞社編（2013）『医務服を着た郵便局長 3 代記』埼玉新聞社

崔龍一（2002）『猫を喰った話—ハンセン病を生きて』解放出版社

崔南龍（2006）『崔南龍写真帖』解放出版社

崔南龍編（2007）『孤島　在日韓国・朝鮮人ハンセン病療養者生活記録』解放出版社

崔南龍（2017）『一枚の切符　あるハンセン病者のいのちの綴り方』みすず書房

佐久間建（2014）『ハンセン病と教育—負の歴史を人権教育にどういかすか』人間と歴史社

'The STAR' Vol.10, No.8 April 1951

'The Star' Vol.60, No.3 JULY（SEPTEMBER 2001）

佐藤元、Janet E.Frantz（2005）「米国におけるハンセン病政策の変遷」『日本ハンセン病学会雑誌』Vol.74, No1, 23（41頁）

塩田庄兵衛（1984）『日本社会運動史』岩波書店

柴田良平（1997）『六八歳の春』筒井書房

島崎謙治（2012）『日本の医療　制度と政策』東京大学出版会

島比呂志（1996）『片居からの解放—ハンセン病療養所からのメッセージ』社会評論社

清水寛（1999）「日本ハンセン病児問題史研究［Ⅰ］」『埼玉大学紀要　教育学部』第48巻第 1 号

新日本出版社編集部編（2001）『光を求めて扉を開かん』新日本出版社

スタンレー・スタイン著、ローレンス・G・ブロックマン協力、勝山京子監訳（2007）『アメリカのハンセン病　カーヴィル発「もはや一人ではない」』明石書店

スラヴォイ・ジジェク、斉藤幸平監修、中村敦子翻訳（2020）『パンデ
　　ミック　世界を揺るがした新型コロナウィルス』Ｐヴァイン
全国ハンセン氏病患者協議会編（1977）『全患協運動史』一光社
全国ハンセン病患者協議会（1987）『炎路　全患協ニュース縮刷版　第
　　1号〜300号』
全国ハンセン病患者協議会『全患協ニュース縮刷版　第301号〜500号』
全国ハンセン病患者協議会『全患協ニュース縮刷版　第501号〜700号』
全国ハンセン病療養所入所者協議会（2007）『全患協ニュース縮刷版　第
　　701号〜799号』
全国ハンセン病療養所入所者協議会（2007）『全療協ニュース縮刷版　第
　　800号〜900号』
全国ハンセン病療養所入所者協議会（2015）『全療協ニュース縮刷版　第
　　901号〜1000号』
全国ハンセン病療養所入所者協議会（2001）『全療協ニュース』2001年
　　5月20日、号外
全国ハンセン病療養所入所者協議会（2001）『全療協ニュース』2001年
　　6月1日、第854号
全国ハンセン病療養所入所者協議会（2001）『全療協ニュース』2001年
　　7月1日、第855号
全国ハンセン病療養所入所者協議会（2014）『全療協ニュース』2014年
　　1月1日、第992号
全国ハンセン病療養所入所者協議会（2014）『全療協ニュース』2014年
　　7月1日、第998号
全国ハンセン病療養所入所者協議会（2018）『全療協ニュース』2018年
　　4月1日、第1039号
全国ハンセン病療養所入所者協議会（2018）『全療協ニュース』2018年
　　6月1日、第1041号
全国ハンセン病療養所入所者協議会（2018）『全療協ニュース』2018年
　　11月1日、第1046号
全国ハンセン病療養所入所者協議会（2019）『全療協ニュース』2019年
　　8月1日、第1054号
全国ハンセン病療養所入所者協議会（2019）『全療協ニュース』2019年
　　9月1日、第1055号
全国ハンセン病療養所入所者協議会（2020）『全療協ニュース』2020年

　8月1日、第1062号

全国ハンセン病療養所入所者協議会編（2001）『復権への日月』光陽出
　　版社

エドワード・W・ソジャ、加藤政洋訳（2017）『第三空間　新装版』青
　　土社

平良仁雄、山城紀子監修（2018）『「隔離」を生きて　ハンセン病回復者
　　の愛楽園ガイド』沖縄タイムス社

高木智子（2015）『隔離の記憶―ハンセン病といのちと希望と』彩流社

武市匡豊（2000）『宿願の旅路』心泉社

田中文雄（1967）「京都大学ライ治療所創設者―小笠原博士の近況―」
　　『多磨』48巻12号

多磨全生園患者自治会（1993）『倶会一処』一光社

多磨全生園入所者自治会（2016）『正しく学ぼう！ハンセン病Ｑ＆Ａ』

中西正司・上野千鶴子（2003）『当事者主権』岩波書店

成田稔（1996）『「らい予防法」四十四年の道のり』皓星社

成田稔（2009）『日本の癩対策から何を学ぶか　新たなハンセン病対策
　　に向けて』明石書店

成田稔（2017）『日本の癩（らい）対策の誤りと「名誉回復」』明石書店

新村拓編（2007）『日本医療史』吉川弘文館

西日本新聞（2020年5月25日）

日弁連法務研究財団（2005）『ハンセン病問題に関する検証会議　最終
　　報告』

日弁連法務研究財団（2005）『ハンセン病問題に関する検証会議　最終
　　報告書（要約版）』

日弁連法務研究財団（2005）『（別冊）ハンセン病問題に関する被害実態
　　調査報告書』

日本患者同盟四十年史編集委員会編（1991）『日本患者同盟四〇年の軌
　　跡』法律文化社

ハンセン病違憲国賠裁判全史編集委員会（2006）『ハンセン病違憲国賠
　　裁判全史第6巻　被害実態編　西日本訴訟（Ⅰ）』皓星社

ハンセン病違憲国賠裁判全史編集委員会（2006）『ハンセン病違憲国賠
　　裁判全史第7巻　被害実態編　西日本訴訟（Ⅱ）』皓星社

ハンセン病違憲国賠裁判全史編集委員会（2006）『ハンセン病違憲国賠
　　裁判全史第8巻　被害実態編　東日本訴訟』皓星社

ハンセン病違憲国賠裁判全史編集委員会（2006）『ハンセン病違憲国賠裁判全史第9巻　被害実態編　瀬戸内訴訟他』皓星社

ハンセン病国賠訴訟を支援する会・熊本、武村淳編（2001）『楽々理解ハンセン病』花伝社

ハンセン病市民学会編（2011）『島は語る　ハンセン病市民学会年報2010』解放出版社

ハンセン病市民学会編（2015）『ハンセン病市民学会年報2014　いのちの証を見極める』解放出版社

東村山市（2012）『多磨全生園　将来構想 「保育園設置」の実現』（平成24年6月1日）

平沢保治（1997）『人生に絶望はない―ハンセン病100年のたたかい』かもがわ出版

平沢保治（2005）『世界ハンセン病紀行』かもがわ出版

平沢保治（2013）『苦しみは歓びをつくる―平沢保治対話集』かもがわ出版

樋渡直哉（2013）『患者教師・子どもたち・絶滅隔離〈ハンセン病療養所〉』地歴社

福西征子（2016）『ハンセン病療養所に生きた女たち』昭和堂

福西征子（2018）『ハンセン病家族の絆―隔離の壁に引き裂かれても』昭和堂

藤竹暁・山本明編（1996）『日本のマス・コミュニケーション』日本放送出版協会

藤田真一編（1996）『証言・日本人の過ち―ハンセン病を生きて・森元美代治・美恵子は語る』人間と歴史社

藤田真一編（1999）『証言・自分が変わる社会を変える・ハンセン病克服の記録第二集』人間と歴史社

藤野豊（1993）『日本ファシズムと医療』岩波書店

藤野豊（1998）『日本ファシズムと優生思想』かもがわ出版

藤野豊（2001）『「いのち」の近代史 「民族浄化」の名のもとに迫害されたハンセン病患者』かもがわ出版

藤野豊（2020）『強制不妊と優生保護法』岩波ブックレット　1025

藤本フサコ（1997）『忘れえぬ子どもたち―ハンセン病療養所のかたすみで』不知火書房

ふれあい福祉協会（2016）『ふれあい福祉だより第13号』非売品

宮内洋・好井裕明編（2010）『〈当事者〉をめぐる社会学』北大路書房

宮﨑かづゑ（2012）『長い道』みすず書房

宮﨑かづゑ（2016）『私は一本の木』みすず書房

宮地尚子（2011）『環状島＝トラウマの地政学』みすず書房

無らい県運動研究会（2014）『ハンセン病絶対隔離政策と日本社会』六
　　花出版

森川恭剛（2005）『ハンセン病差別被害の法的研究』法律文化社

森川恭剛（2012）『ハンセン病と平等の法論』法律文化社

矢野久美子（2014）『ハンナ・アーレント』中公新書

山本俊一（1997）『増補　日本らい史』東京大学出版会

山本須美子・加藤尚子（2008）『ハンセン病療養所のエスのグラフィー
　　「隔離」のなかの結婚と子ども』医療文化社

キャロル・リトナー、サンドラ・マイヤーズ編、食野雅子訳（2019）『ユ
　　ダヤ人を命がけで救った人びと』河出書房新社

アンリ・ルフェーブル、斎藤日出治訳（2008）『空間の生産』青木書店

プリーモ・レーヴィ、竹山博英訳（2018）『これが人間か　改定完全版
　　アウシュビッツは終わらない』朝日新聞出版

【著者紹介】

川﨑 愛（かわさき　あい）

愛知県生まれ。
日本女子大学大学院人間社会研究科社会福祉学専攻博士課程前期修了
（社会福祉学修士）。
日本女子大学、平安女学院大学、常磐大学を経て、2009年より流通経済大学勤務。
現在、社会学部教授（社会学科所属）。

主要著書
『八訂　保育士をめざす人の社会福祉』（共著　みらい　2018年）
『保育と社会的養護Ⅰ』（共著　みらい　2020年）
『保育所実習［新版］』、『幼稚園実習［新版］』（共著　北大路書房 2020年）

ハンセン病は人に何をもたらしたのか
―ハンセン病療養所の創設から現代まで―

発行日　2020年9月29日　初版発行

著　者　川　﨑　　愛
発行者　野　尻　俊　明
発行所　流通経済大学出版会
　　　　〒301-8555　茨城県龍ケ崎市120
　　　　電話　0297-60-1167　FAX　0297-60-1165

Printed in Japan/アベル社
ISBN978-4-947553-87-4 C0236 ¥1200E

流通経済大学社会学部創設30周年叢書の刊行について

　1988年4月流通経済大学社会学部社会学科が創設され、1993年には国際観光学科がスタートした。以来本学部は、学生と教員に恵まれ発展し、30周年を迎えることになった。この間社会学を中心にして、福祉学や保育学、心理学、観光学といった幅広い領域の研究と教育に力を注いできた。30周年記念事業の一環として叢書刊行の提案は、まず、学術研究委員会、学部長の賛同を得た。その後、教授会及び学長・理事長の承認を経て実現へ向けて動き出したのは、2018年度のことであった。叢書への参加を表明したのは5グループで、19年度から順次刊行されることになった。そして、20年の9月5冊の刊行が完了する。

　社会学部発足当初から20年3月まで本学で教鞭をとられた関哲行名誉教授の作品は名著として定評のある研究の復刻である。他方本学に赴任して最も日の浅い地理学の福井一喜助教の作品も収めることができた。また、流通経済大学の心理学領域の科目を担当する6名による論文集、および観光学では幸田麻里子准教授らの新しいテーマでの研究を収めることができた。さらに、長期にわたるハンセン病施設の福祉学的、社会学的な実証研究の成果である川﨑愛教授の作品も含まれている。これらは社会学部における研究の一端であるが、それぞれユニークな作品であり、多様な顔を持つ本学部の雰囲気を示すものでもある。ここに集積された業績が、さらに今後の研究と教育に資することが期待される。

　本叢書刊行は、多くの方々に御尽力いただいて実現したものである。日通学園理事長・流通経済大学の野尻俊明学長はこの事業に賛同して大きな支援を与えてくれた。学部長として佐藤克繁教授は本事業の実現に各方面に働きかけてくれた。社会学部教授会の理解は不可欠であった。また、この間学術研究委員であった八田正信教授、澤海崇文准教授、高口央教授、福井一喜助教の果たした役割は大きい。計画の段階から親身になってアドバイスと実務を引き受けていただいた大学出版会の小野崎英氏、杉山めぐみ氏の働きなくして、実現することはなかったのは言うまでもない。みなさんに感謝申し上げる。

　2020年8月

学術研究委員会　社会学部創設30周年叢書担当
根橋　正一

流通経済大学社会学部創設30周年叢書

前近代スペインのサンティアゴ巡礼
比較巡礼史序説

関　哲行

四六判　並製　246頁〔（定価）本体1,200円＋税〕
‥‥‥‥‥‥‥‥‥‥‥‥‥‥‥‥‥‥‥‥‥‥‥‥‥

　イェルサレム、ローマと並ぶ中世ヨーロッパの三大聖地の一つサンティアゴ・デ・コンポステーラは、ヨーロッパ大陸の極西部に位置する「地の果て」の聖地で、異教や異端の聖地・聖所を幾重にも積み重ねながら成立した。生と死、天と地が一体化して異界（来世）へと繋がる「聖なる中心点」は、十二使徒の中で最初に殉教したとされる聖ヤコブゆかりの聖地でもある。白馬に跨って天から舞い降り、ムスリムを殲滅する「キリストの戦士」聖ヤコブは、病気治癒や霊的救済に関する様々な奇跡譚の主体ともされた。十字軍時代にあたる12世紀以降、ヨーロッパ全域から多数のキリスト教徒巡礼者を蝟集させた主動因がここにある。

　本書は巡礼と密接に関連する民衆信仰、シンクレティズム、「観光」、慈善をキーワードに、前近代スペインのサンティアゴ巡礼を読み解こうとするものである。ユダヤ教、キリスト教、イスラームという三つの一神教の系譜関係を意識して、ムスリムとユダヤ人の巡礼にも言及する。

自由の地域差
ネット社会の自由と束縛の地理学

福井一喜

四六判　並製　284頁〔（定価）本体1,200円＋税〕
‥‥‥‥‥‥‥‥‥‥‥‥‥‥‥‥‥‥‥‥‥‥‥‥‥

　ネット社会化がもたらすのは自由だろうか、束縛だろうか。

　インターネット利用の拡大は、個人の自由を拡大すると考えられてきた。しかし同時に、GAFAのようなグローバルなネット企業による新たな支配や、SNSによる個人間の相互監視社会化といった新たな束縛が生まれている。ネット社会化による際限のない自由の拡大が逆説的に束縛をもたらすという矛盾のなかで、自由であることはどういうことなのかが、いま改めて問われている。

　ある人の自由は、その人が存在する地域の「地理的条件」によって物理的に束縛されている。本書では、インターネットの利用がいかに地理的条件から束縛され、あるいはそれを克服できるのかを、ツーリズムとITベンチャー産業に関する地理学的なフィールドワークによって実証的に探求する。これによって、抽象的な自由論にとどまらず、地域における現実の人々の行為から、自由のリアルな姿をとらえる。

流通経済大学社会学部創設30周年叢書

RKU現代心理学論文集

RKU現代心理学論文集編集委員会

澤海崇文／高口央／山岸直基／
井垣竹晴／中村美枝子／佐藤尚人

四六判　並製　256頁〔（定価）本体1,200円＋税〕

....

　本書は流通経済大学社会学部創設30周年を記念して発行されたシリーズの１冊です。流通経済大学で心理学に携わっている教員６人が、学生たちに伝えたい事や最近関心のある事について書きました。

　前半は卒業論文のヒントになることが書かれています。これから卒業論文を書こうとしている人に特にお勧めです。後半はそれぞれの専門分野での活動や関心をもとに書かれています。順番は気にせず、読者の皆さんの興味にそって読んでください。

　それぞれが自由に書きましたが、心理学に関係する授業や研究をしているという共通点は、大切にしたつもりです。皆さんが心理学と聞いてイメージするものと少し違うところがあるかもしれませんが、それほど心理学という領域は幅が広く奥が深い、ということだと思います。

　ようこそ、深淵なる心理学の世界へ。

会いたい気持ちが動かすファンツーリズム

「韓流」ブームが示唆したもの、「嵐」ファンに教わったこと

幸田麻里子／臺　純子

四六判　並製　180頁〔（定価）本体950円＋税〕

....

　「コンテンツツーリズム」や「聖地巡礼」という言葉を聞いたことがありますか。「人」をコンテンツとする観光形態である「ファンツーリズム」も注目されています。これらは新しい現象、いまどきのブームのように言われることもありますが、そもそも観光は、時代とともにその形を変え、古くからその時代ごとの「コンテンツ」を対象の一つとしてきました。コンテンツツーリズムやファンツーリズムは、観光の本質としては変わらないものです。では何がこれまでと違うのでしょうか。

　憧れの俳優、応援するアイドルのコンサートやイベントに参加するために移動するファンツーリズム…本書はこれを詳細に分析し、こうした現代的な観光に迫ります。ファン自身をも変える「力」をもつファンツーリズムは、読者のみなさんが観光研究の広さに気づくきっかけになるでしょう。